10歳若くなる

声トレ・のどトレ・歌トレ

70歳でも遅くない。
声を鍛えて健康寿命を伸ばす本

NPO法人 日本フィジカルボイス協会
理事長
玉澤 明人 著

はぎの耳鼻咽喉科 院長
萩野 仁志 監修

法研

はじめに

近年「声」や「のど」のトラブルを抱えている人が増えてきたように感じます。「声がうまくでない」「口の中が乾きやすい」「食事中に咳き込む」という悩みの方が私のレッスンに多く参加されるようになりました。

この多くの問題の大半が病気ではなく、加齢による機能の低下です。手や足と同様に「声」や「のど」も衰えていくのです。それを改善するためには適したケアを継続的におこなうことが大切です。

ボイストレーナーとして「歌をうまくする」や「お腹をへこませるダイエット」という指導をこれまでおこなってきましたが、これを「声」や「のど」のケアに役立てられないかと考えました。

２００９年に武蔵野市本宿コミュニティーセンターで「50歳からの声の練習」という定期講座をはじめたところ60～90歳の方々が70人ほど参加されるようになりました。毎回みなさまからの「声」や「のど」に対する悩みやご相談をいただき、切実な問題だと痛感しました。なにか身近にできる簡単なトレーニングはないかと思案していたところ、はぎの耳鼻咽喉科、萩野仁志先生とのご縁があり、ご協力をいただいて「あえいおう体操」を考案することとなりました。ラジオ体操のように毎日、習慣的に楽しみながらおこなえる体操となっています。その後、萩野先生には、口腔ケアに特化した「スマイルごっくん体操」の監修もしていただくこととなりました。

日本は世界一の長寿国といわれていますが、実際にはどれだけの方が健康に過ごしているでしょう。だれでも健康に長生きしたいと思っているはずです。健康な生活を送るには日ごろからのケア、そして健康に対する意欲が大切だと思います。とくに高齢の男性は家にこもりがちですので、ご家族や周りの方が協力して外へ引っ張り出してあげましょう。退職前に声をたくさん使うお仕事をされていた方ほど声の衰えが現れやすいといわれています。

今回「声」や「のど」のケアだけではなく「歌」をうまくするコツも書かさせていただきました。歌もすべて筋肉の作用ですので、それを解剖的に正しく伝えてあげれば、プロまでとはいいませんが、ある程度はちゃんと歌えるようになるのです。よくボイストレーナーといわれる歌の先生方は「声は頭のうしろから前に」とか「気持ちを上のほうへ」など、しまいには「私の歌い方を真似しなさい」というようにフィーリングで指導をされる先生が多いように感じます。何故そうなってしまうかというと、上手く歌える先生ほど「何故うまく歌えているか」というフィジカルな部分を自分自身で理解できていないのです。だから教えられないのです。

そのフィーリング指導でコツをつかめる生徒さんはいいと思いますが、大半はできません。そうなると後者は「歌のセンスがない」という烙印を押されてしまうのです。「呼吸」「発声」「共鳴」「発音」を意識化し、そのトレーニング方法を正しく伝えることができればもっと歌の世界を夢見る若者も増えるのではないかと感じております。実は私も「歌のセンスがない」側でした。だからこそ、何故うまく歌えないかを必死で考えました。年齢に関係なく正しいトレーニングをおこなえば、だれでも歌は上達するものです。今回はそこまで詳しくは載せられませんでしたが、発声の「触り」もあわせて学んでいただけたらと思います。

本書は、専門用語を極力使わずに読者側の目線に立ち、できるだけわかりやすく実技を中心に構成しました。私は医者でもなければ専門的な資格も持っていないただのトレーナーです。ですが15年間、ご高齢の方々に接し、そこで培った経験をすべてこの本に詰め込みました。本書を通じてご自身、ご身内のケア、または指導をされる方のヒントとして、少しでもお役に立てればと思っております。

著者　玉澤明人

本書の使い方

動作の解説
どのようにおこなうか動作の流れを解説しています。

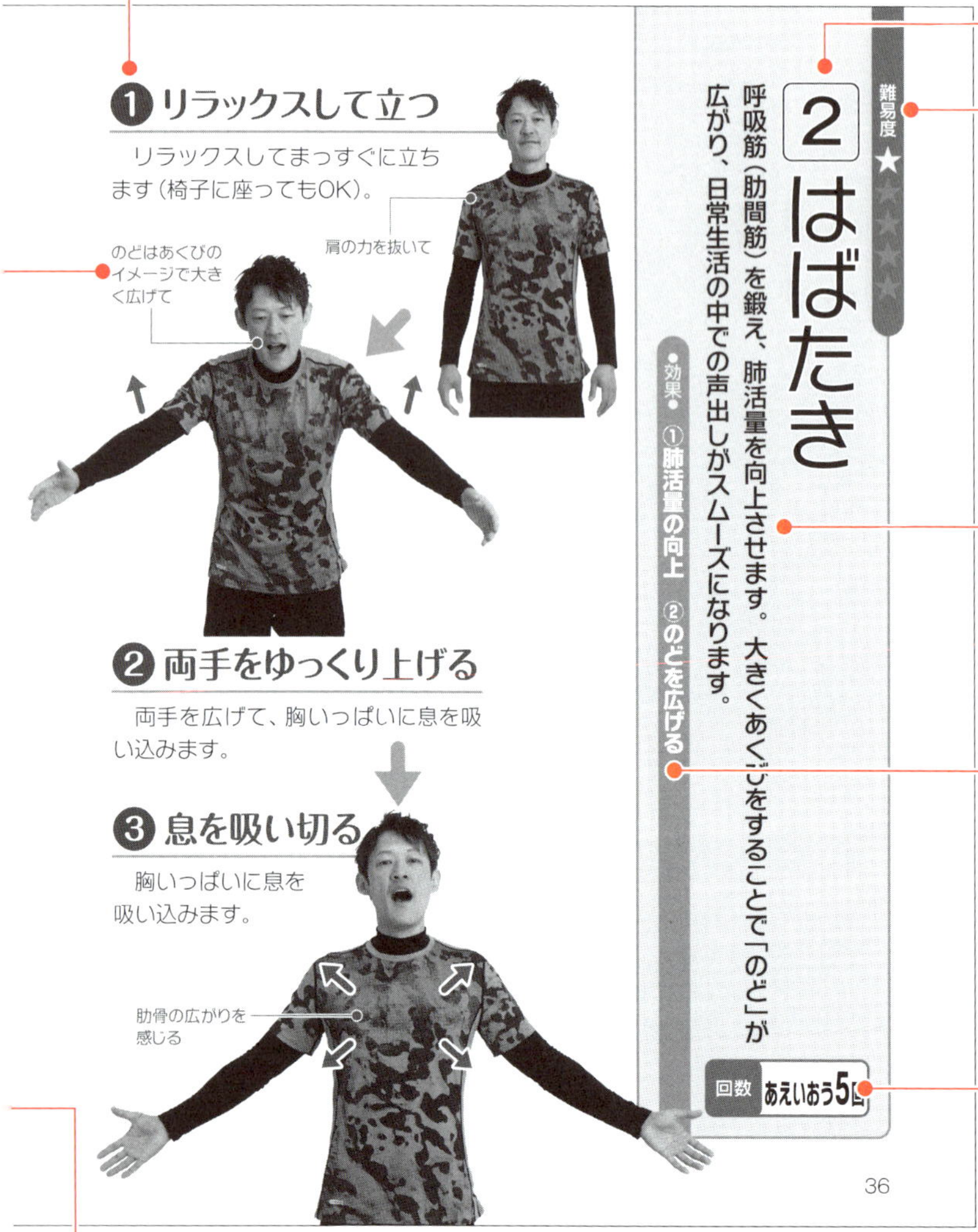
2 はばたき

難易度 ★

呼吸筋（肋間筋）を鍛え、肺活量を向上させます。大きくあくびをすることで「のど」が広がり、日常生活の中での声出しがスムーズになります。

●効果● ①肺活量の向上 ②のどを広げる

回数 あえいおう5回

❶ リラックスして立つ
リラックスしてまっすぐに立ちます（椅子に座ってもOK）。

肩の力を抜いて

のどはあくびのイメージで大きく広げて

❷ 両手をゆっくり上げる
両手を広げて、胸いっぱいに息を吸い込みます。

❸ 息を吸い切る
胸いっぱいに息を吸い込みます。

肋骨の広がりを感じる

36

ポイント
実技の大事な点を示しています。

実技のタイトル

難易度
「★～★★★★★」と難易度を★の数で示しています。

実技の解説
実技の効果とポイントを解説しています。

効果
どのような効果が期待できるかを解説しています。

回数
1度におこないたい回数のめやすを示していますが、体調によって増やしたり減らしたりしてください。1日何クールおこなってもよいです。

全体の構成

第1章
「のど」を健康にして長生きしましょう

「声トレ（発声のトレーニング）」「のどトレ（飲み込みや表情筋などのトレーニング）」「歌トレ（姿勢・呼吸・発声などの歌のトレーニング）」の理論と効果を紹介します。

第2章
元気な声と顔をとりもどすあえいおう体操

発声トレーニングと身体トレーニングを組み合わせた「あえいおう体操」の実技と、呼吸改善などの目的に合った実技トレーニングの目的別メニューを紹介します。

第3章
お口の中から健康にスマイルごっくん体操

食べものや飲みものの飲み込みがうまくいかないために、むせたり、誤嚥したりする人におすすめ。口腔内と表情筋を鍛える実技と目的別メニューを紹介します。

注意点

動作で注意したいところ。

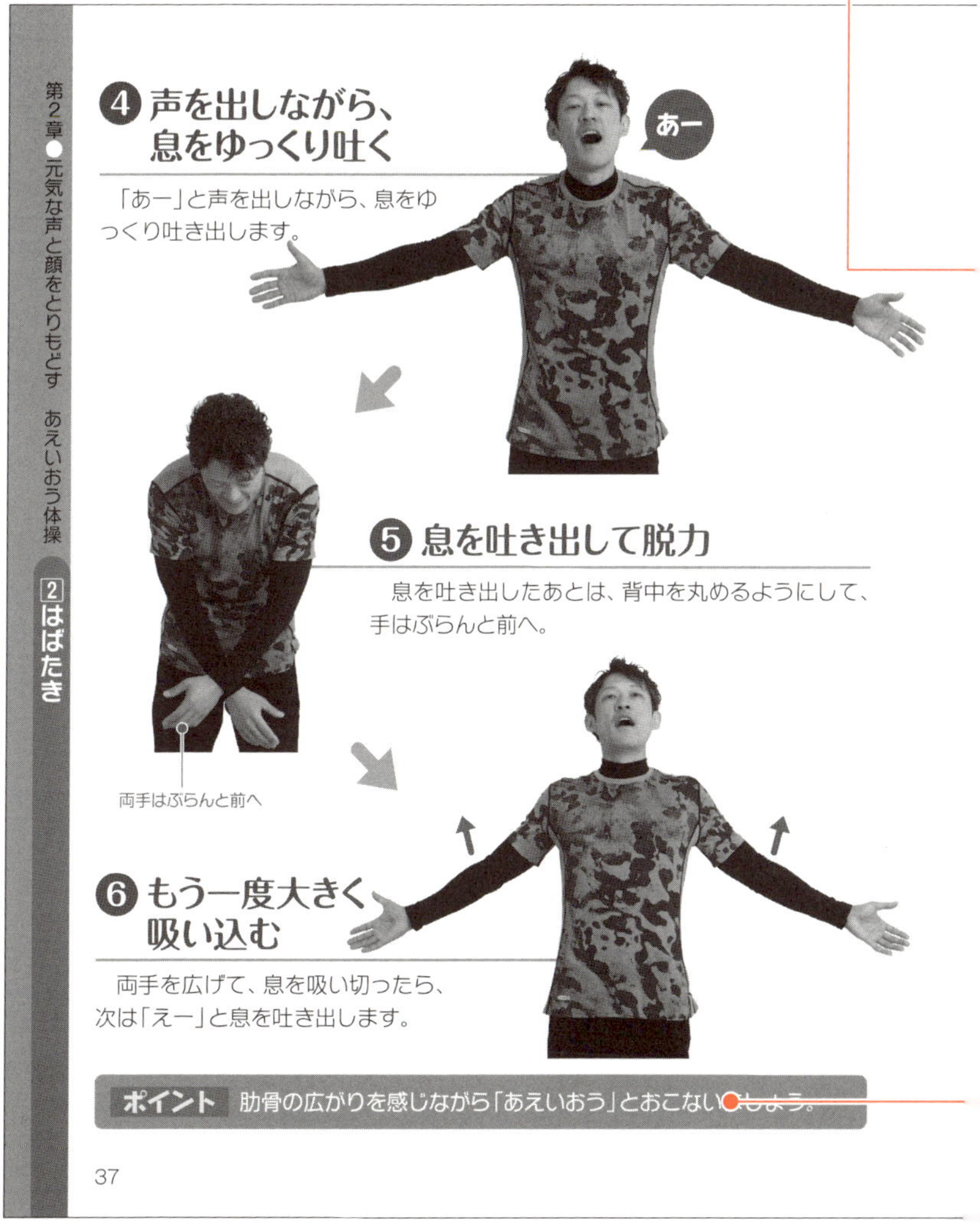
第2章●元気な声と顔をとりもどす　あえいおう体操

2 はばたき

❹ 声を出しながら、息をゆっくり吐く

「あー」と声を出しながら、息をゆっくり吐き出します。

❺ 息を吐き出して脱力

息を吐き出したあとは、背中を丸めるようにして、手はぶらんと前へ。

両手はぶらんと前へ

❻ もう一度大きく吸い込む

両手を広げて、息を吸い切ったら、次は「えー」と息を吐き出します。

ポイント　肋骨の広がりを感じながら「あえいおう」とおこないましょう。

37

第4章
「あえいおう体操」で歌の練習をしましょう

声トレ＋のどトレによって、確実に発声がよくなり、安定した声が出せるようになります。「ふるさと」という曲を用いて歌のレッスンをしてみましょう。

10歳若くなる
声トレ・のどトレ・歌トレ

70歳でも遅くない。声を鍛えて健康寿命を伸ばす本

もくじ

第2章 元気な声と顔をとりもどす あえいおう体操

●実技編

第1章

「のど」を健康にして長生きしましょう

声トレ

高齢者に起こりやすい「声」や「のど」のトラブル

声は年齢とともに変化する

年齢とともに声に関わる筋力は低下し、うまくしゃべれなくなったり、声が小さくなり相手に届きにくくなります。そうなりますと、自分の感情や意思も届かなくなりコミュニケーション能力も低下し、心の不安定やストレスにつながってしまいます。

いつまでも家族や友人と楽しく会話し心豊かな日々を送っていただきたいと思います。そのためには日ごろからの継続的な「声のケア」がとても大切です。本書がご紹介するトレーニングを通じ「聞きやすい声」「元気な声」を取り戻しましょう。

高齢になると危険な「誤嚥性肺炎」

「誤嚥《ごえん》性肺炎」とは、飲み込む力が低下し飲食物が誤って器官に侵入し肺炎を発症する恐ろしい病気です。高齢による体力の低下や、とくに「のど」の機能の低下が大きな原因です。食べ物を飲み込む（嚥下《えんげ》）動作は声を出す筋肉と密接に関係しているため、声を出すトレーニングが「飲み込む力」の補助的な役割をし「誤嚥」の予防につながります。歌ったり、話したりすることも大事ですが、日ごろから声のトレーニングをおこない、呼吸筋、声帯、舌などをくまなく鍛えることが「誤嚥性肺炎」の予防になるのです。

最近、こんなことはありませんか？

①声がかすれる

気がつかないうちに声がかすれるようになった

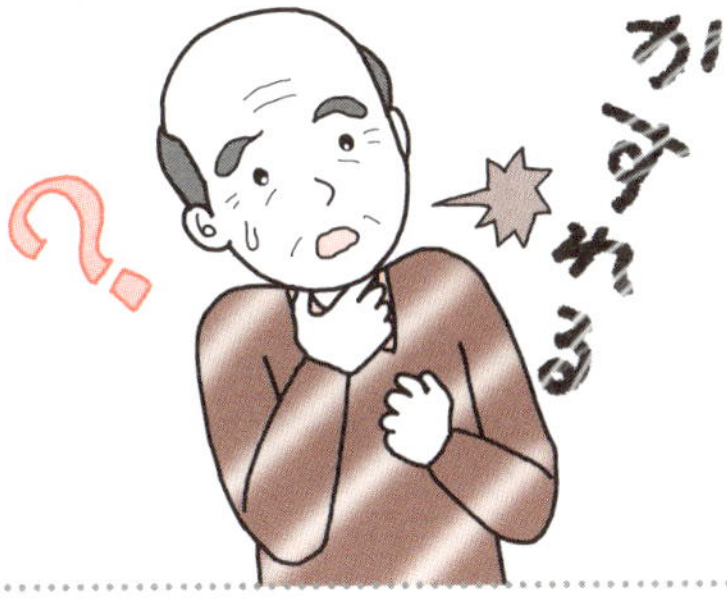

②高い声が出にくい

カラオケで歌っても高音が出にくくなった

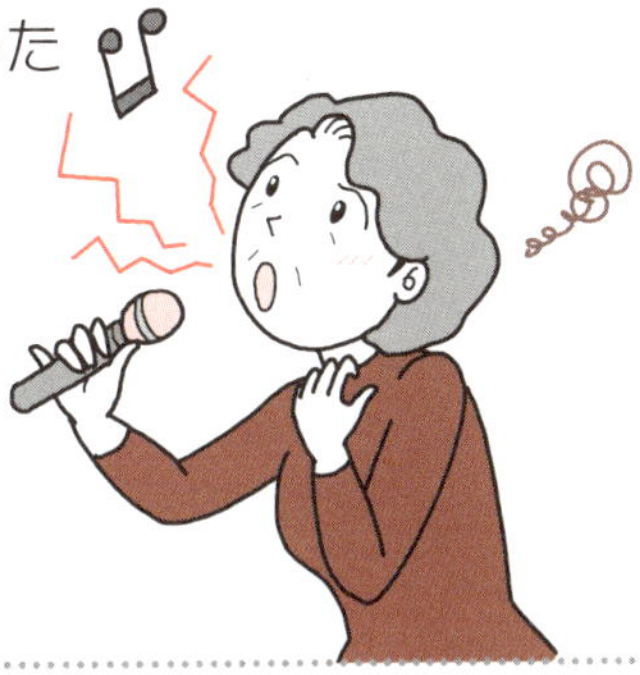

③声が震える

自信がないわけでもないのに声が震える

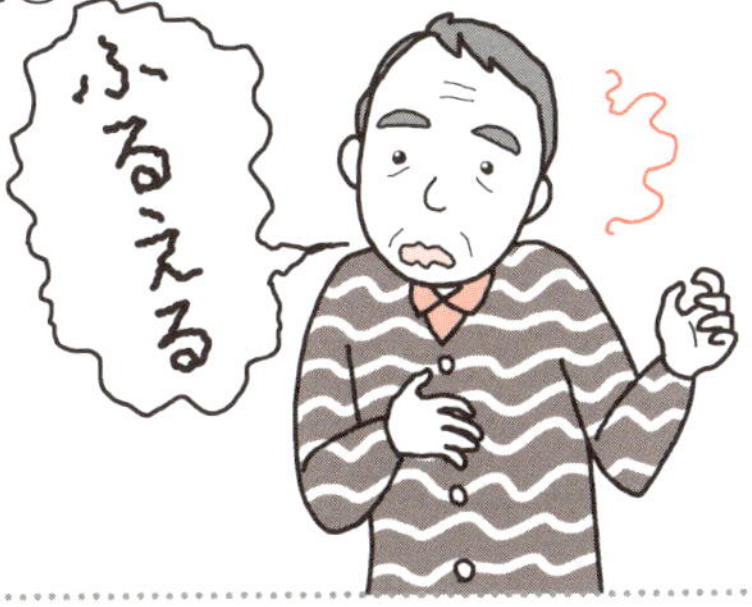

④声が小さくなった

意識して話さないと声が小さいと言われるようになった

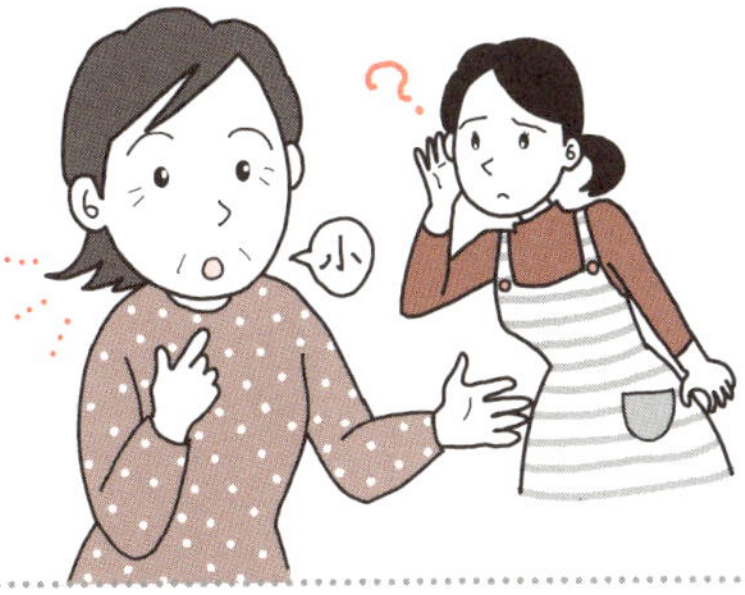

⑤滑舌が悪くなった

口がうまくまわらず滑舌が悪くなった

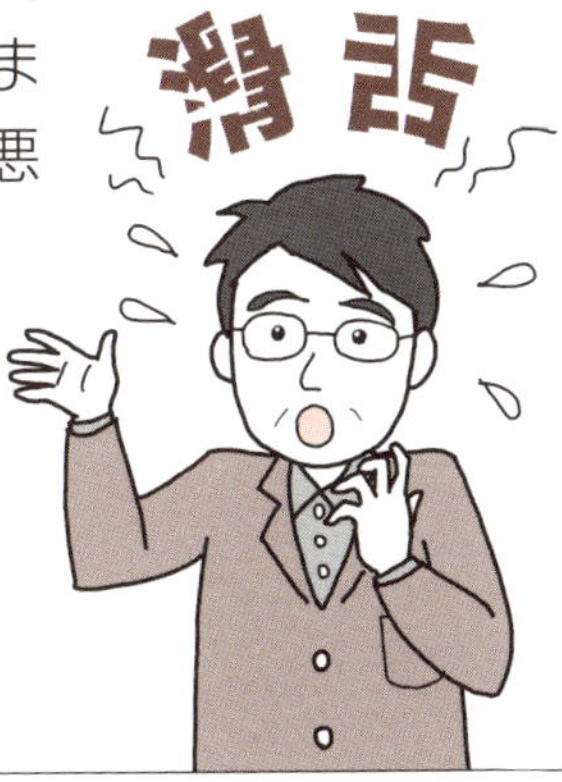

⑥人前で話す自信がなくなった

声がかすれるので人と話す自信がなくなった

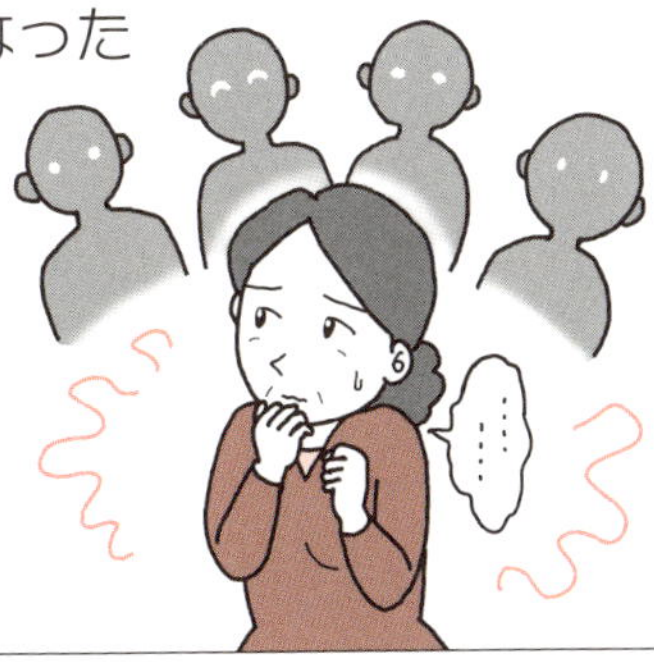

声トレ

声は元気のバロメーター

声は今の自分をうつす鏡

声は今の自分をうつす鏡のようなものです。気持ちが前向きで心身ともに元気な人は話し声もはきはきし明瞭で周囲を明るくさせるでしょう。いっぽう体調が悪かったり気持ちが落ち込んでいると声は暗く小さくなり、人とのコミュニケーションもスムーズにいきません。このように声は心と身体と密接に関係しているため、体調や気持ちの変化が現れやすいのです。

声トレで発声器官（腹筋、横隔膜、声帯、舌など）を鍛えたら、声の改善だけでなく基礎代謝や免疫力の向上にもつながります。大きな声を出すことで心身ともに健やかになります。

とくに男性の声は衰えがはげしい

定年後の男性で声の不調を訴える人を見かけます。病院へ行ってみたものの結果は「声の衰え（声帯のやせなど）」と診断されるケースです。これまで現役でバリバリと働き声を振るわせていた人ほど、定年後に急に声を使わなくなり極端に衰える人が多いのです。発声器官はすべて筋肉なので使わなくなれば当然衰えてゆき、しかも高齢になればなるほどそのスピードは速まります。その原因はただ一つ「声を出す機会が減った」からです。だからこそ発声のトレーニングをおこない、活き活きとした生活を取り戻すことが大切です。

声を元気にすれば体も健康になれる

（男性に多いケース）

就労年齢

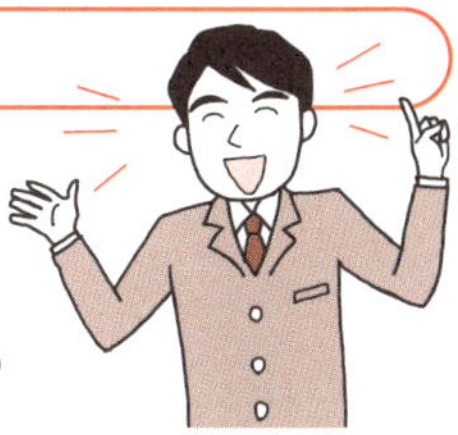

・仕事で大きな声を出す
・部下などに指示を与える
・お客さまに明快に説明する
・きちんとあいさつをする
・自信を持って話す
・同僚などと気晴らしをする

↓

定年後

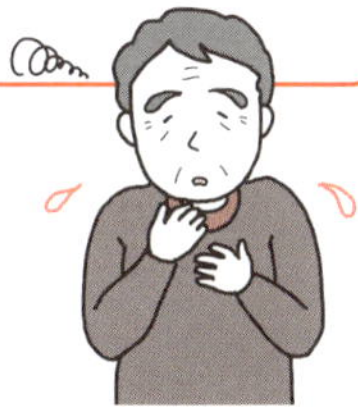

・仕事仲間とも疎遠になる
・趣味もとくにない
・地域で友だちをつくれない
・電車などに乗らなくなる
・外出する機会が少なくなる
・家族と話すことがない

声を出さなくなると ↓ ×

のど・口腔の周囲筋がおとろえる

・声がかすれる
・声がふるえる
・声が小さくなる
・滑舌が悪くなる
・人前で話す自信がなくなる

↓

日常生活が不活発になる

・生きがいの喪失
・睡眠障害
・うつ病などの発症
・認知症の心配
・誤嚥性肺炎
・窒息事故（もちなど）

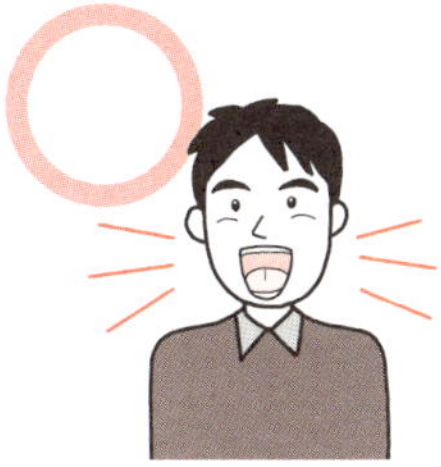

のどや口腔器の体操 ↓ ○

声がよく出るようになる

・自分の考えが伝わりやすくなる
・話すことに自信が出る
・いろいろな人と交流ができる
・若々しい声や表情になる
・カラオケでうまく歌えるようになる

↓

健康でいきいきとした生活が送れるようになる

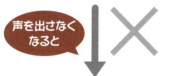

声トレ

「あえいおう体操」とは、どういう体操ですか？

発声器官は加齢によって衰える

手や足と同様に声はすべて「筋肉の働き」によるものです。おそらくほとんどの人が声は「体から勝手に出てくるもの」という認識で、筋肉の働きと感じている人は少ないかもしれません。加齢とともに声の変化や違和感を感じ、そこではじめて真剣に自分の声と向き合うのかもしれません。50歳を過ぎたころから全身の筋肉は急激に減少すると言われ、声にも同じような変化がみられます。「声がかすれる」「高音が出にくい」「息が続かない」など15ページで紹介したような現象が現れたら、発声器官が弱くなりはじめているサインです。

発声＋体操＝あえいおう体操

「あえいおう体操」は、声を出しながら体操をおこなう「発声体操」です。声を出しながら体操することで「声の強化」「体のストレッチ」「口腔内の活性化」の効果を得ることができます。体操の基本は呼吸を止めずにおこなうことですが、動作が難しくなると呼吸は止まりがちです。そこで声を出しながら体操をおこなうと、呼吸を止めることなく、よりリラックスしながらトレーニングをおこなえます。声を出しながら体操することで外側の筋肉と内側の深層筋（インナーマッスル）が同時に効率よく鍛えられます。息をしっかり吐ききることで腹横筋、横隔膜、骨盤底筋群といった普段なかなか使わない筋肉をくまなく鍛えられるのです。なおかつ「あえいおう」と発声することが口腔内を活性化させ唾液分泌やのどの筋肉を鍛え、滑舌の改善や誤嚥予防にもなります。

母音の発声で声の衰えを予防する

「あえいおう」という母音は、ことばの基本であり母です。きちんと発音できれば、滑舌の向上に役立ちます。「あえいおう体操」はここに着目しました。母音を大きくしっかり発音することが声の土台作りとなります。母音がしっかりしている声はとても聞き取りやすく力があります。「あえいおう体操」で声の衰えの予防・改善をしましょう。

「あ・え・い・お・う」と発音してみましょう

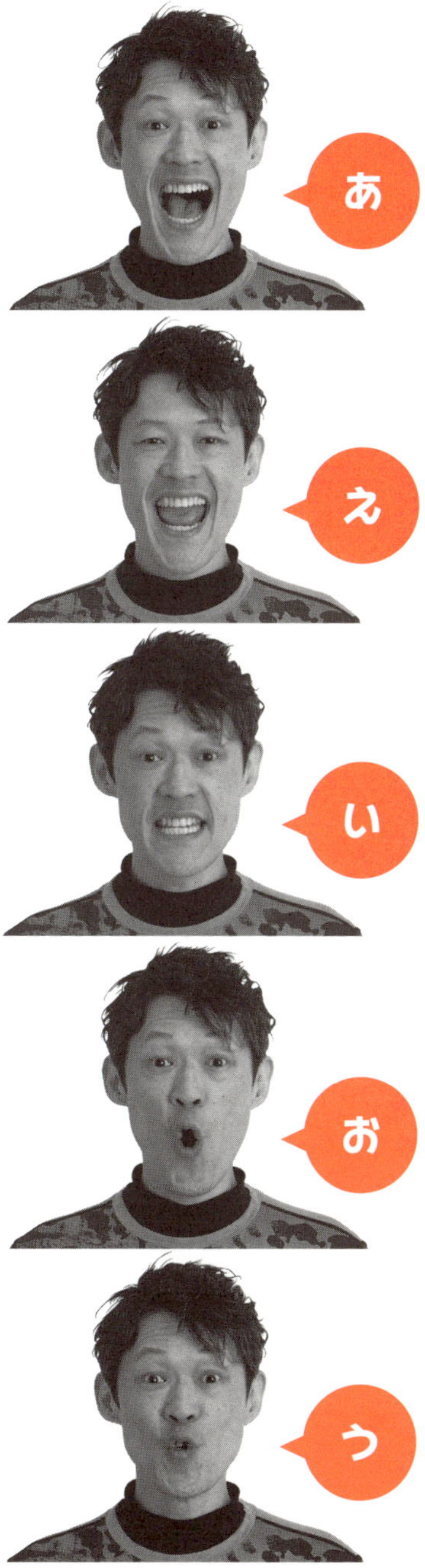

声トレ

「あえいおう体操」の効果

たくさんの効果が得られる一石三鳥の体操

「あえいおう体操」は高齢者が悩んでいる声やのどのケアだけではなく、体のあらゆる部位を効率良く短時間でトレーニングすることができる一石三鳥の体操です。胸の周りを大きく動かす体操は主に肺活量の向上に役立ち、口や舌の体操は滑舌の改善や唾液分泌の促進、誤嚥の予防に役立ちます。そして、人には言いにくい尿失禁の予防のため、骨盤底筋群を強化する体操も多く含まれております。すべての体操が座ったままおこなえるように考えられているので、足の不自由な方にも楽しみながらおこなっていただけます。

「あえいおう体操」が誤嚥予防になる理由

誤嚥とは飲食物を飲み込む際に誤って気管に入ってしまうことをいいます。誤嚥の一番の原因は嚥下機能の低下で、通常飲み込むときにのど仏(喉頭《こうとう》)がしっかり上がるのですが、老化や何らかの疾患の影響でのどが上がらなくなってしまうことがあります。のどが上がらないと「口腔内の圧縮」「食道の弛緩」「喉頭蓋《こうとうがい》が閉じる」という動作がしっかり出来なくなり誤嚥が起こりやすくなります。「あえいおう体操」は舌を伸ばしたり、あくびをしたり、高音を発声したりすることでのどの動きをよくする体操をおこなっています。

「あえいおう体操」の効果

目的	内容	主な効果
①肺活量の向上	胸郭や背部をストレッチして呼吸筋を鍛えます。	肺の健康維持・発声の向上
②誤嚥《ごえん》の予防	母音発声や舌の運動により、口腔内の筋力を鍛えます。	唾液分泌の促進・嚥下力の強化
③骨盤底筋群の強化	臀《でん》部《ぶ》や深い腹式呼吸を意識することにより骨盤底筋群を鍛えます。	尿失禁予防・骨盤臓器脱の予防
④声帯の強化	声門閉鎖運動により声帯を強化します。	発声の向上
⑤姿勢の改善	骨盤底筋群や脊柱起立筋を鍛えることで、姿勢の改善効果が期待できます。	健康維持・若さの保持
⑥滑舌の改善	舌やくちびるの運動により滑舌をスムーズにします。	コミュニケーション力の向上
⑦脳の活性化	さまざまな筋肉を同時に動かすことで脳の活性化につながります。	認知症予防
⑧腹部のシェイプアップ	腹式呼吸を意識することでウエスト周りのシェイプアップにつながります。	ダイエット
⑨精神の安定	深い呼吸が副交感神経を優位にし、気持ちを落ち着かせます。	心の健康
⑩明るい表情	口角が上がり、若々しい表情になります。	心の健康・若さの保持

のどトレ

「スマイルごっくん体操」で誤嚥性肺炎を予防!!

「自分はまだ大丈夫」が危険

高齢になると体力の低下とともに、のどの機能も同じように衰えていきます。75歳を過ぎるとだれでも嚥下のトラブルが起こり始めるといわれています。ただ、のどの機能の衰えは気がつきにくく、相当ひどくなるまでほっておいてしまうケースも少なくありません。悪くなってから病院にかかっても有効な治療法がありません。自分はまだ大丈夫と思っている人ほど気をつけなければいけません。そのため心身ともに元気なうちに早めの予防をおこなうことが大切なのです。

「スマイルごっくん体操」は口の中の感覚を高め唾液分泌の促進をはかって口腔内の細菌を減らしたり、舌を鍛え咀《そ》嚼《しゃく》力や嚥下力を強化して誤嚥や肺炎のリスクを軽減します。自分はまだ大丈夫と思っている人ほど早めのトレーニングをおこない、口の中から健康づくりを始めましょう。

肺炎は日本人の死亡原因の第3位

肺炎が怖ろしいのは、死に直結するからです。日本人の死因の第5位が肺炎で、肺炎のなかでも、「誤嚥性肺炎」は第7位で、肺炎と誤嚥性肺炎を合わせると、悪性新生物と心疾患に次ぐ第3位になります。とくに肺炎で亡くなるのは高齢者に多いのも特徴で、早くから肺炎予防を心がければ、重篤な事態になるリスクを減らすことができるでしょう。

日本人の主な死因の割合

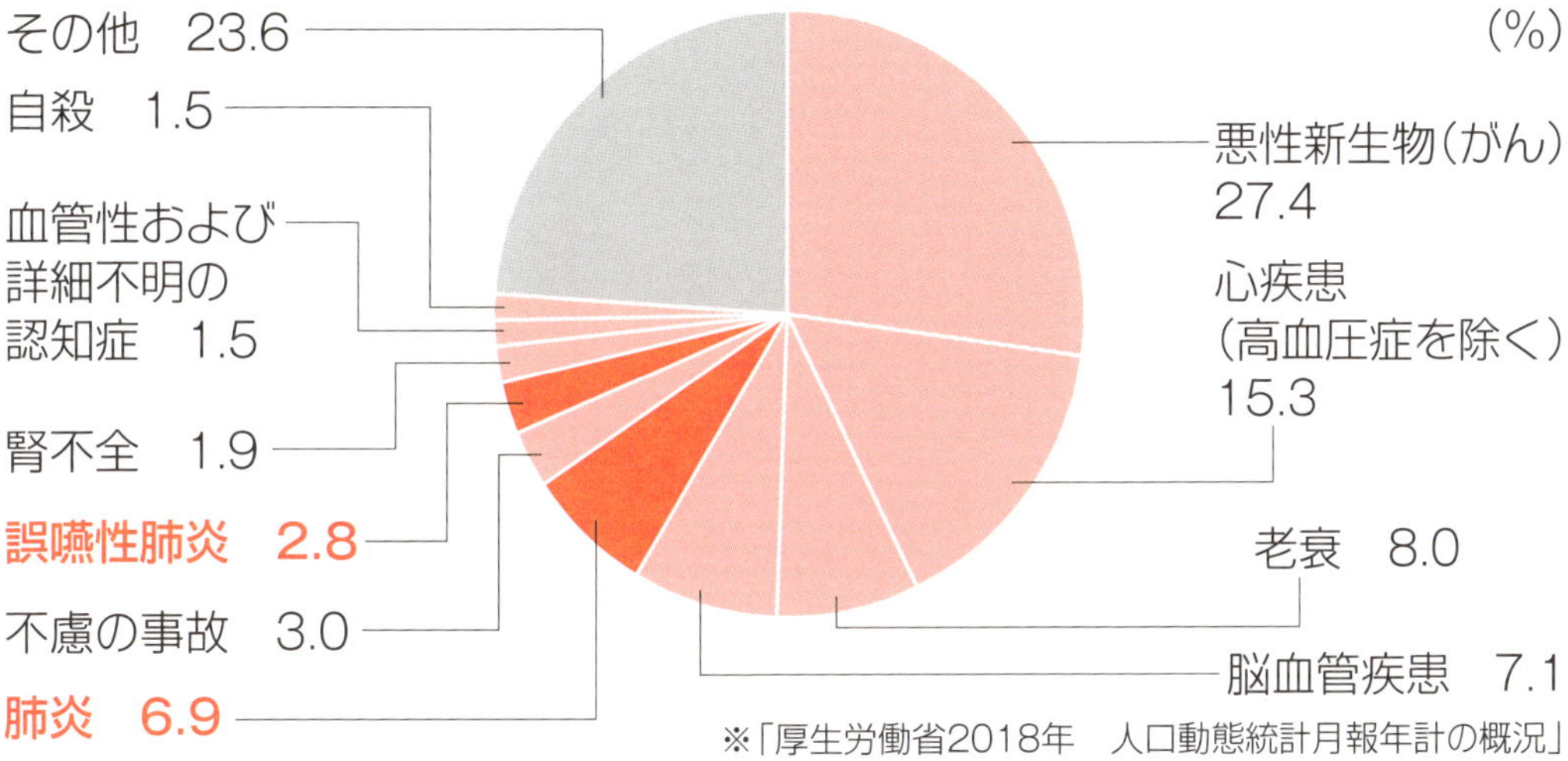
(%)
悪性新生物(がん) 27.4
心疾患(高血圧症を除く) 15.3
老衰 8.0
脳血管疾患 7.1
肺炎 6.9
不慮の事故 3.0
誤嚥性肺炎 2.8
腎不全 1.9
血管性および詳細不明の認知症 1.5
自殺 1.5
その他 23.6

※「厚生労働省2018年　人口動態統計月報年計の概況」

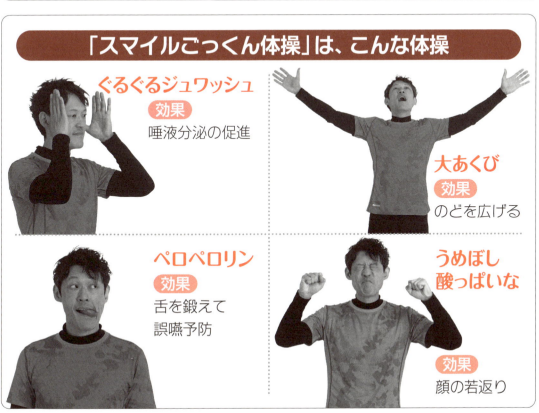

「スマイルごっくん体操」は、こんな体操

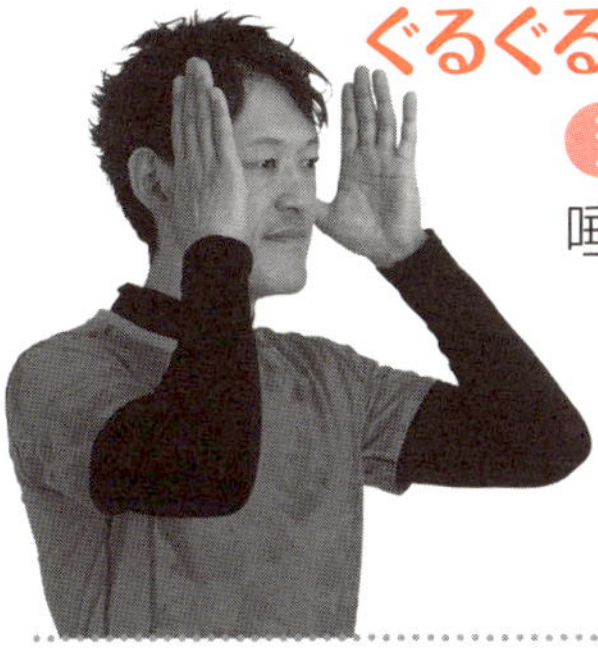

ぐるぐるジュワッシュ
効果
唾液分泌の促進

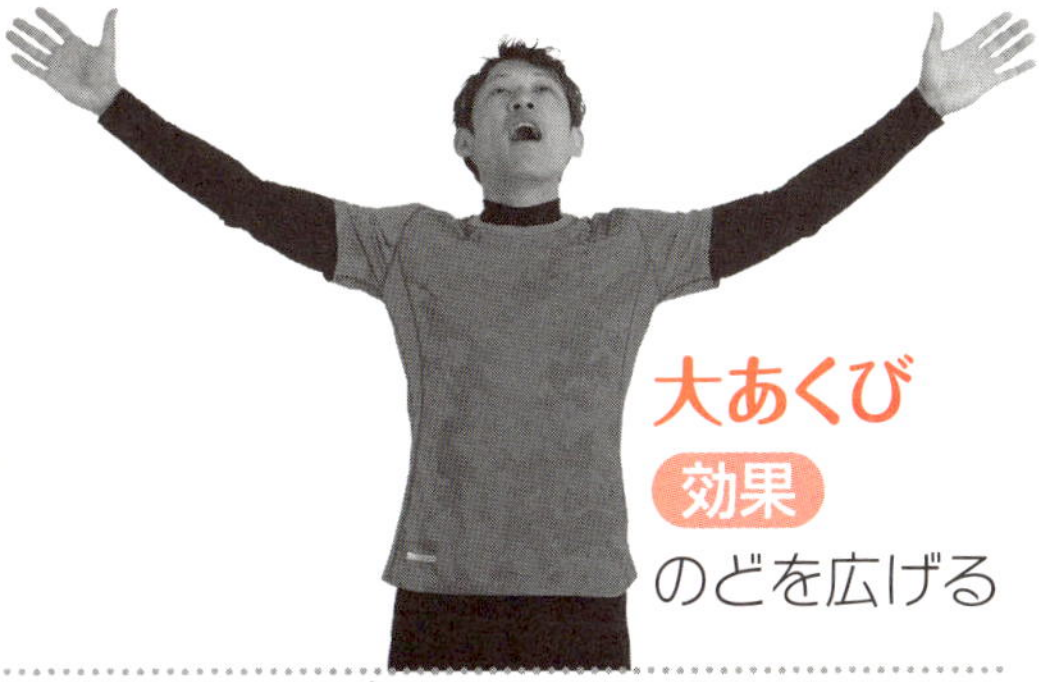

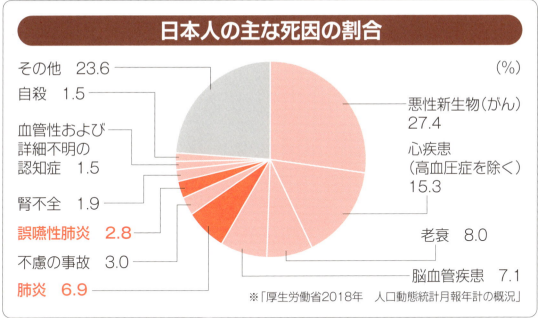

大あくび
効果
のどを広げる

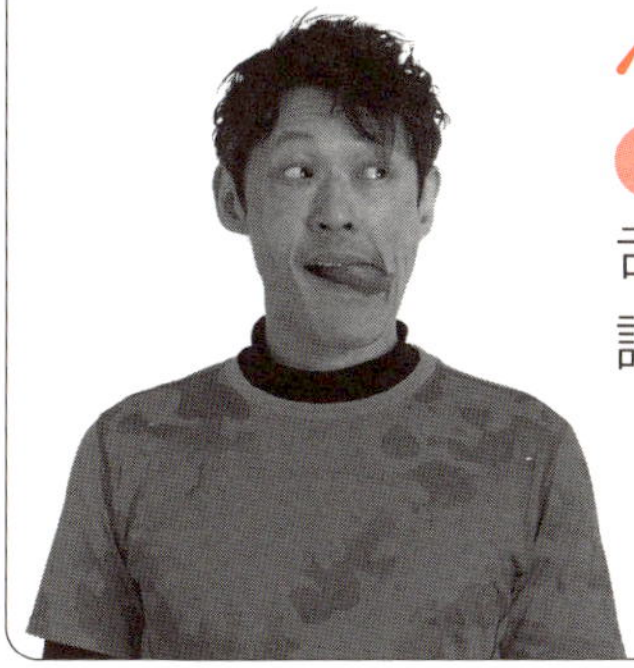

ペロペロリン
効果
舌を鍛えて
誤嚥予防

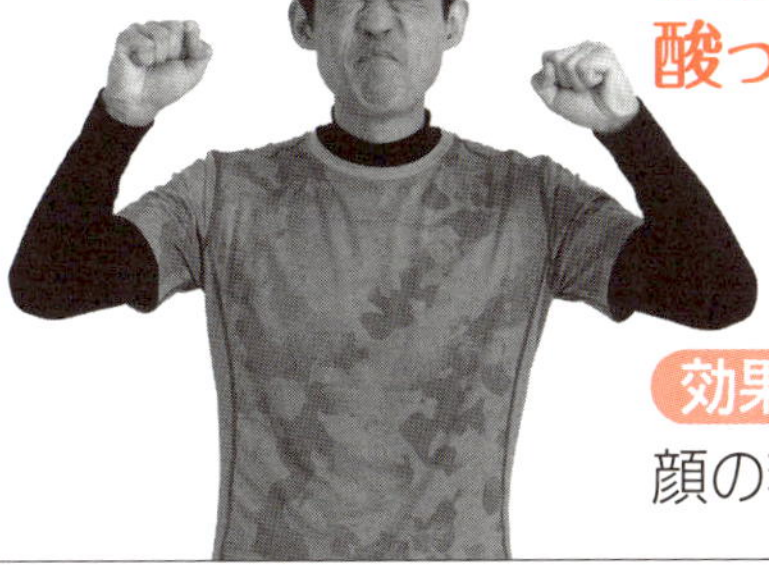

うめぼし酸っぱいな
効果
顔の若返り

のどトレ

「スマイルごっくん体操」の効果

「スマイルごっくん体操」は口腔ケアと表情筋を強化する体操

「スマイルごっくん体操」は口腔ケアと表情筋を強化するためのトレーニングです。嚥下能力を高めるために口や舌、のどを取り巻く筋肉を強化し、分泌が低下してきた唾液を豊富に出すのに効果があります。唾液を出すトレーニングをすることで、風邪やインフルエンザなど感染症を誘発する「ドライマウス」の予防に役立ちます。また、ものを飲み込みやすくさせたり、滑舌をよくする効果もあります。さらに、舌を鍛えることで咀嚼力《そしゃくりょく》や嚥下力、滑舌などにも2重に効果があります。

ＱＯＬ（生活の質）を高めるために口腔内の運動を

また、唾液量を増やすには、自律神経の安定が重要なこともわかっています。この「スマイルごっくん体操」はその名前の通り、笑顔をつくる表情筋に影響を与えるトレーニングなので、若々しい表情、明るい表情づくりにも役立ちます。ストレスを解消し自律神経の安定化に効果があります。この運動によって、いつも元気で明るい表情を保ち家族や友人たちと会話を弾ませることで、日々の生活の質を向上させましょう。

「スマイルごっくん体操」の効果

①唾液分泌の促進

・ドライマウスの予防
・風邪やインフルエンザなどの感染症の予防
・嚥下力（飲み込む力）の改善
・口腔内の粘膜の保護
・タンパク質を分解し疲労回復
・逆流性食道炎(むねやけ)の予防
・細菌の繁殖を抑え、口腔内をきれいにする
（口内炎、歯周病、虫歯、口臭などの予防）

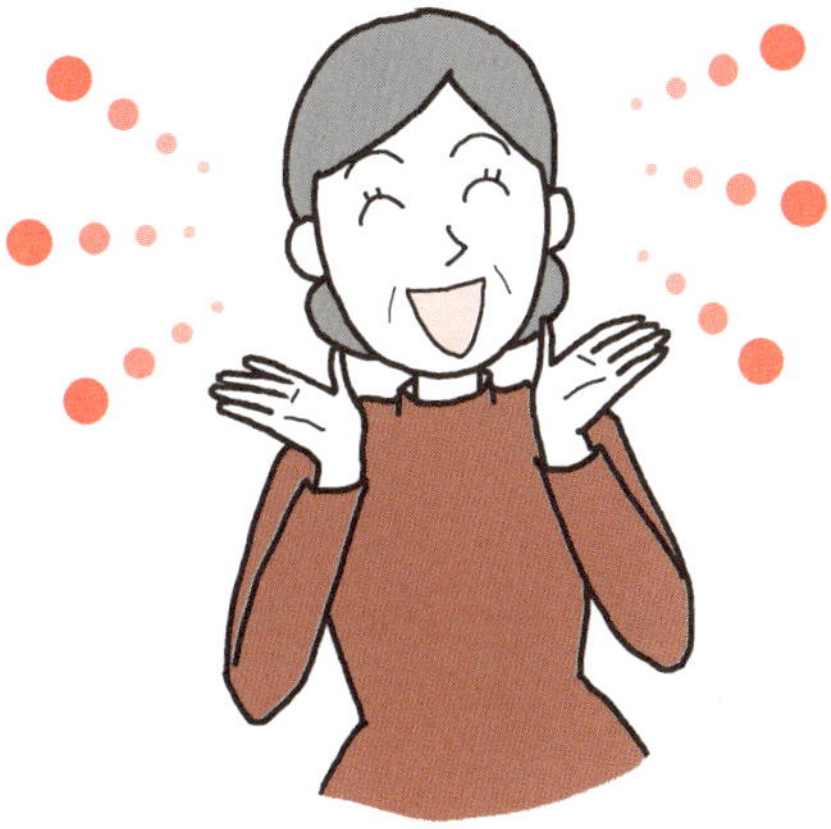

②舌筋の強化

・滑舌の改善
・咀嚼力の強化
・嚥下力の強化

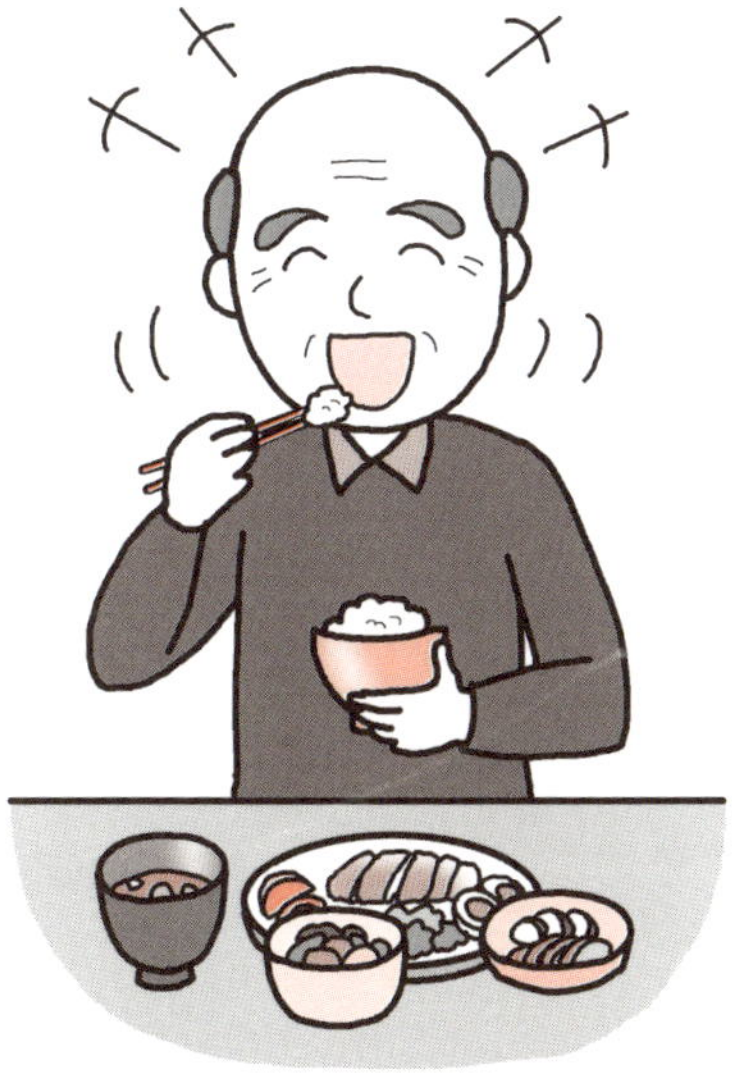

③表情筋の強化

・表情が豊かになる
・声が明るくなる
・気持ちが前向きになる
・ほうれい線が目立たなくなる
（106ページ参照）

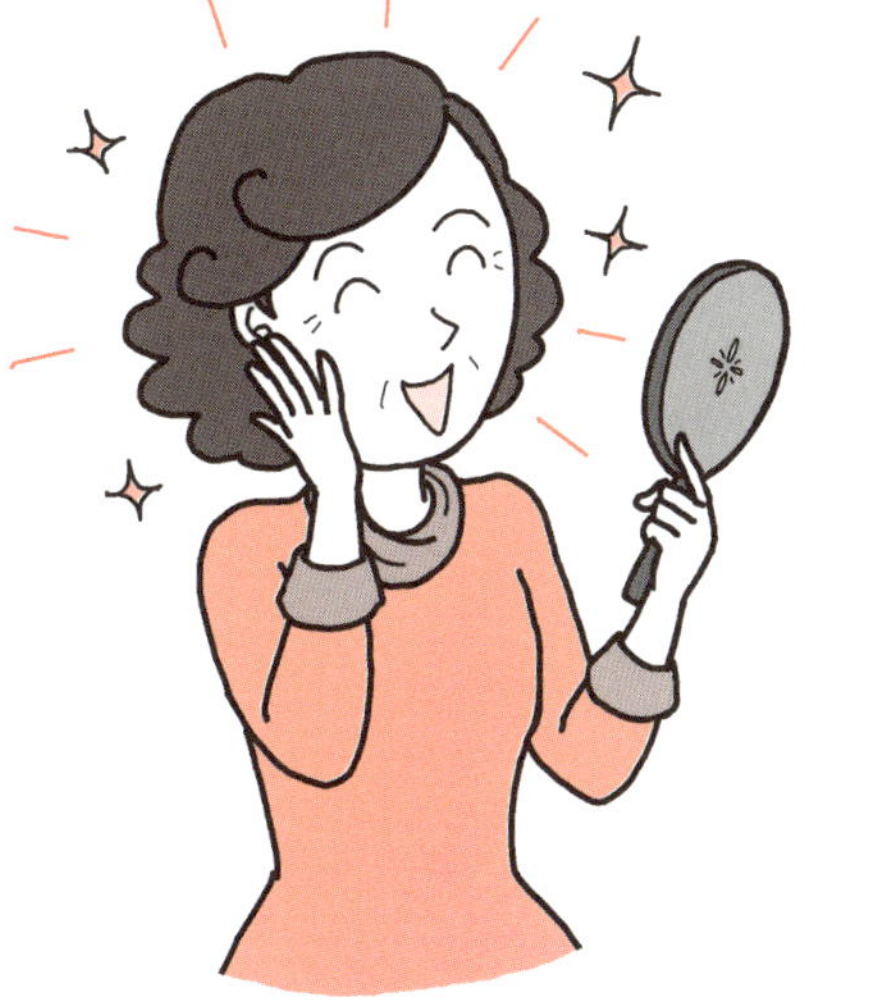

歌トレ

70歳からでも歌は上手くなる！

のどと口腔の周囲筋を鍛える「あえいおう体操」は嚥下をスムーズにするだけでなく、歌を上手くする効果があります！　自分は音痴ではないかと悩んでいる方も心配ご無用です。あなたの歌声は驚くほど変わります！

発声のしくみを理解しましょう

体という楽器を理解してみましょう。楽器の鳴らし方を知らないまま歌ってもうまくは歌えません。声には「呼吸」「発声」「共鳴」という3つの大きな要素があり、この3つの要素はすべて筋肉による運動でコントロールされているので、その筋肉の使い方を理解することが大切です。

練習では歌詞を歌ってはいけない

歌詞を使った練習はスポーツに例えると試合のようなものです。

野球に例えると、試合でうまく「投げられなかった」「打てなかった」を修正するのがキャッチボールや素振りという基礎練習です。

試合ばかりやっていても上達はしません。

歌も同じでカラオケはとても楽しいですが根本的なものは何も変わりません。かえって癖を上塗りし余計に歌いにくくなることもあります。

ボイストレーニングで正しい発声のフォームを身につけてから歌詞を歌い、個性や表現力を磨きましょう。

声のメカニズム　①呼吸→②発声→③共鳴

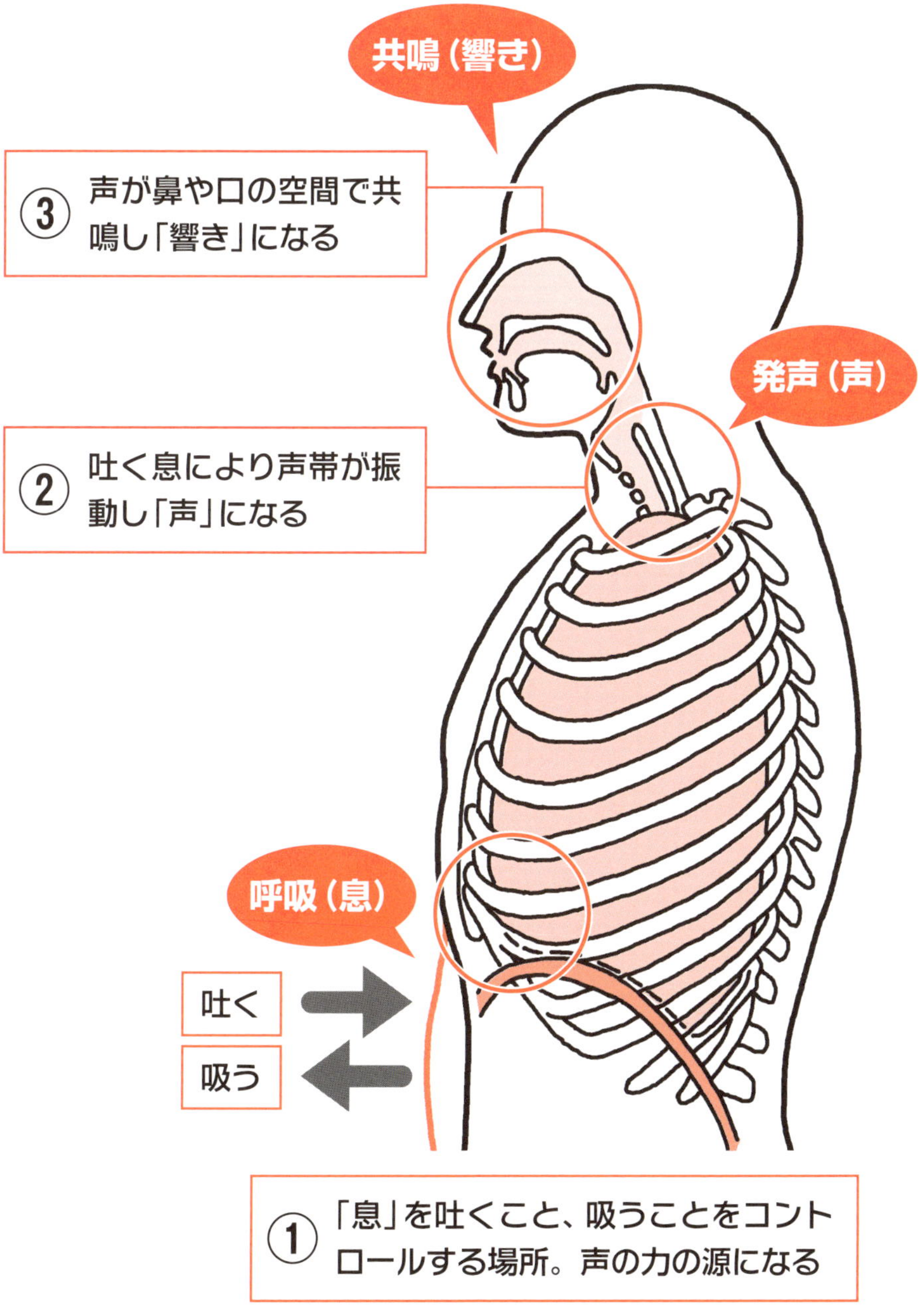

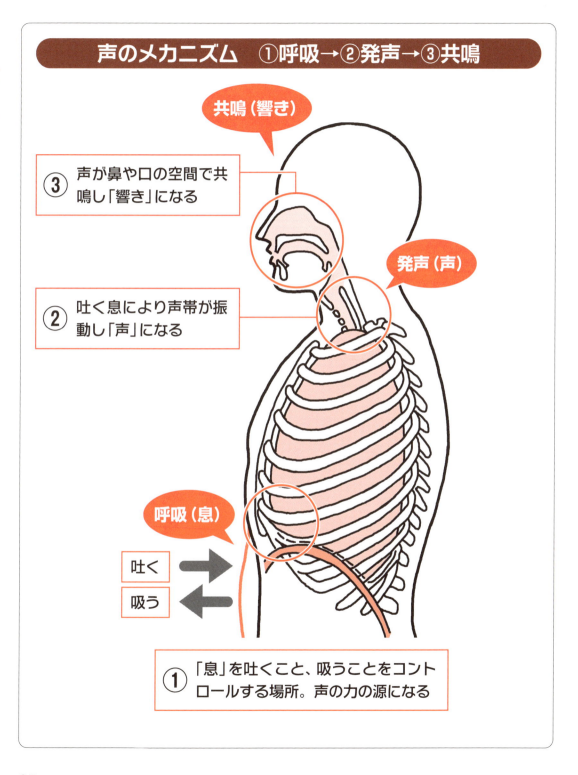

発声の基本練習をおこなってみましょう

①姿勢を整える

姿勢を整えることで、より効果的にトレーニングをおこなえます。

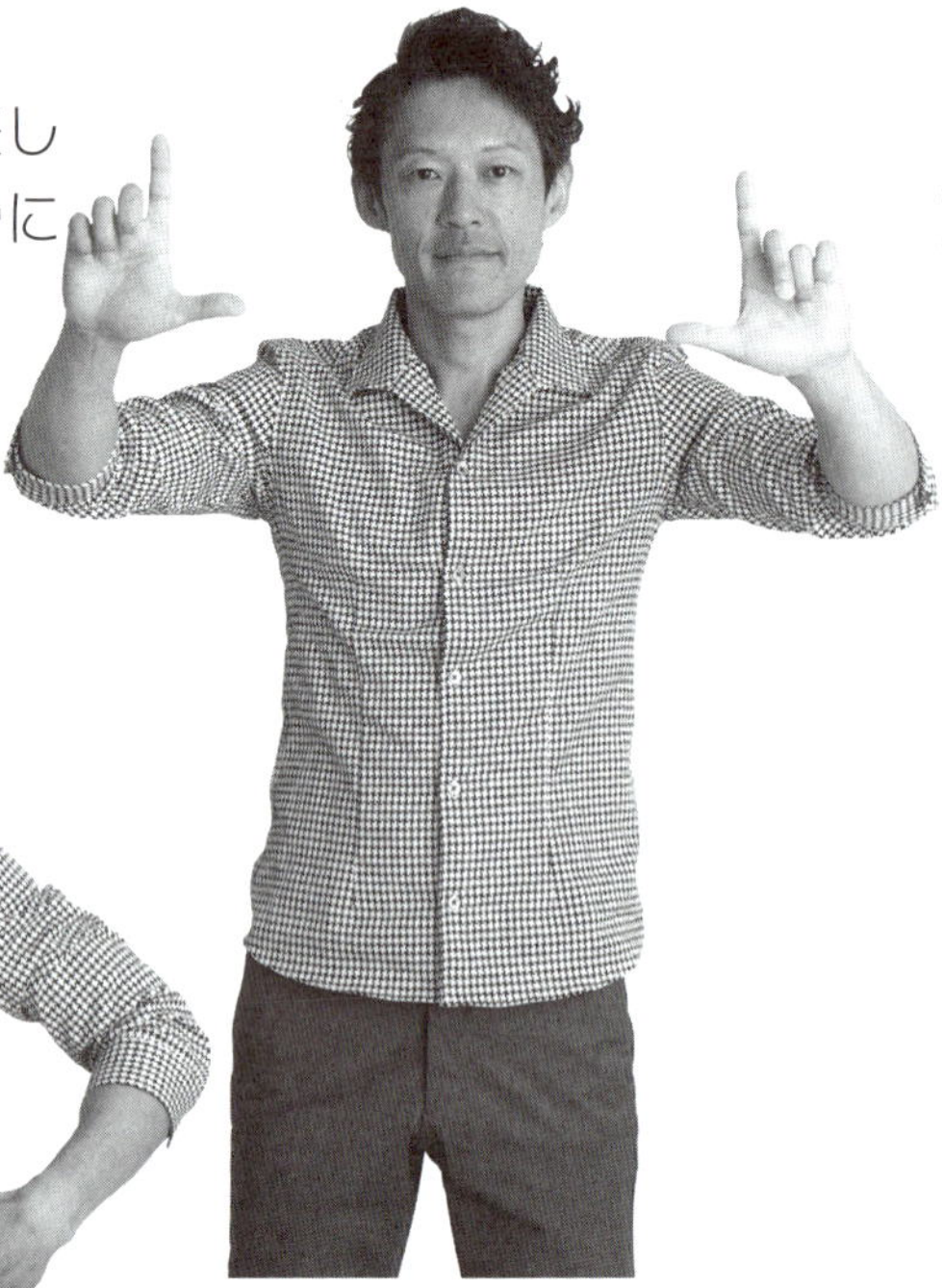

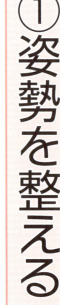

❶指でL字をつくり人差し指を骨盤、親指を肋骨にあてる

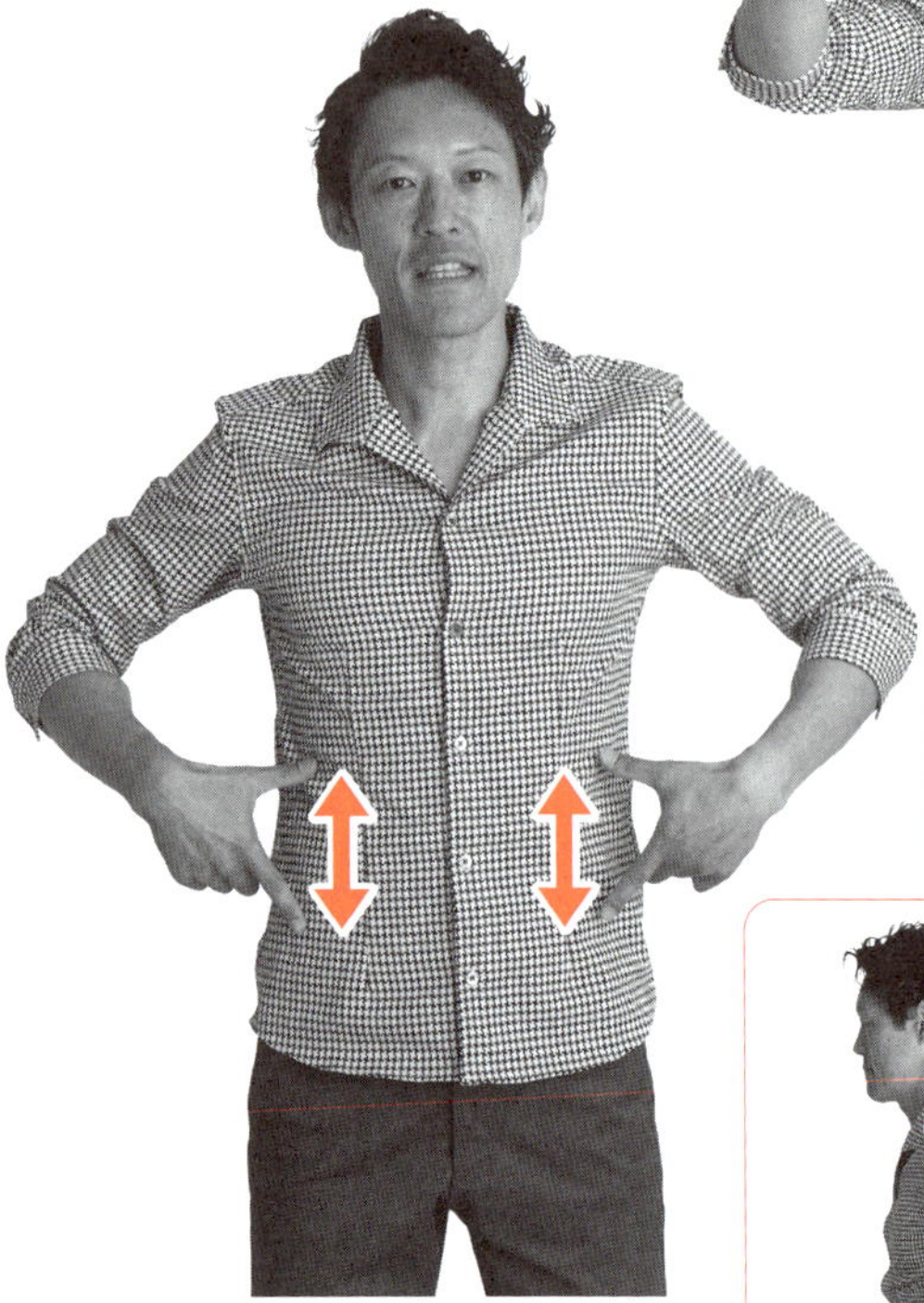

❷指を開きながら、骨盤と肋骨の間を広げる（骨盤が立つ）

❸指を離し、肩の力を抜く

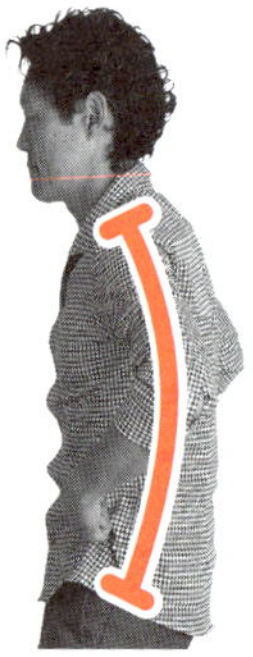

※**悪い例**…肋骨が下がり骨盤が後ろに倒れる

❹頭を風船のように軽く浮かせるイメージで、背骨をしなやかに長く伸ばす（顎をひき首の後ろ側を長くするイメージ）

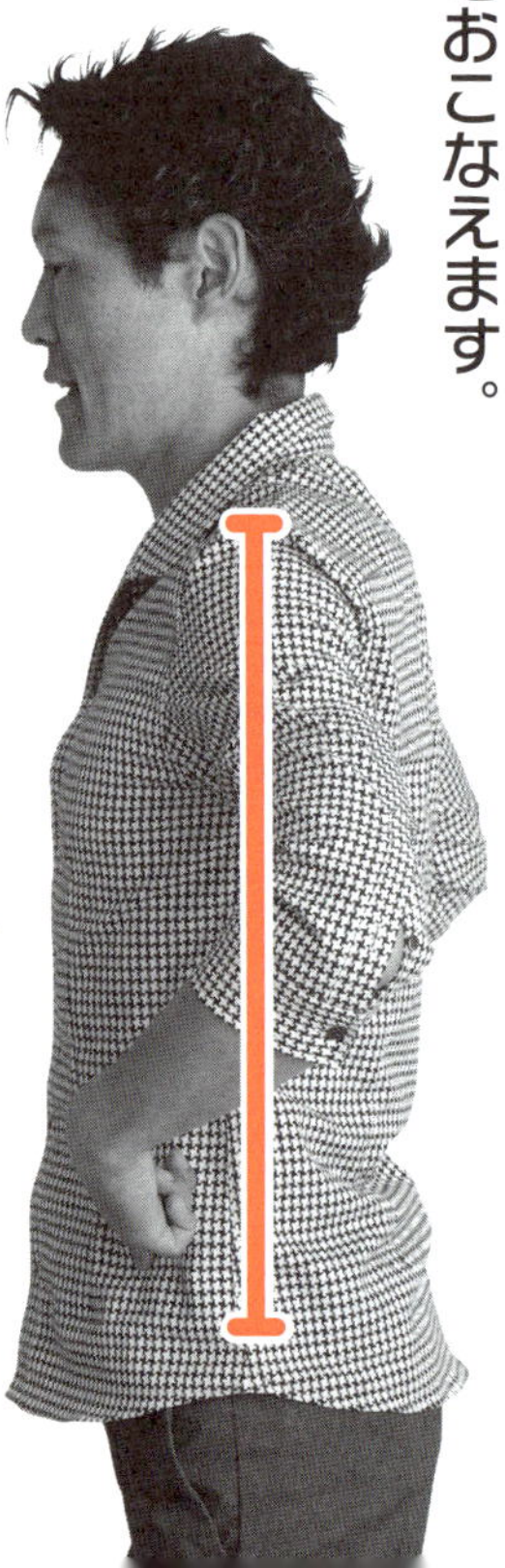

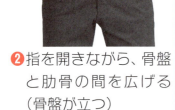

ポイント 姿勢を整えると体が共鳴しやすくなり声の響きがよくなります。

②呼吸トレーニング…息のコントロール

呼吸のコントロールが声のコントロールにつながります。息を吐くこと、吸うことを意識的におこない、安定した呼吸を身につけましょう。

Lesson 7秒で吐いて1秒で吸う（8回）

❶手をお腹（おへその辺り）にあてる

❷口をすぼめて「ふぅ～」とゆっくり**7秒で息を吐ききる**

❸鼻からお腹へ**1秒**で息を吸う

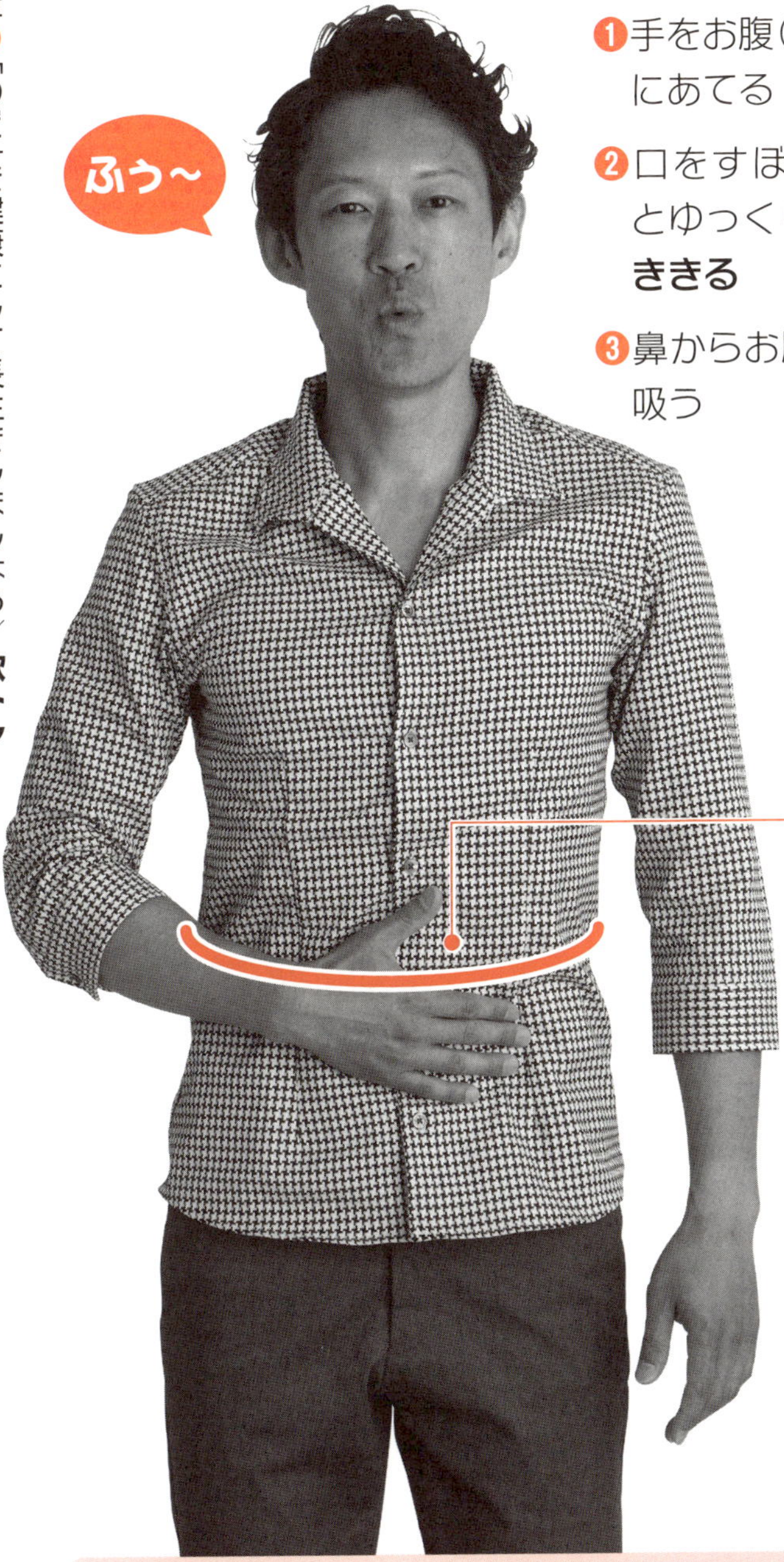
ふぅ～
ウエスト全体を中心に引き込んでいくイメージ

ポイント 息を吸うときに、肩や胸が動かないように気をつけましょう。お腹へ吸い込む意識が大切です。

③発声トレーニング…声のコントロール

のどに力が入ったままトレーニングをおこなうと声帯を痛めてしまう場合があります。
心も身体もリラックスして声帯に負担をかけない発声を身につけましょう。

Lesson ため息声（8回）

❶手を胸にあて軽く胸に息を吸う

❷力を抜いてため息をつくように「はぁ～」と声にする（低めの声で）

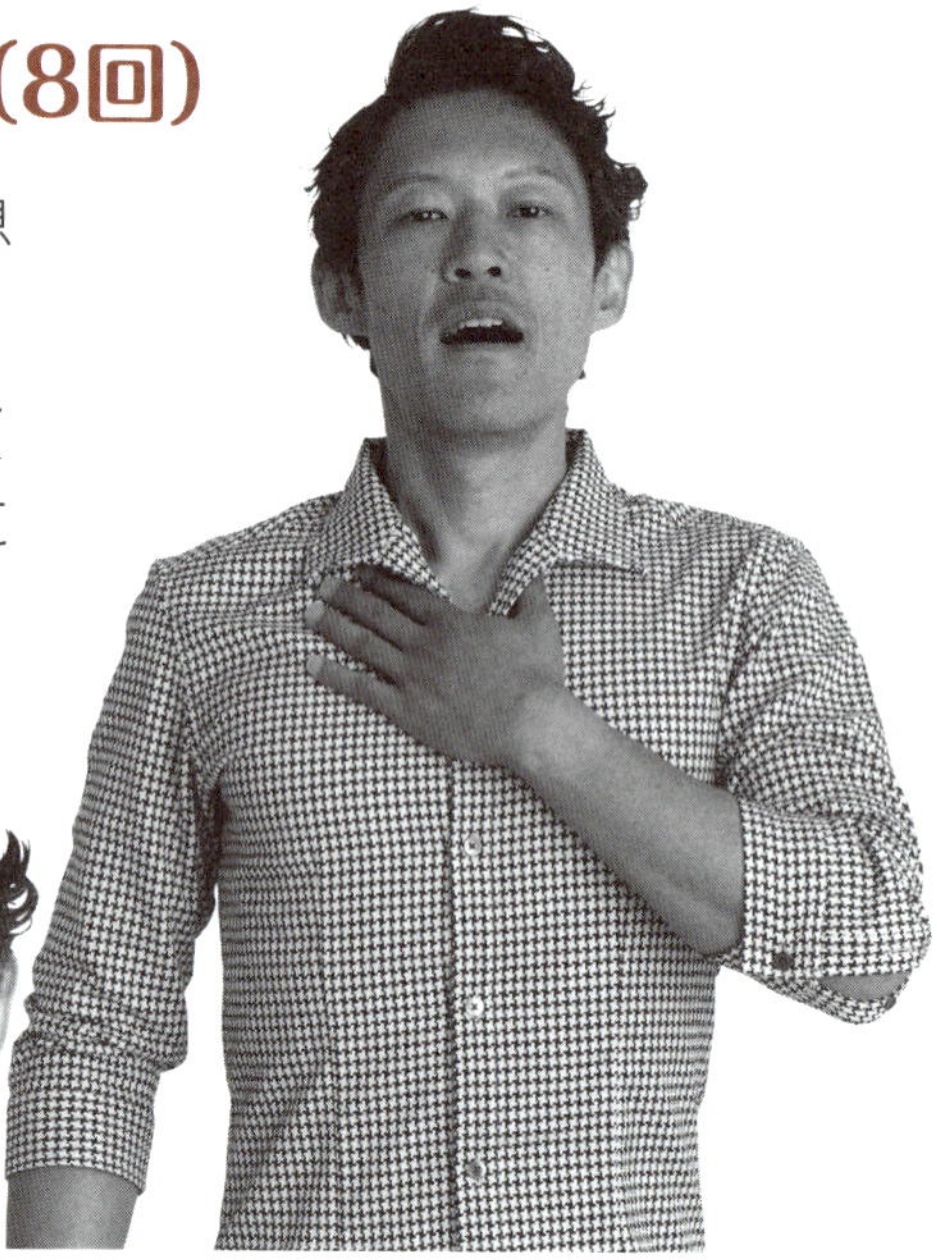

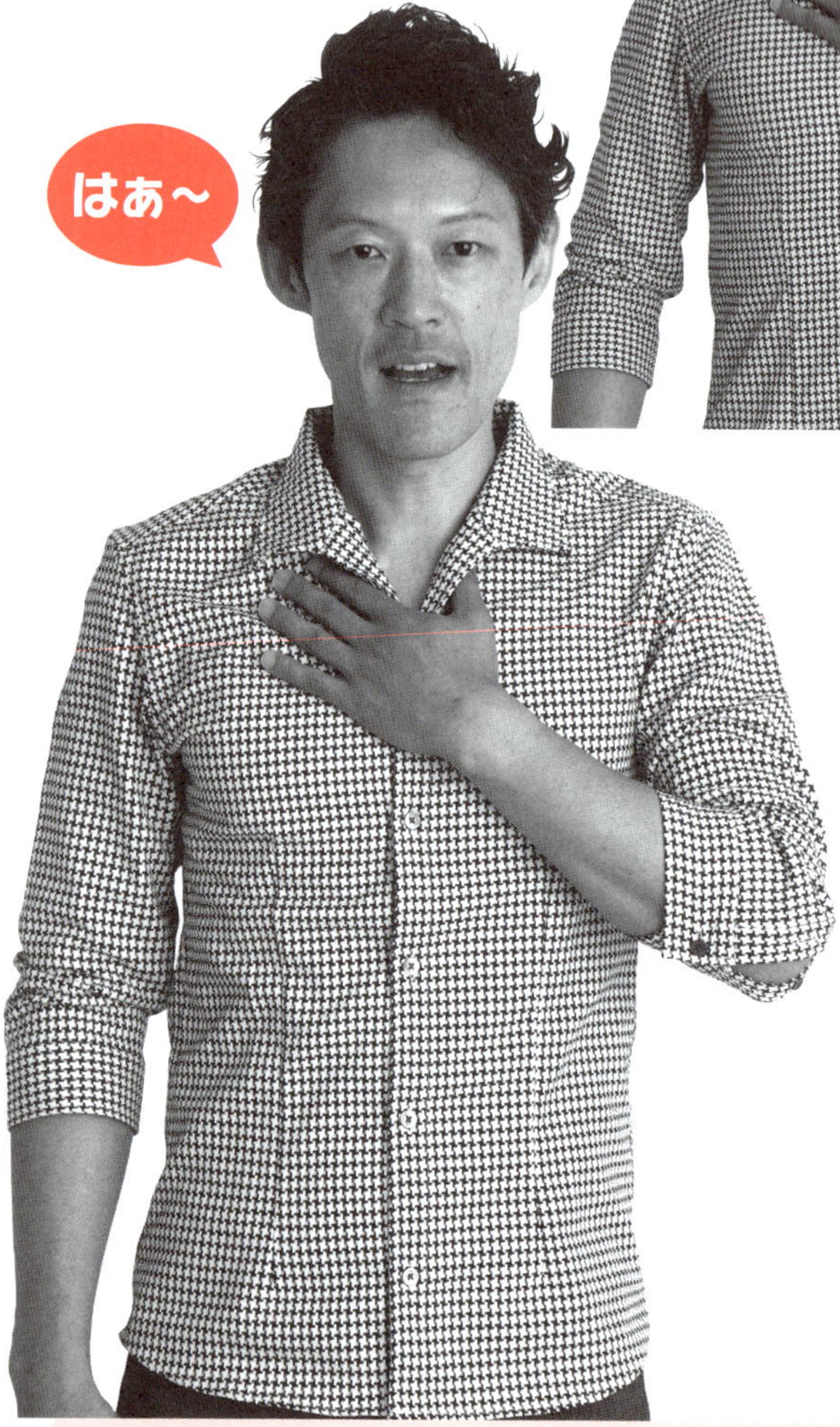

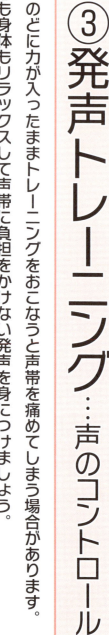

ポイント 胸の中の響きを感じながら、声と息の割合は半々にしてみましょう。低いため息声は、声帯を緩め、のどを広げる効果があります。

④共鳴トレーニング…響きのコントロール

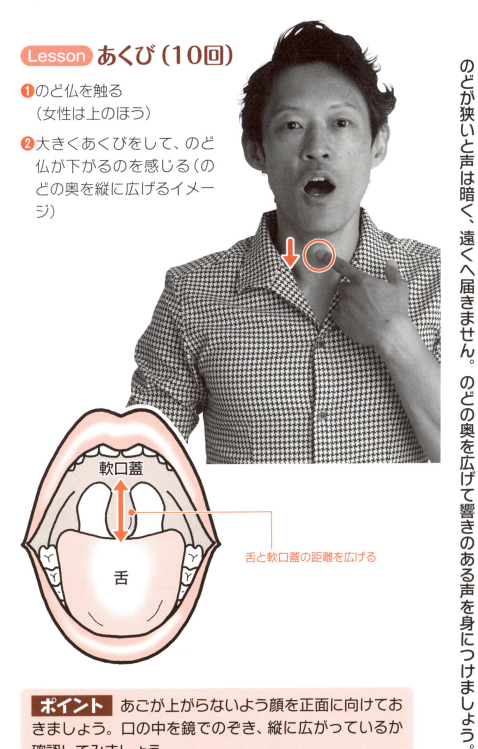

のどが狭いと声は暗く、遠くへ届きません。のどの奥を広げて響きのある声を身につけましょう。

Lesson あくび（10回）

1. のど仏を触る（女性は上のほう）
2. 大きくあくびをして、のど仏が下がるのを感じる（のどの奥を縦に広げるイメージ）

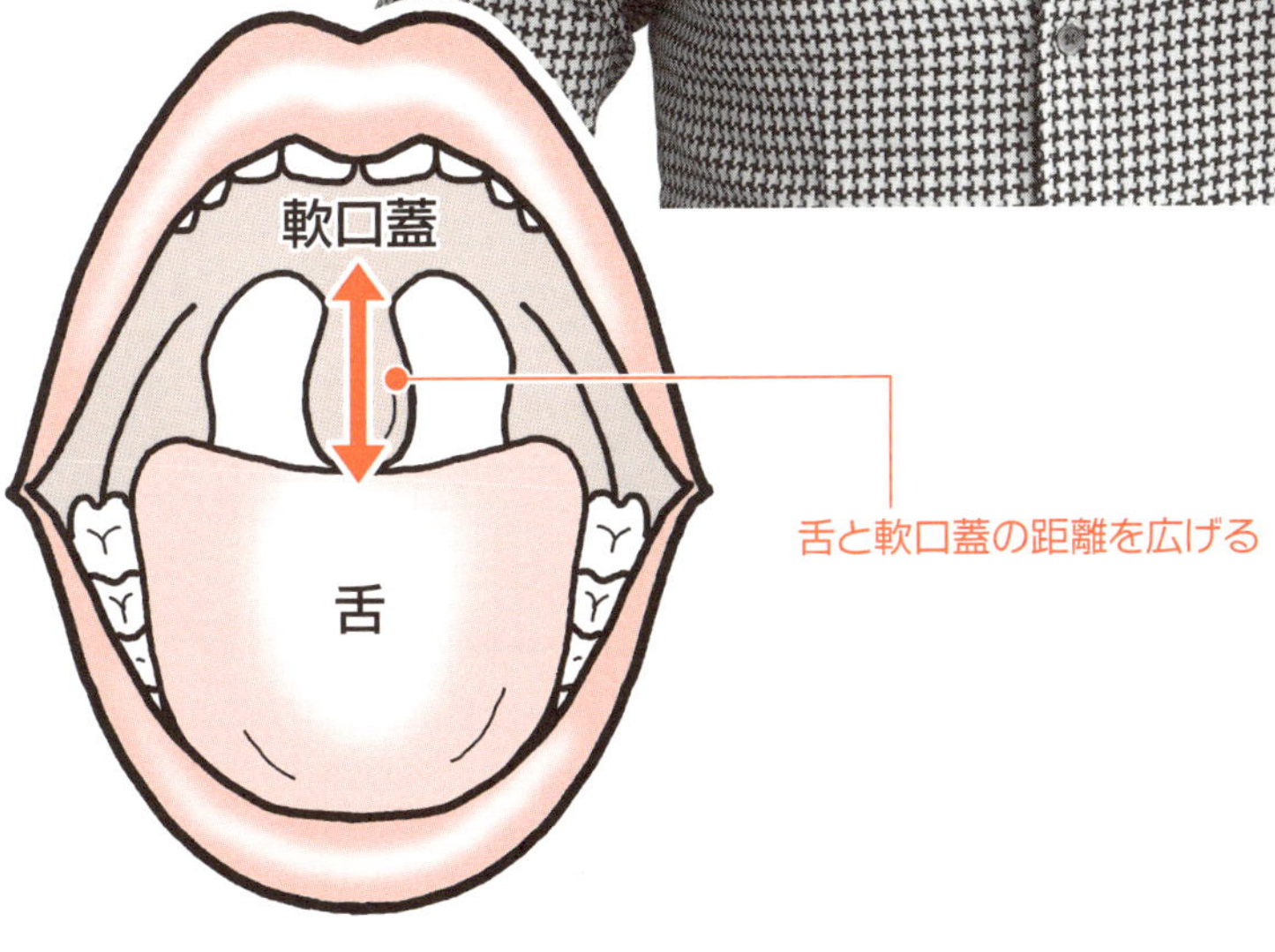

ポイント あごが上がらないよう顔を正面に向けておきましょう。口の中を鏡でのぞき、縦に広がっているか確認してみましょう。

⑤発声の基本練習

呼吸トレーニング→発声トレーニング→共鳴トレーニングを1つにつなげて発声の基本練習をおこなってみましょう!

Lesson 発声の基本練習（7秒間声を伸ばす×10回）

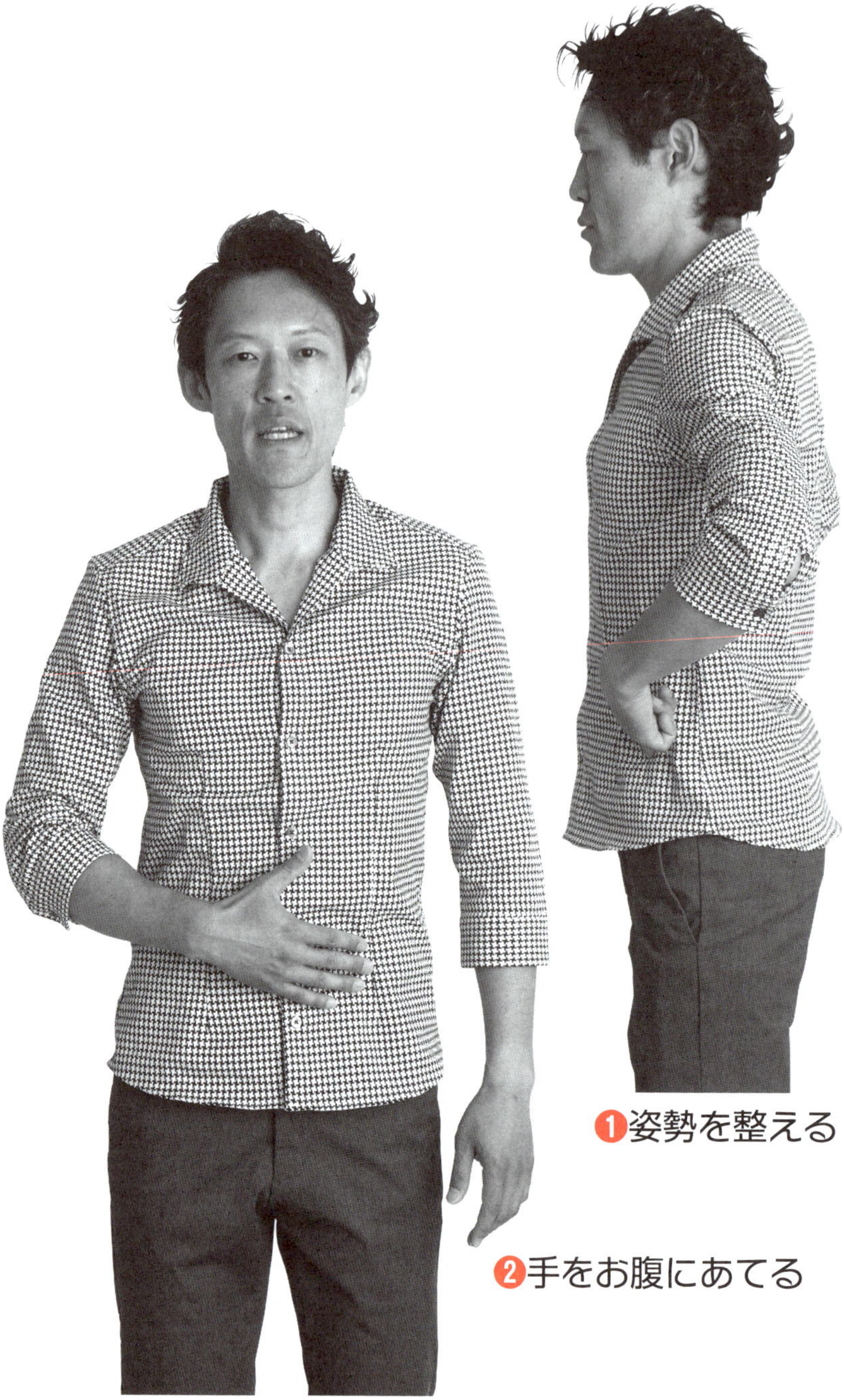

❶姿勢を整える

❷手をお腹にあてる

❸あくびの形をつくる

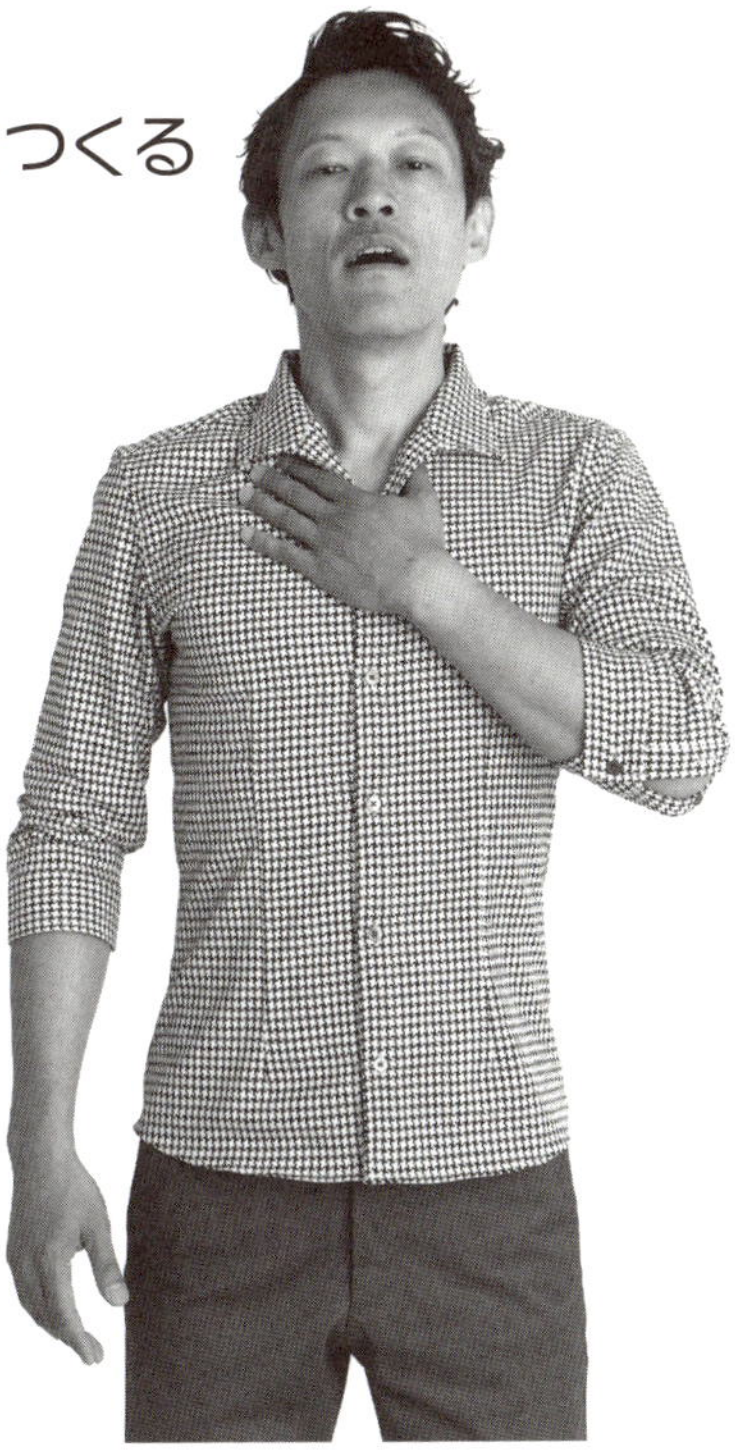

声の高さは、話し声より少し高めがベスト！

❹お腹に力を入れHa～（は～）と7秒間声を伸ばす

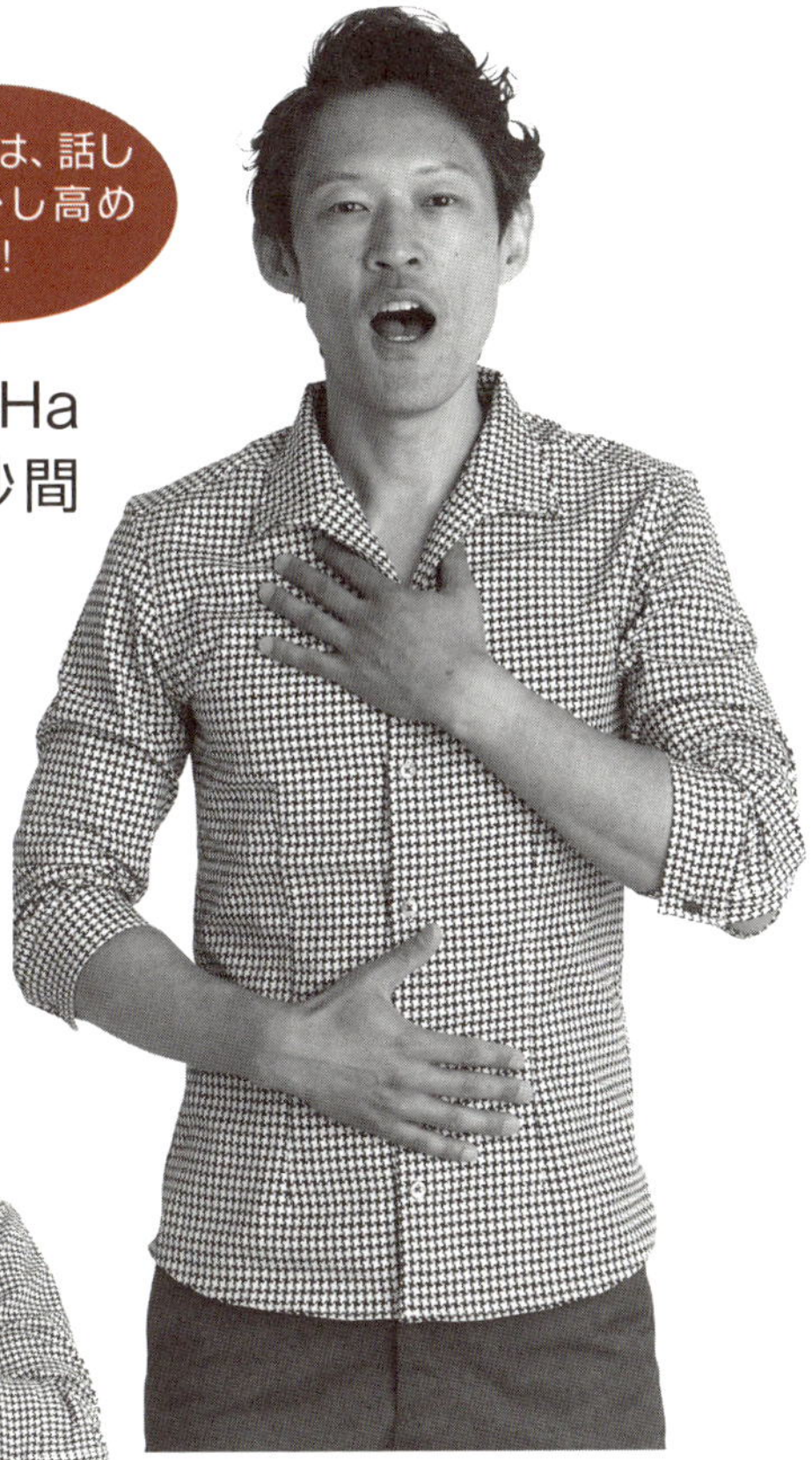

❺1秒で息を吸う

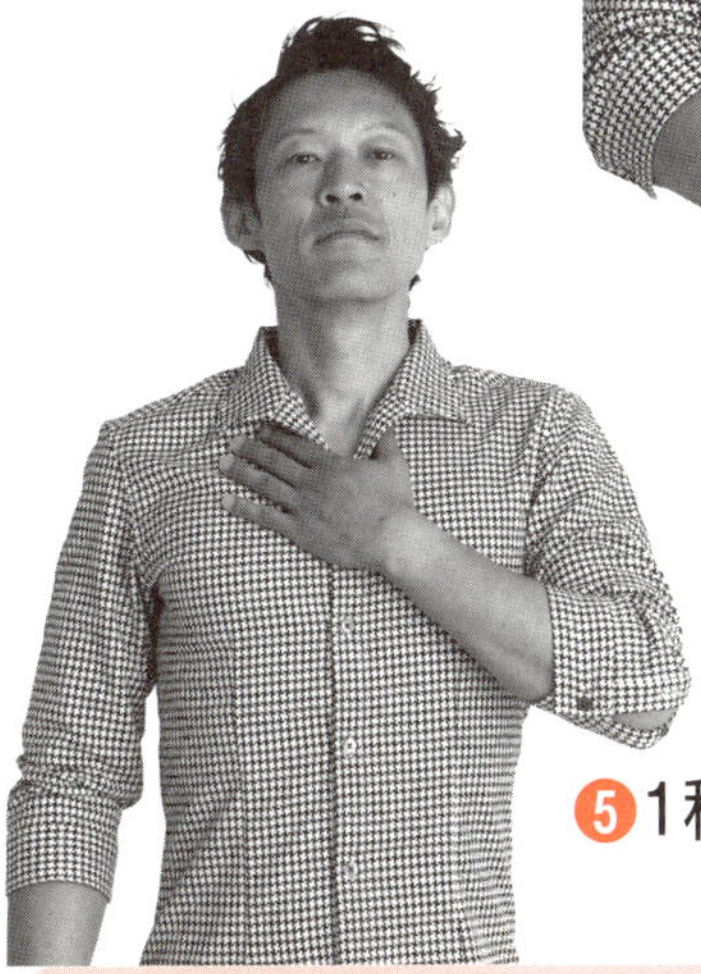

ポイント 以下のポイントに気をつけながらおこなってみましょう

- 姿勢は、背骨をしなやかに伸ばして長く保つ
- のどの奥を縦に広げる
- ため息声のようにやわらかく（あー、と硬くならない）
- ウエスト全体を中心へ引き込むように
- 吸うときはお腹へ息が届くように
- 肩や首の力をぬく
- あごが上がらないこと

これでだれでも歌が上手になる!!「0」の境地（ボーダー・オブ・ゼロ）

歌はだれでも上手になります。上手にならないのは、道筋を間違え、いつまでも同じ癖にとらわれているからです。「緊張」や「癖」をなくして、「0」の地点から自分なりの個性や表現を身につけて歌えば、見違えるように上手に歌えるようになります。

うまく歌えない理由として「緊張」や「癖」などが声の邪魔をしていることがあります。

これらの「緊張」や「癖」などを取り外すことが、理想の声へと近づけます。

ボイストレーニングを通じ自分の「緊張」「癖」に気づき修正していきましょう。

マイナスを「0」に戻してからがスタートラインです。

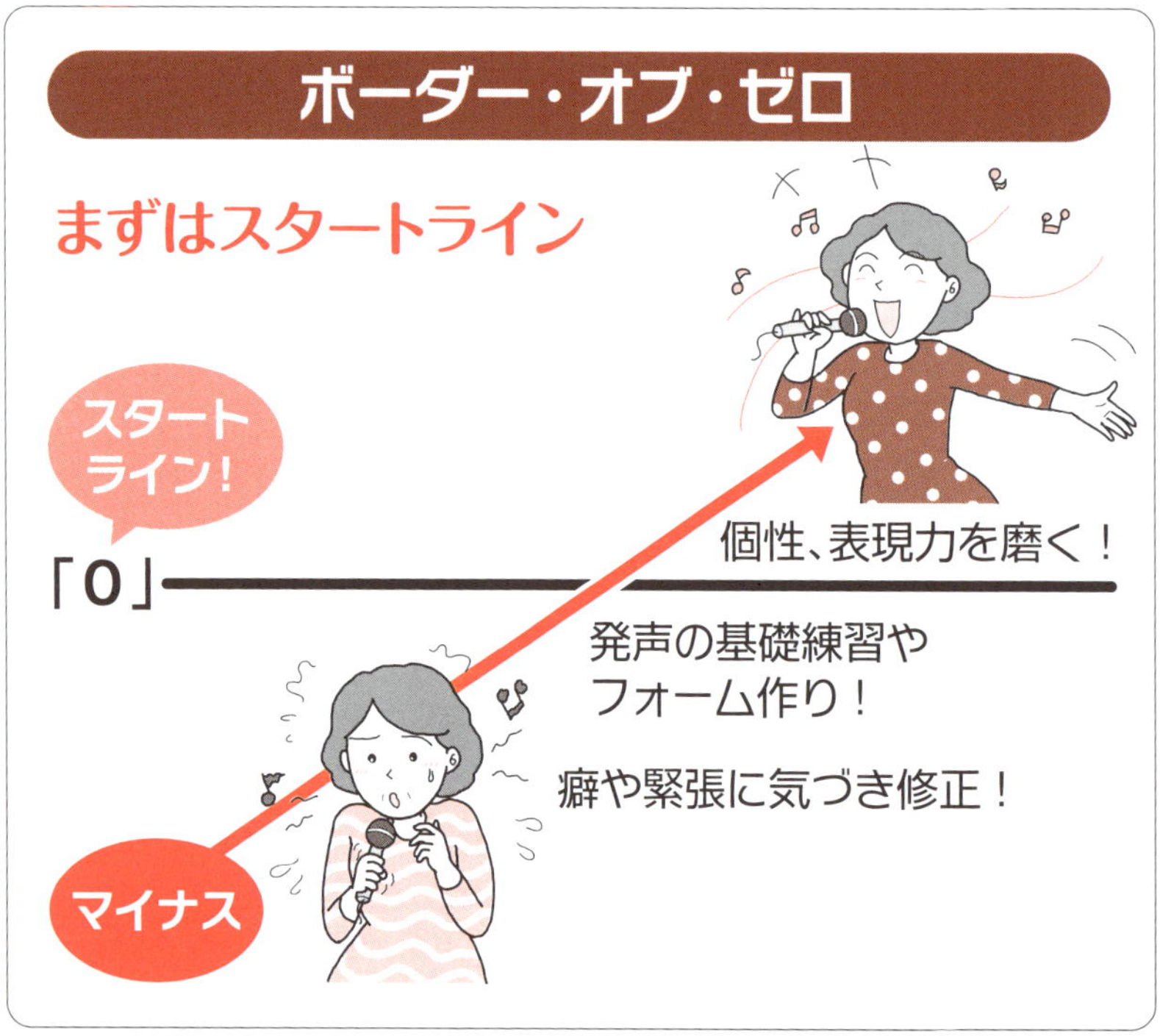

ボーダー・オブ・ゼロ
まずはスタートライン
スタートライン！
「0」
個性、表現力を磨く！
発声の基礎練習やフォーム作り！
癖や緊張に気づき修正！
マイナス

第2章

元気な声と顔をとりもどす

あえいおう体操

難易度 ★☆☆☆☆

1 「あえいおう」の表情づくり

「あえいおう体操」は「あえいおう」と発声しながら体を動かし、声と体を鍛える体操です。準備体操として、「あ」「え」「い」「お」「う」の表情づくりをしてみましょう。

●効果● ①表情筋を強化

　母音の「あいうえお」は、子音を生み出す母の音であり、すべてのことばの基本です。母音がきれいに発音できれば、子音も聞きやすい美しいことばとして発音できます。

　では、なぜこの体操は「あいうえお」ではなく、「あえいおう」なのか？　いちど「あいうえお」と「あえいおう」を両方発音し、どちらが発音しやすいか、くら

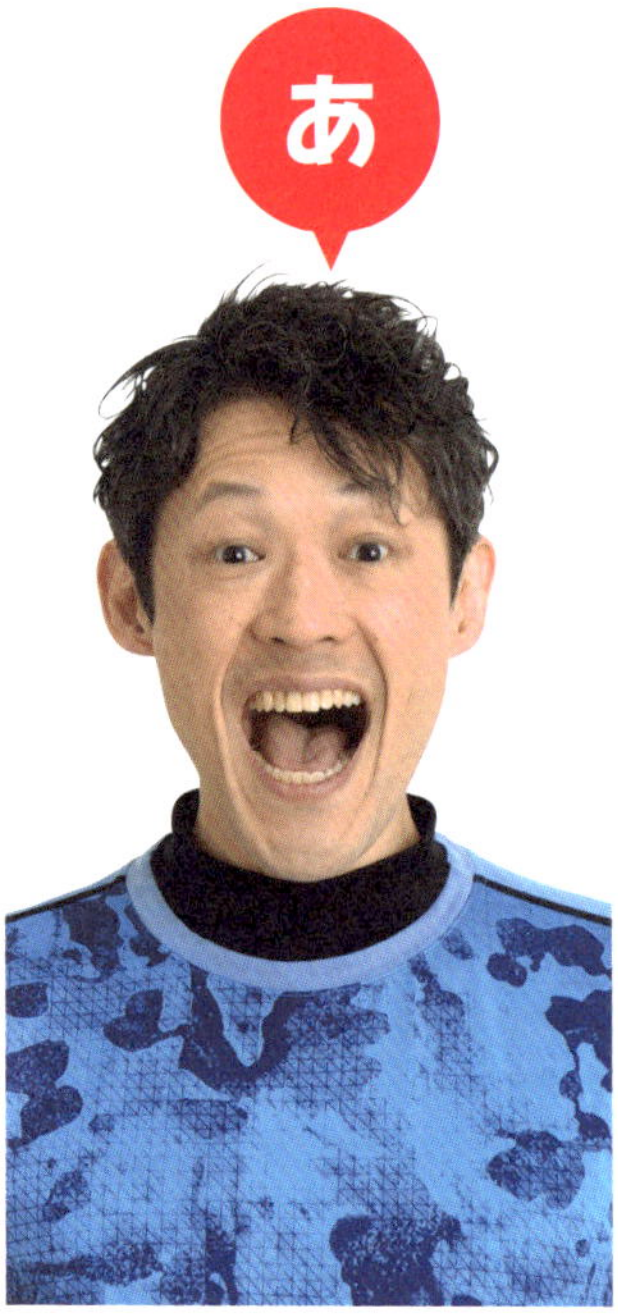

大きく口を開いて、お腹の中から声を出しましょう。

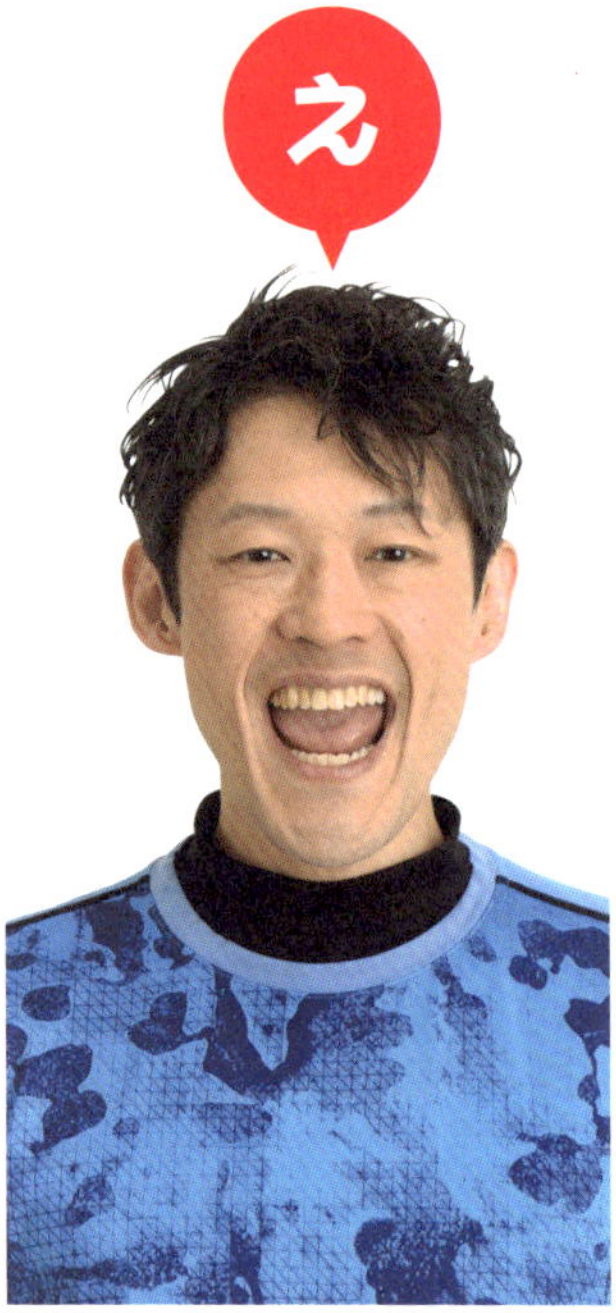

大きく開いた口をやや横に広げて、舌をたたむように。

べてみてください。口がなめらかに動いて、発音しやすいのは「あえいおう」ではありませんか？

　これから紹介する体操は「あえいおう」が基本なので、体を動かす前に、「あえいおう」と発声をしてみてください。口はどのように動き、顔はどのように動くか？　さあ、「あえいおう」で動く顔の表情を確認してください。

ポイント　声のトーンはしゃべり声より少し高めで、顔は意識して大きく動かしてみましょう。

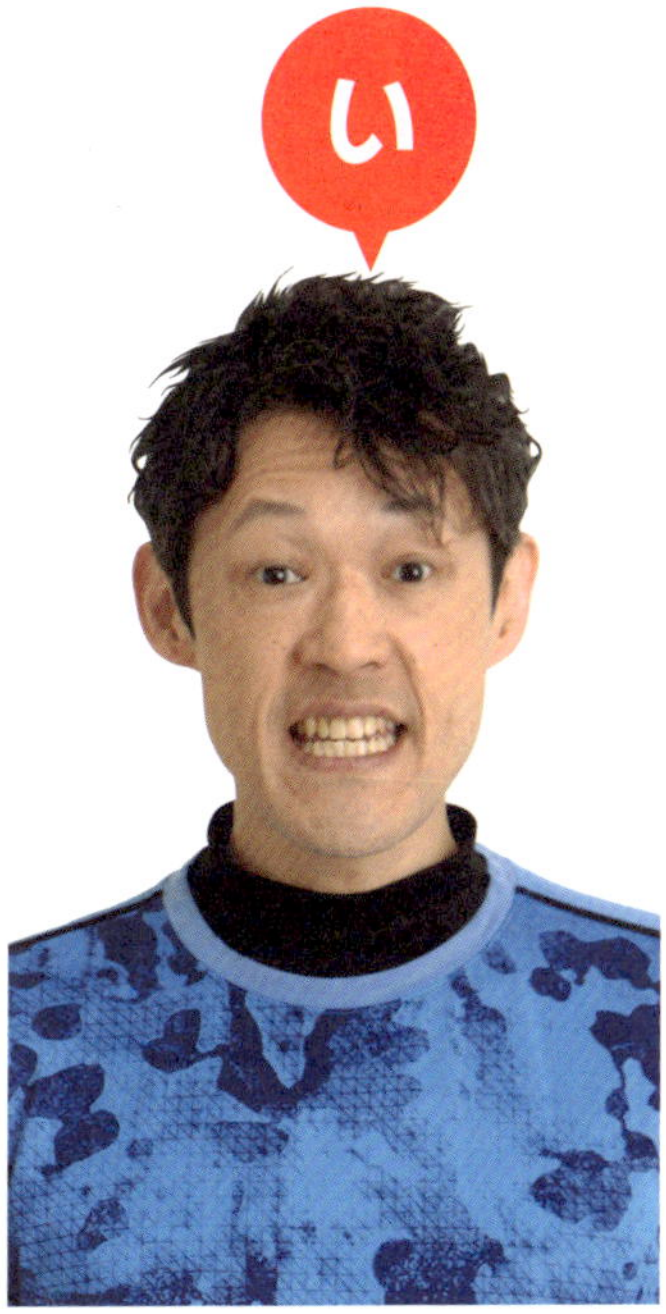

　口を横に大きく開いて、口角をあげましょう。

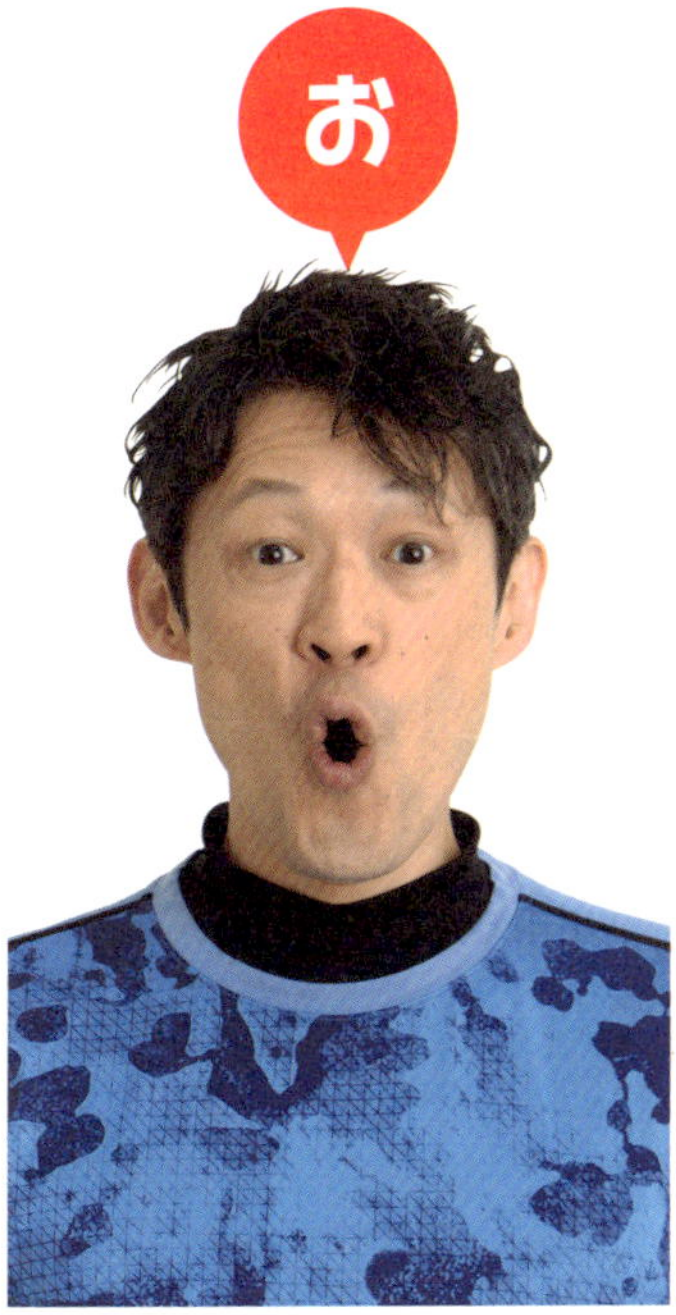

　くちびるを前に出して、丸い形に開きましょう。

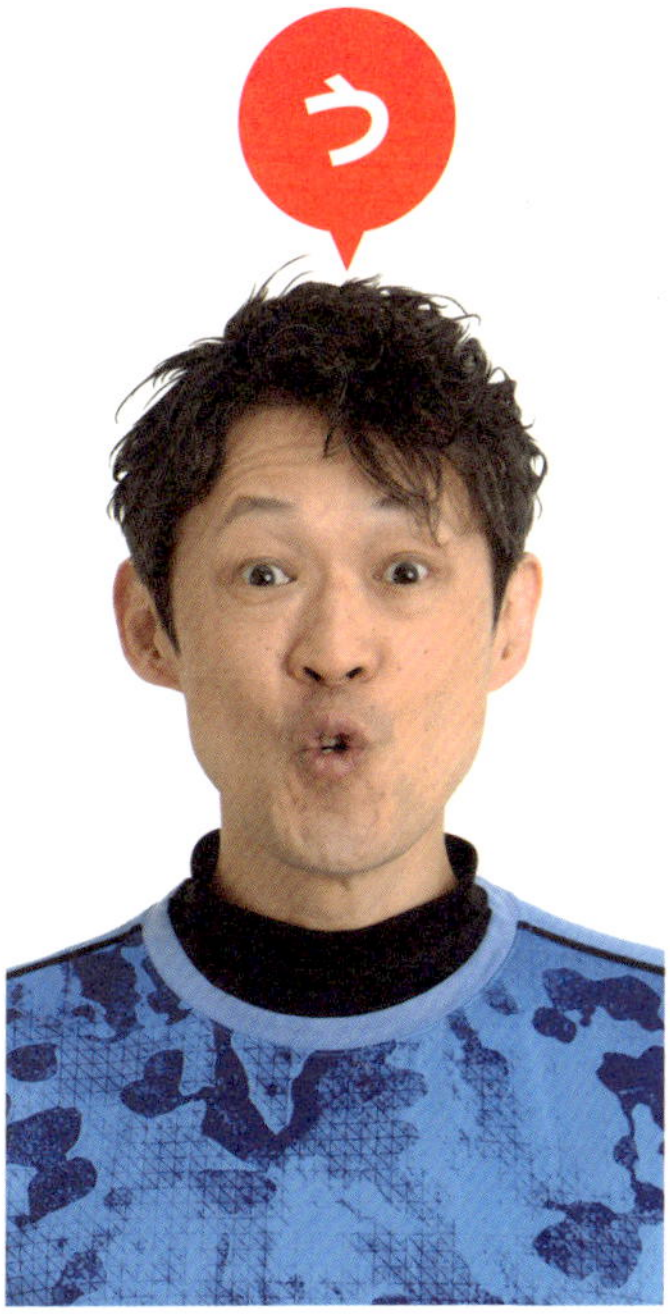

　くちびるを突き出して縮めながら、息を吐き切ります。

難易度 ★☆☆☆☆

2 はばたき

呼吸筋（肋間筋）を鍛え、肺活量を向上させます。大きくあくびをすることで「のど」が広がり、日常生活の中での声出しがスムーズになります。

●効果●
①肺活量の向上　②のどを広げる

回数　あえいおう5回

❶ リラックスして立つ

リラックスしてまっすぐに立ちます（椅子に座ってもOK）。

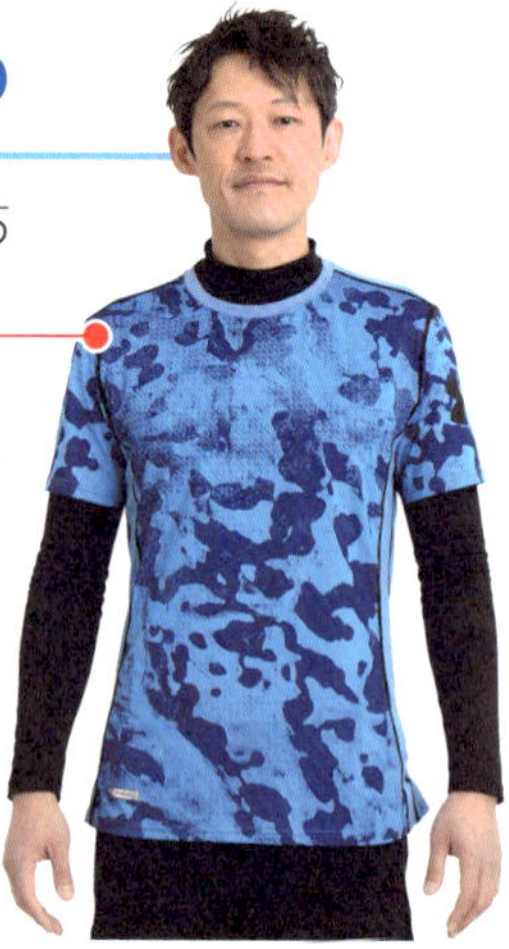
肩の力を抜いて

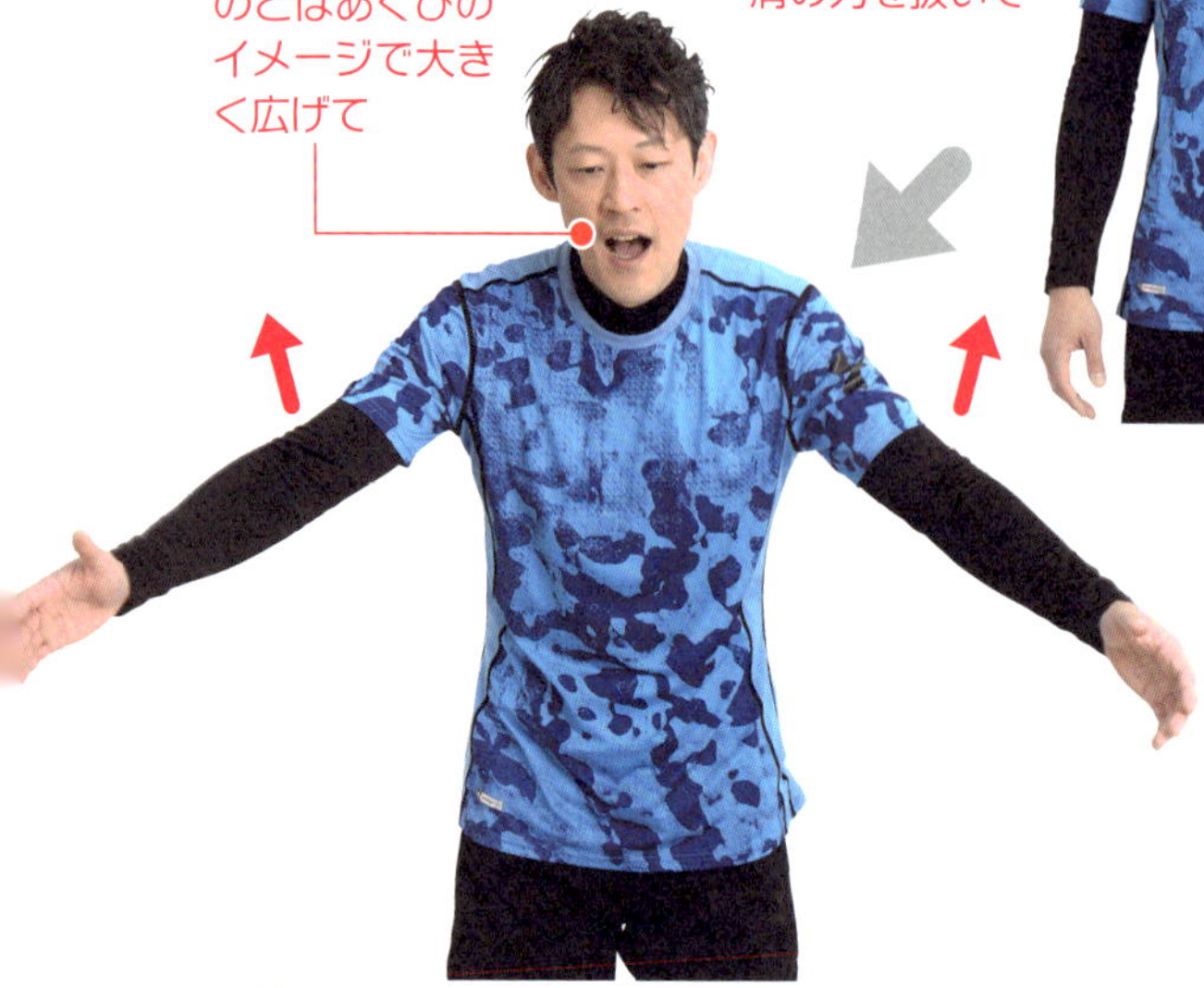
のどはあくびのイメージで大きく広げて

❷ 両手をゆっくり上げる

両手を広げて、胸いっぱいに息を吸い込みます。

❸ 息を吸い切る

胸いっぱいに息を吸い込みます。

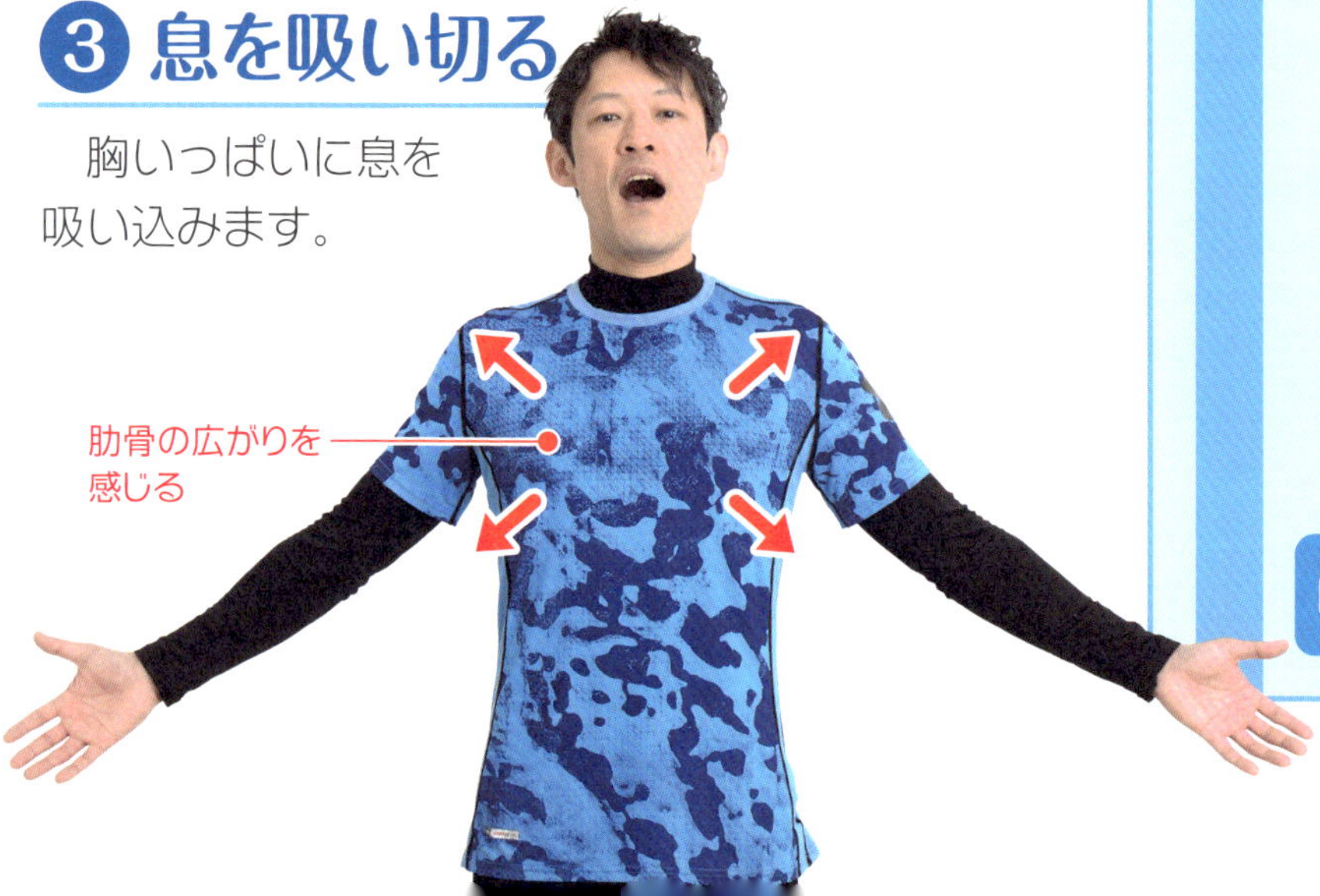
肋骨の広がりを感じる

④ 声を出しながら、息をゆっくり吐く

「あー」と声を出しながら、息をゆっくり吐き出します。

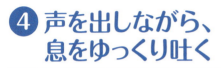

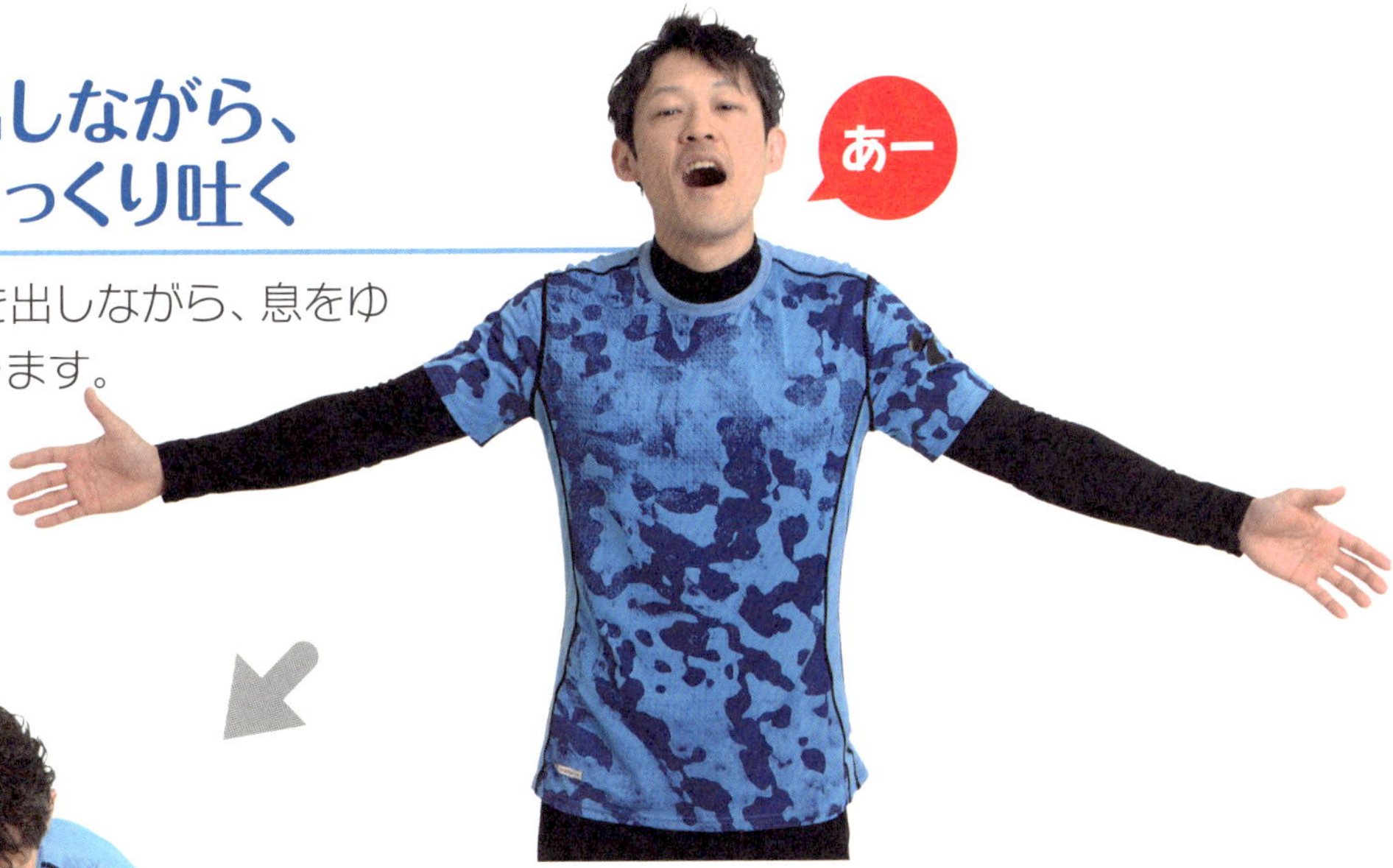

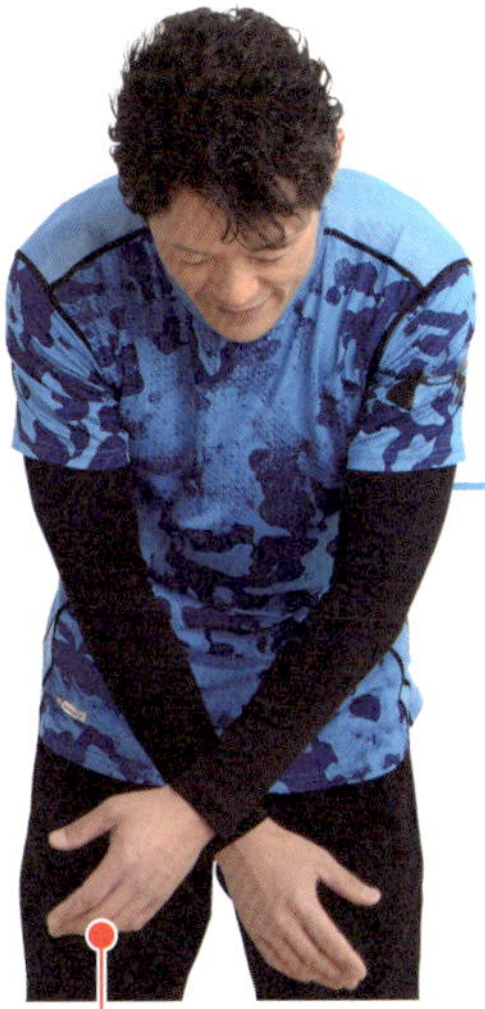

⑤ 息を吐き出して脱力

息を吐き出したあとは、背中を丸めるようにして、手はぶらんと前へ。

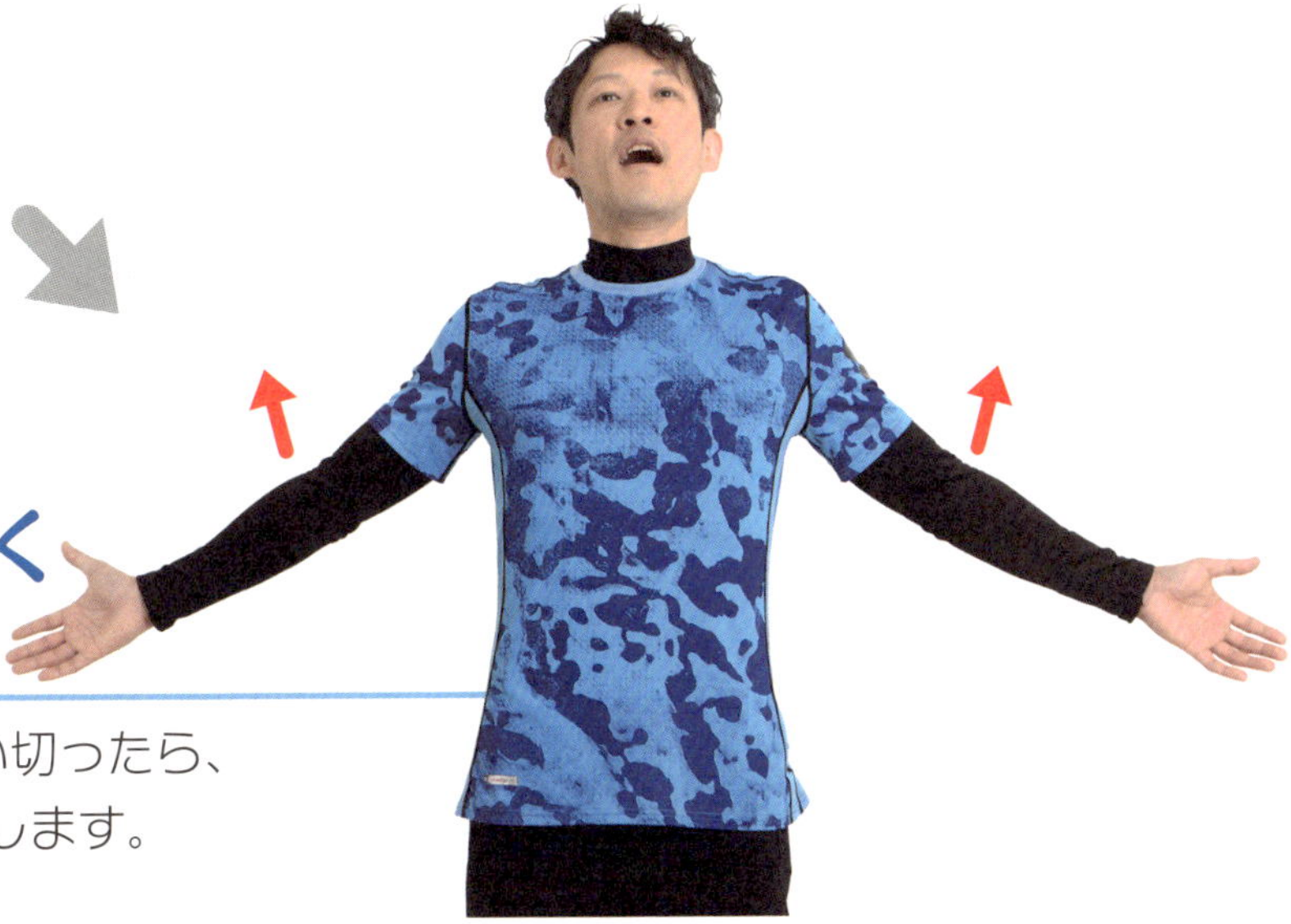

⑥ もう一度大きく吸い込む

両手を広げて、息を吸い切ったら、次は「えー」と息を吐き出します。

ポイント 肋骨の広がりを感じながら「あえいおう」とおこないましょう。

難易度 ★★☆☆☆

3 スカイツリー

息を吸いながら組んだ手を上に伸ばします。手をほどきひと息で「あえいおう」を発声します。肋間筋を鍛え脊柱起立筋を伸ばすことで姿勢の改善に役立ちます。

●効果● ①肺活量の向上 ②姿勢の改善

回数 **4回**

❶ リラックスして立つ

リラックスしてまっすぐに立ちます（椅子に座ってもOK）。

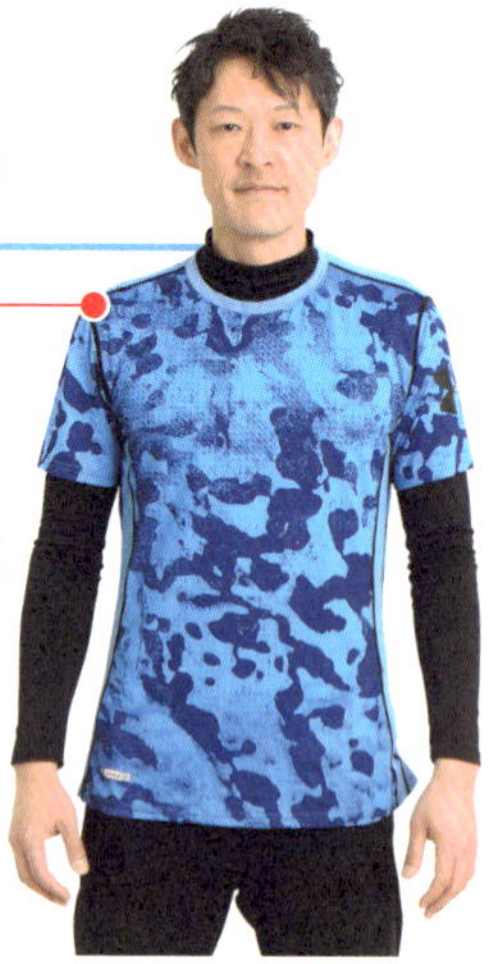
肩の力を抜いて

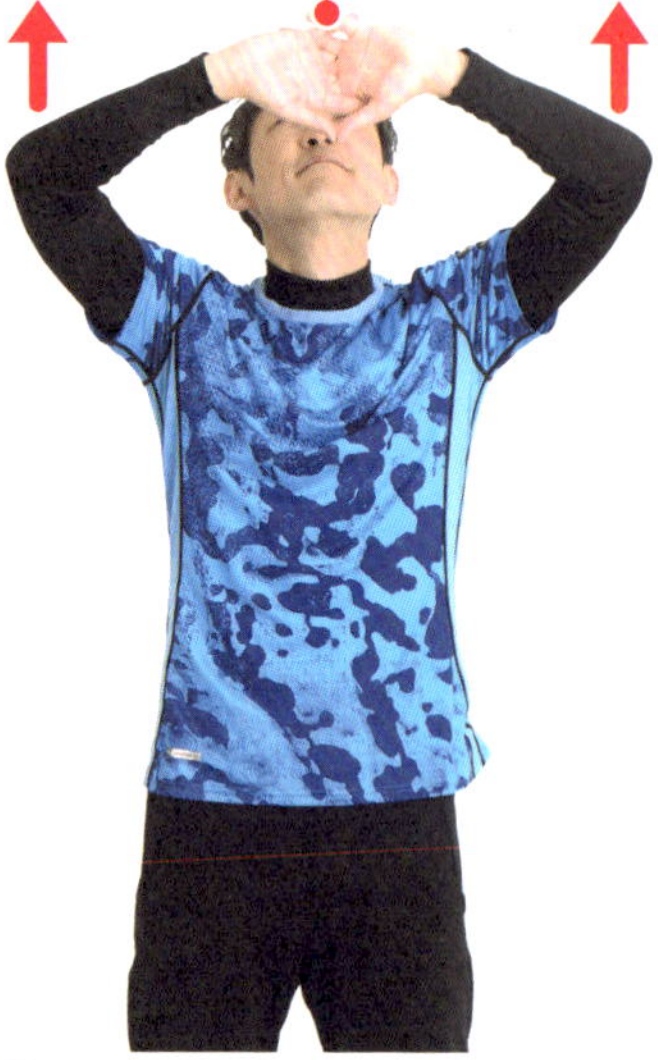
上へ高く伸びるように

❷ 息を吸いながら両手を組んで高く上げる

息を吸いながら肋骨を持ち上げるように両手を上げます。

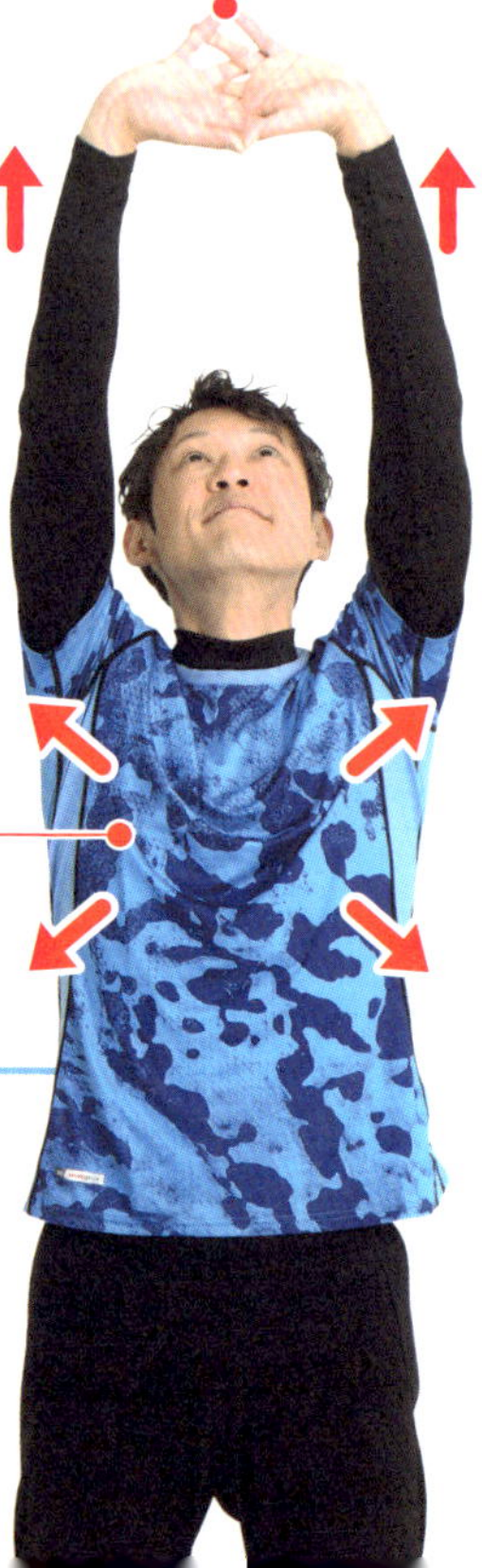
腕を伸ばし切る
肋骨の広がりを感じる

❸ 腕を伸ばし切る

十分に腕を伸ばし切ります。慣れたらつま先立ちで。ただし、ふらつくようならできる範囲で。

4「あえいおう」と発声しながら腕をほどく

息を十分に吸ったら、ひと息で吐きながら上げた手をほどいて下ろします。

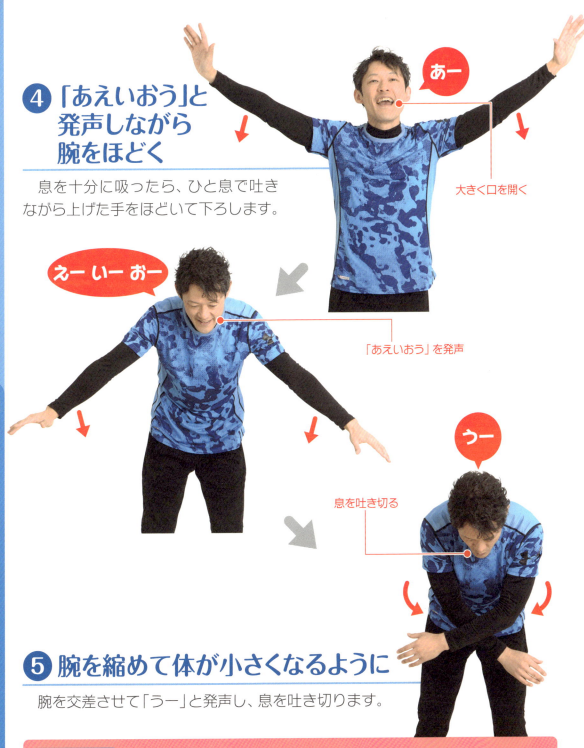

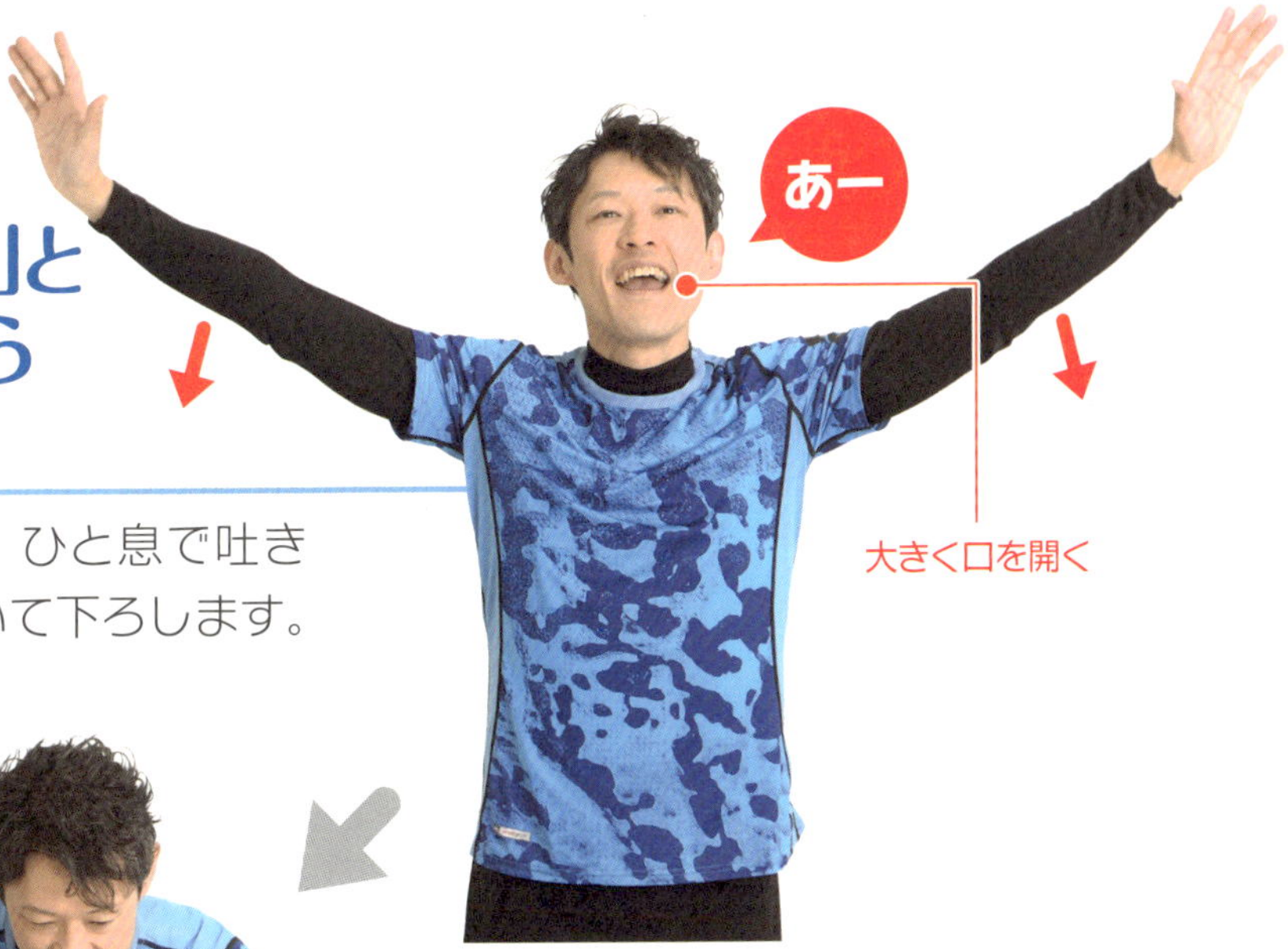

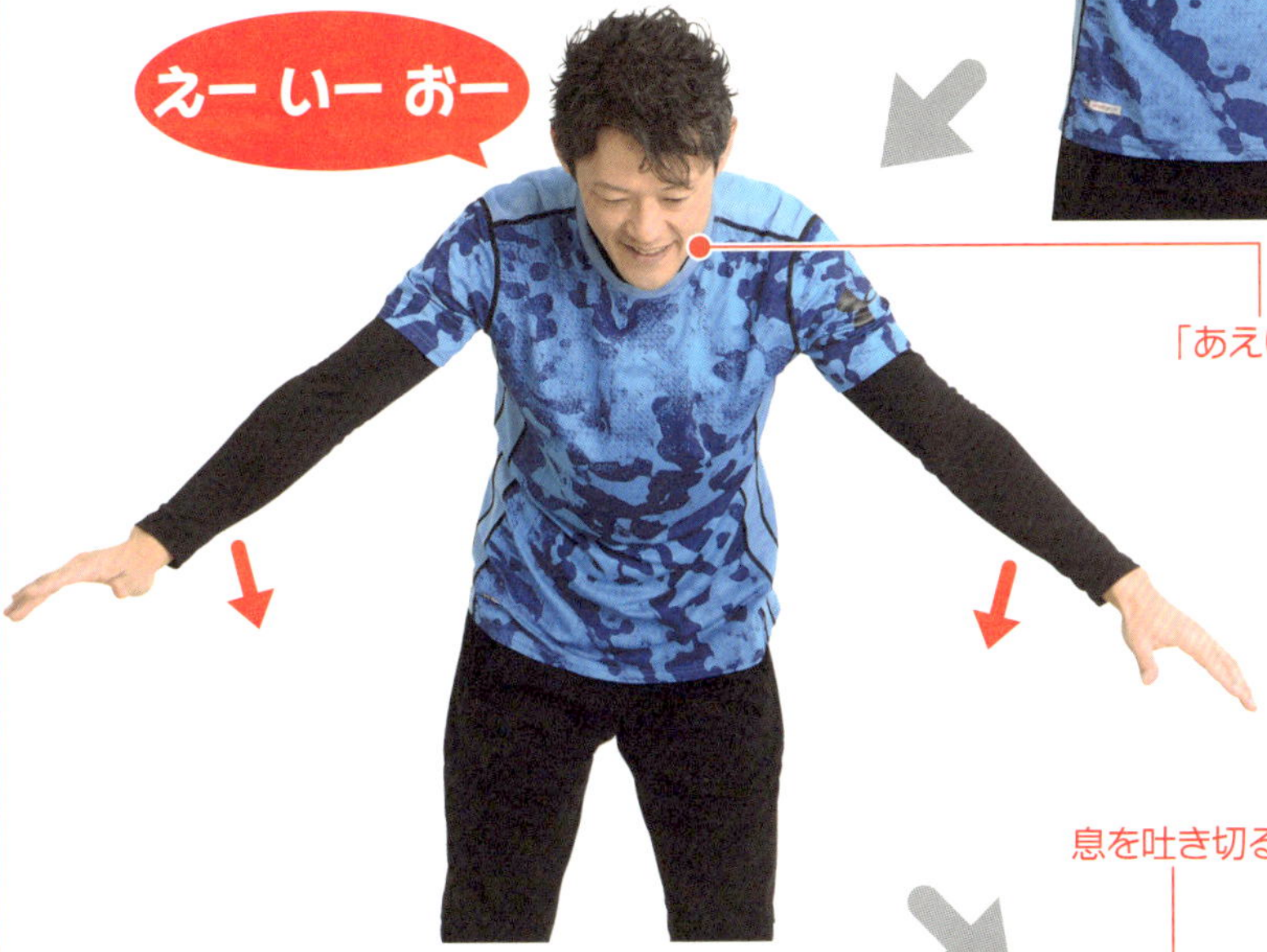

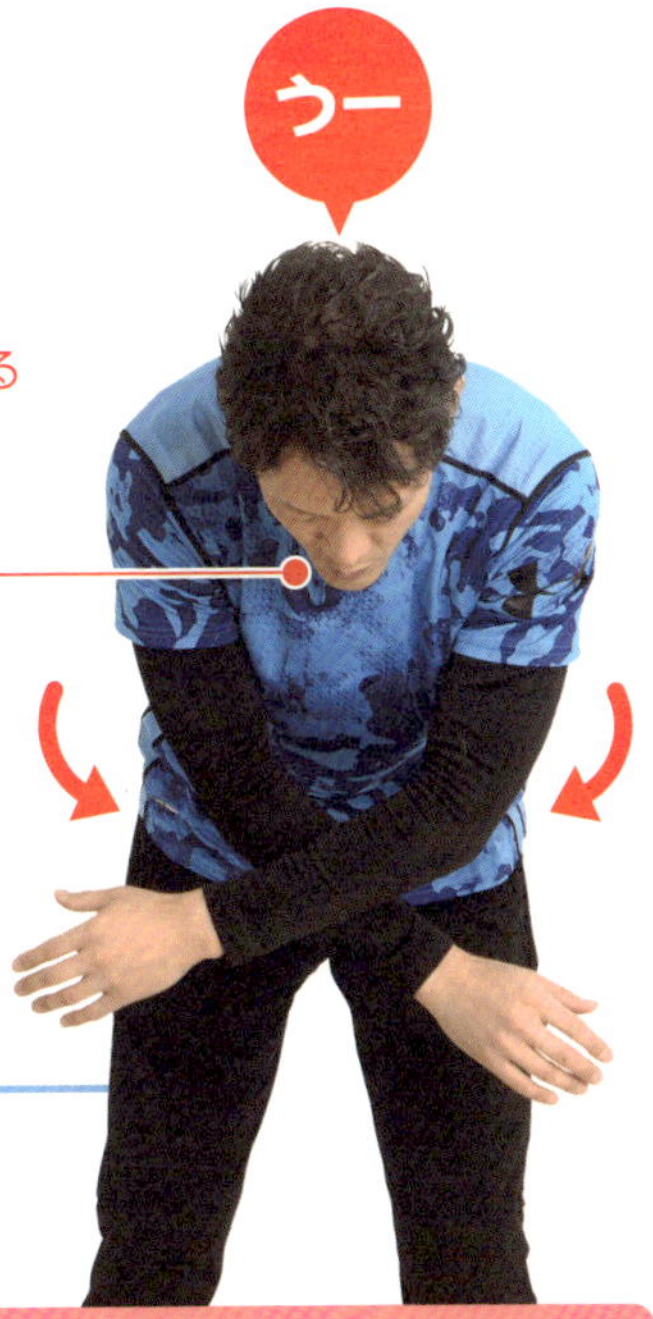

5 腕を縮めて体が小さくなるように

腕を交差させて「うー」と発声し、息を吐き切ります。

ポイント 手をほどきながらひと息で「あえいおう」を発声します。

難易度 ★★☆☆☆

4 アコーディオン

片手で肋骨を触りながら体側を伸ばして息を吸い込み、上体を戻しながらゆっくり「あえいおう」と発声します。肋間筋を鍛え肺活量の向上に役立ちます。

●効果● ①肺活量の向上 ②肋間筋の強化

回数 左右2回ずつ

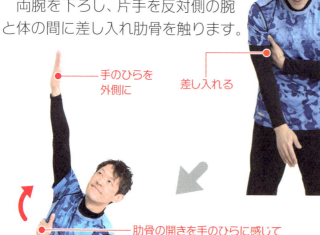

❶ 片手で肋骨に触る

両腕を下ろし、片手を反対側の腕と体の間に差し入れ肋骨を触ります。

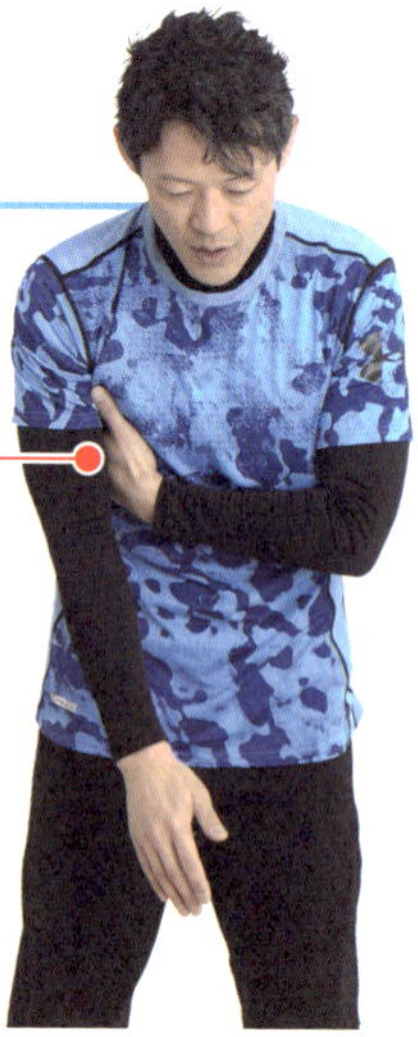
差し入れる

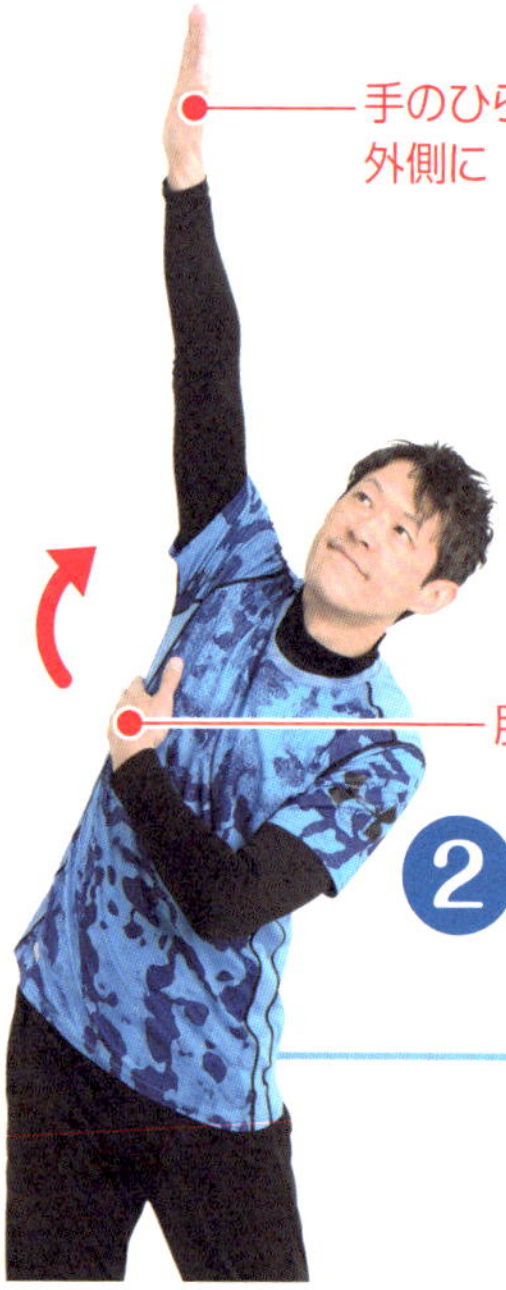
手のひらを
外側に
肋骨の開きを手のひらに感じて

❷ 息を吸いながら腕を上げ体側を伸ばす

息を吸いながら腕を上に高く上げると同時に、体を傾け体側を伸ばします。

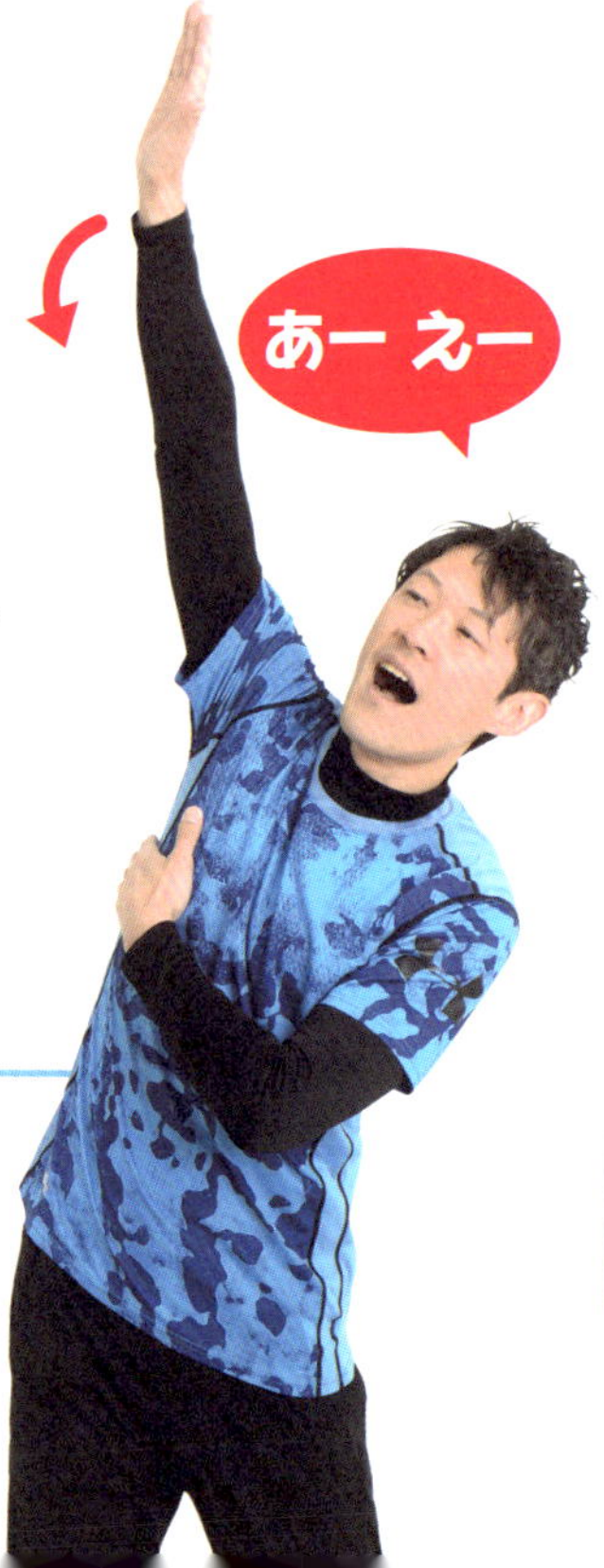
あー えー

❸「あえいおう」と発声しながら腕を下ろす

腕を伸ばし切ったら、ゆっくり腕を下ろしながら「あえいおう」を発声します。

④ ゆっくり上体を戻す

声を出しながら腕を下ろしていきます。

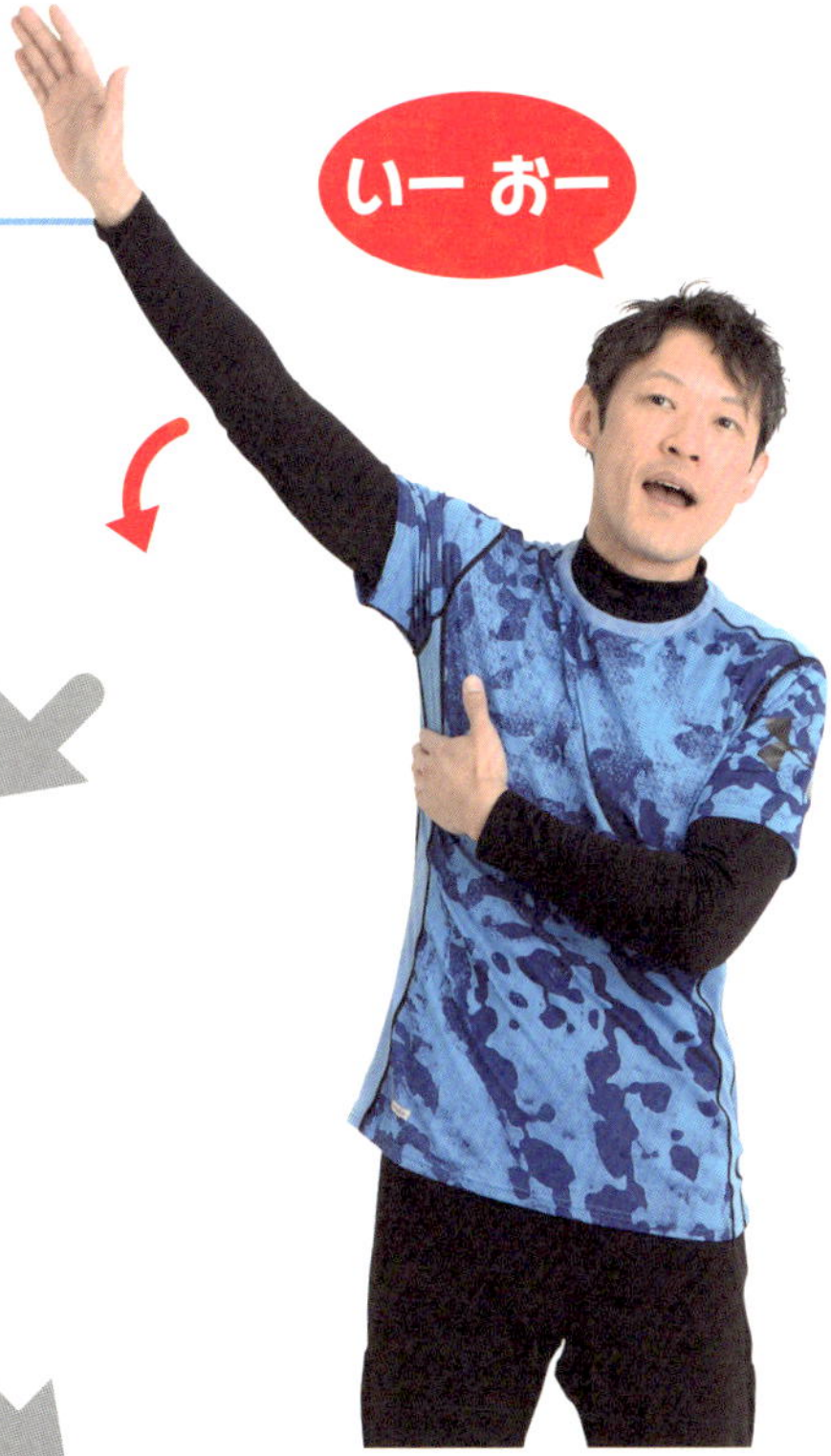

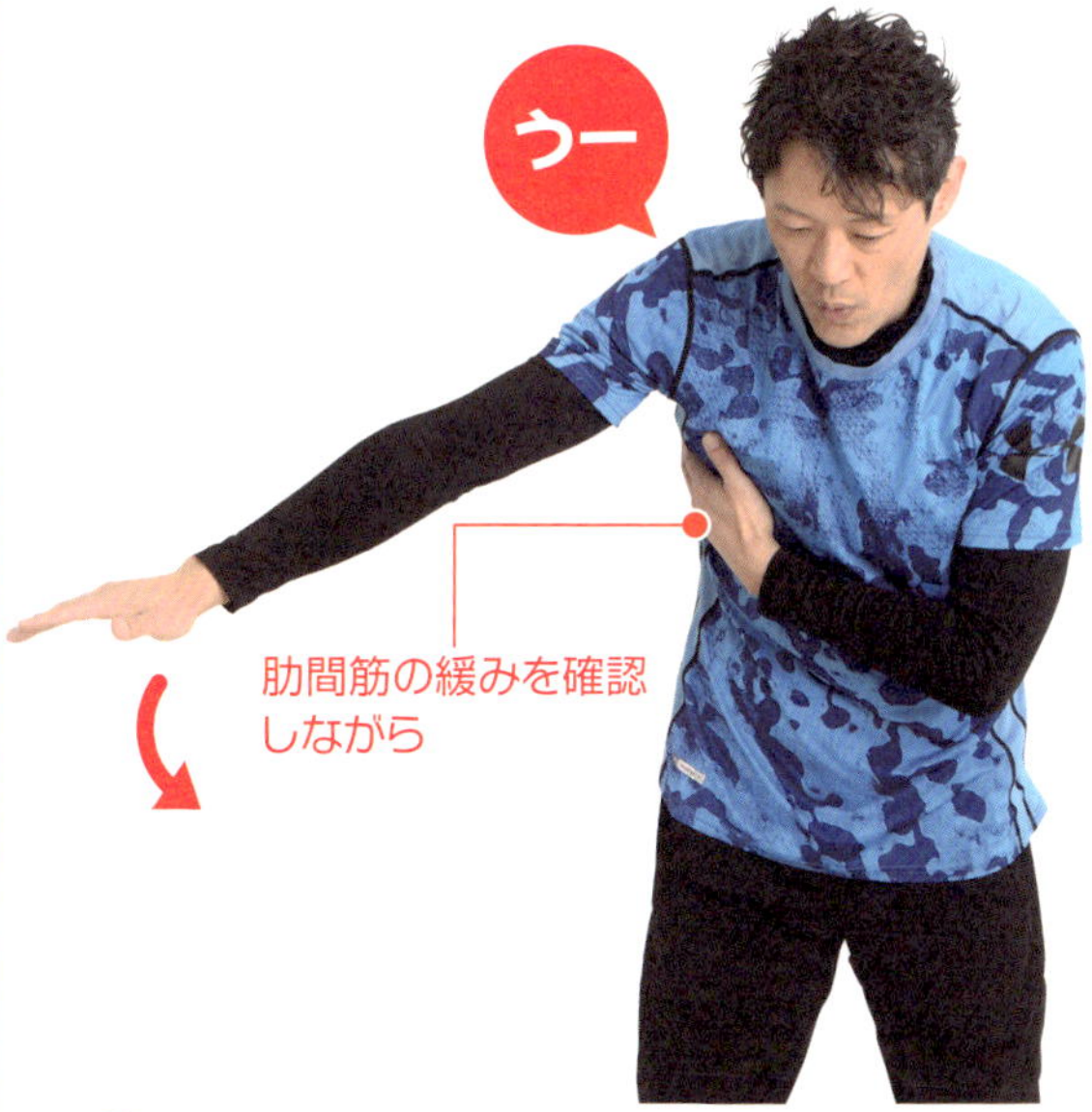

⑤ 肋骨に触りながら腕を下ろす

肋間筋（肋骨の間の筋肉）の緩みを感じながら、ゆっくり手を下ろします。

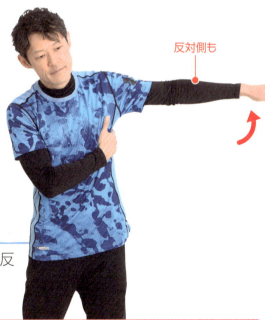

⑥ 反対側の腕も行う

今度は反対の手で肋骨を触りながら、反対の腕を上げていきます。

ポイント 腕を上げることで肋骨がより広がるのを感じてみましょう。

難易度 ★★★

5 ネジ巻き

上半身をねじりながら「あえいおう」を発声します。姿勢をよくするための胸筋、腹筋、背筋のストレッチに役立ちます。

●効果● ①胸筋、腹筋、背筋のストレッチ

回数 **左右2回ずつ**

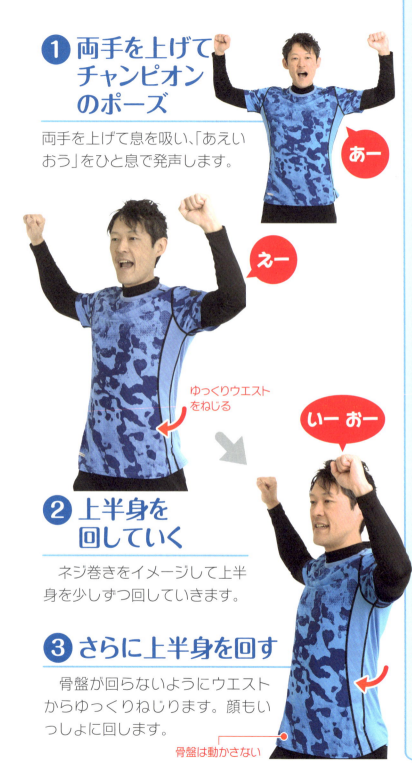

❶ 両手を上げてチャンピオンのポーズ

両手を上げて息を吸い、「あえいおう」をひと息で発声します。

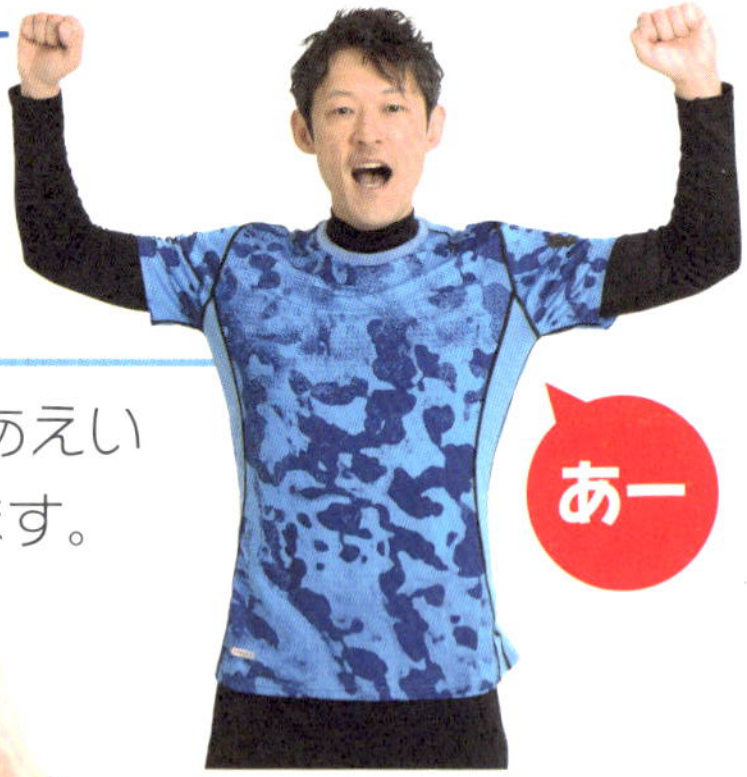
あー

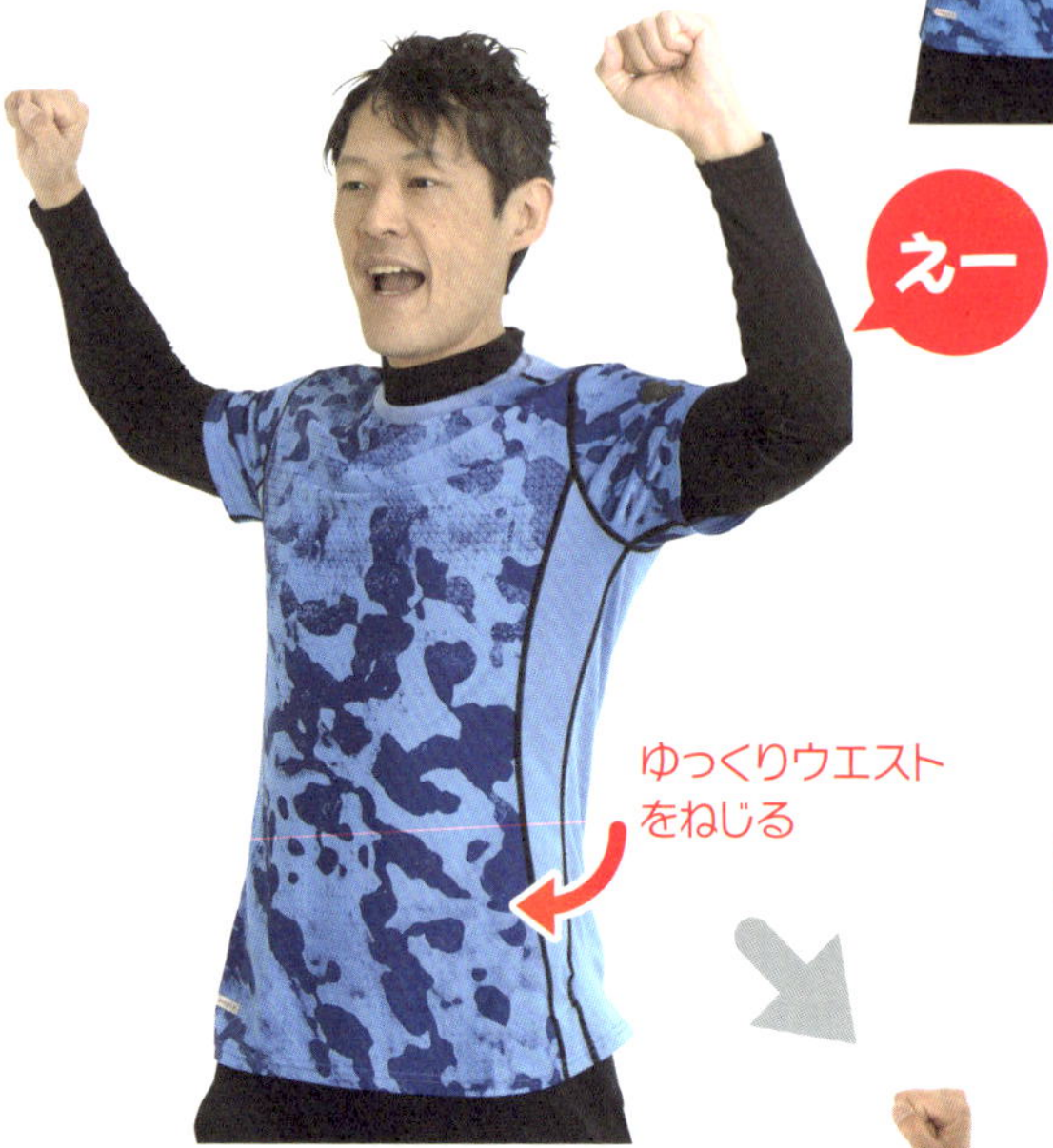
えー
ゆっくりウエストをねじる

❷ 上半身を回していく

　ネジ巻きをイメージして上半身を少しずつ回していきます。

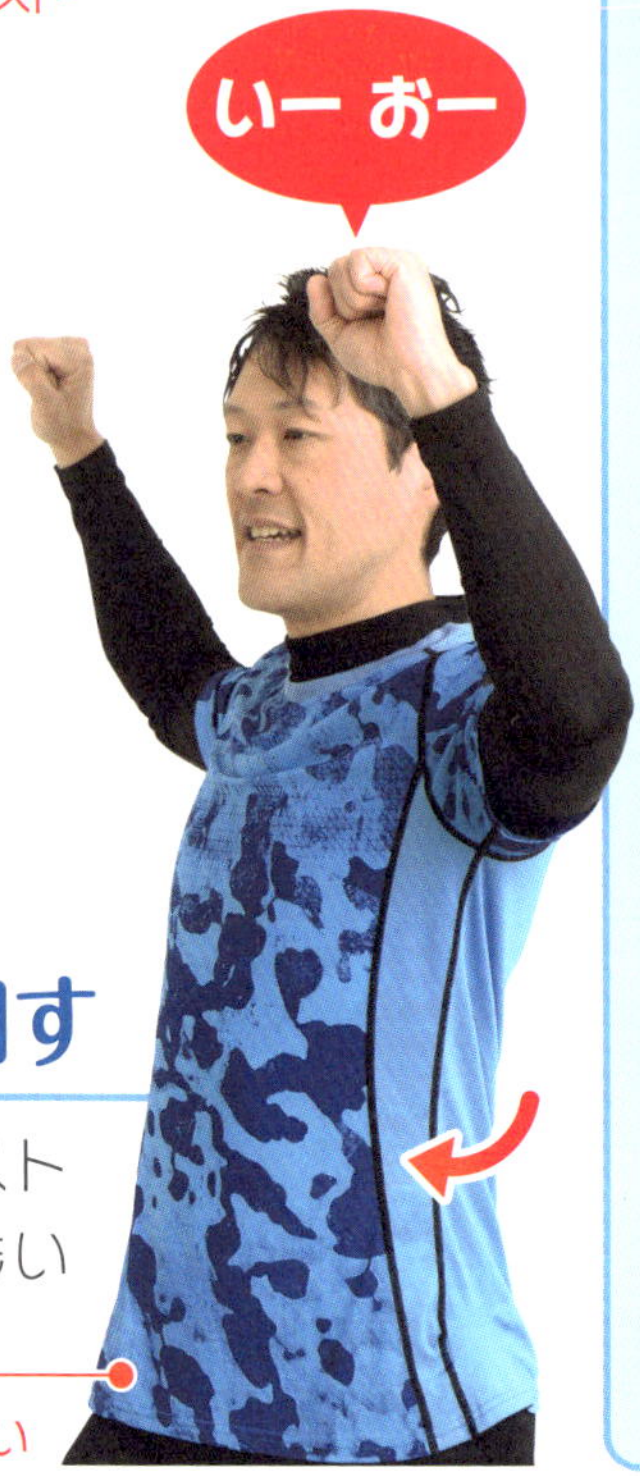
いー おー
骨盤は動かさない

❸ さらに上半身を回す

　骨盤が回らないようにウエストからゆっくりねじります。顔もいっしょに回します。

❹ ウエストをいっぱいまでねじる

いっぱいまでねじったところで、「うー」と息を吐き切ります。

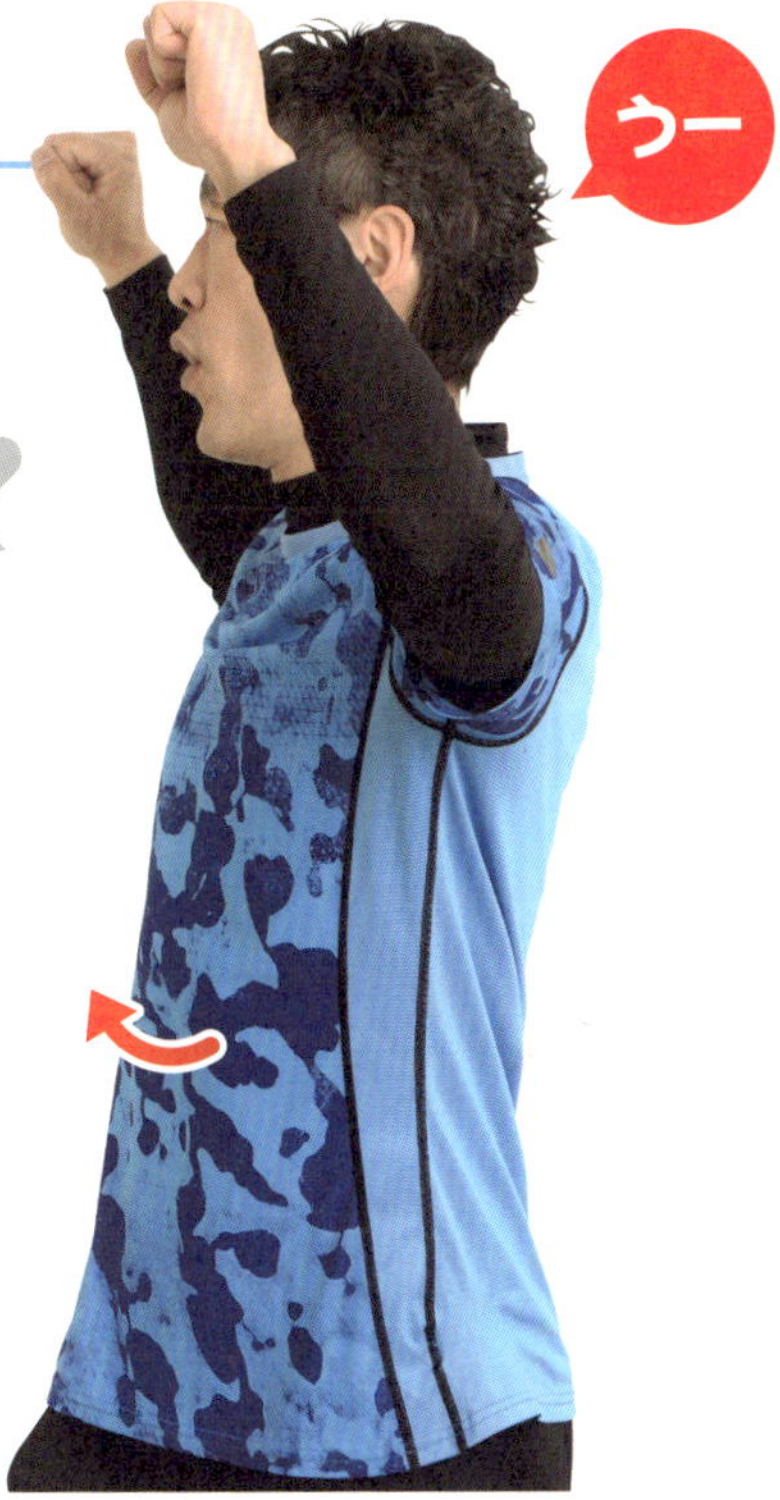

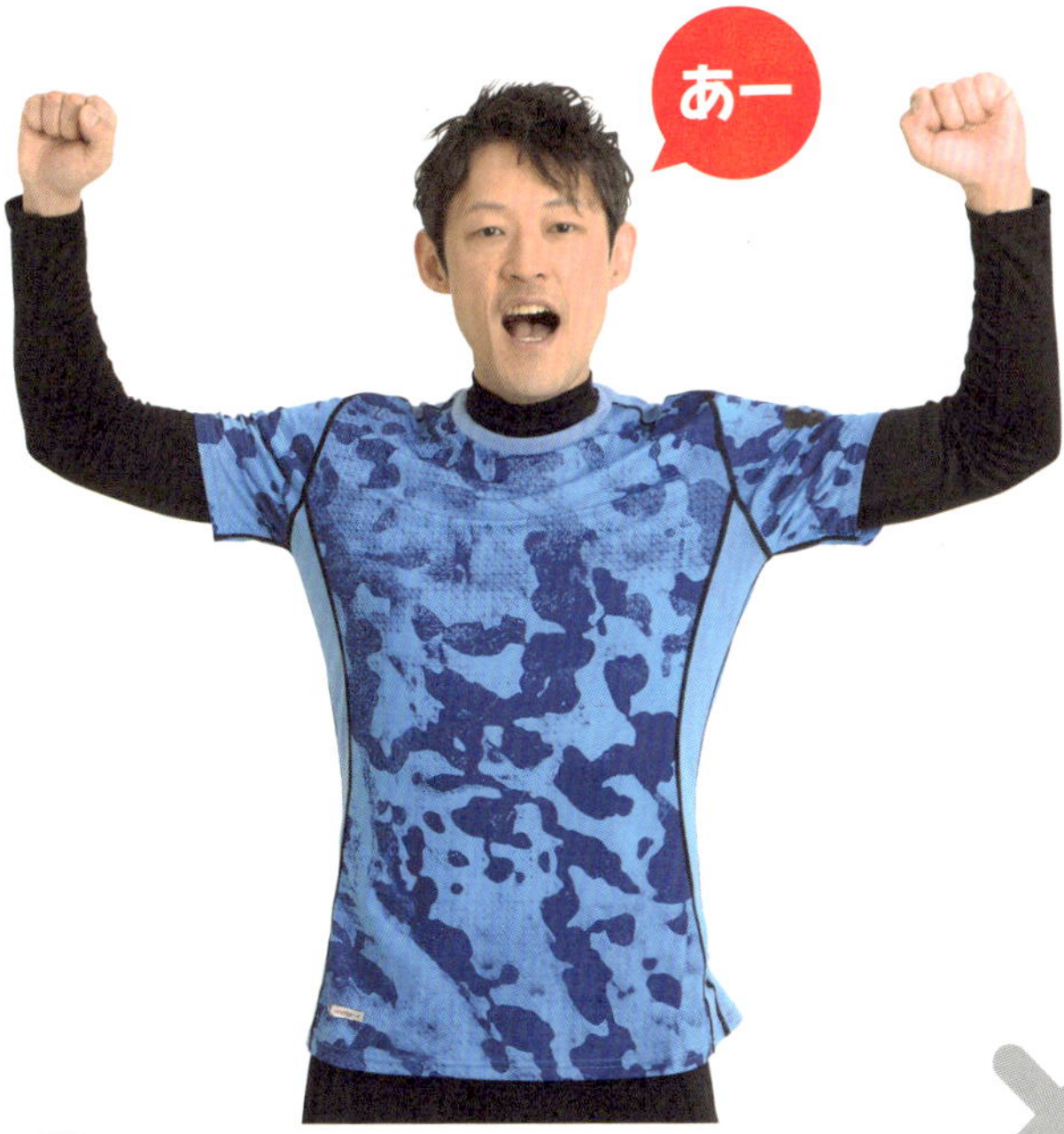

❺ もう一度正面になおる

ねじった体をもとに戻し、反対側も同じようにおこないます。

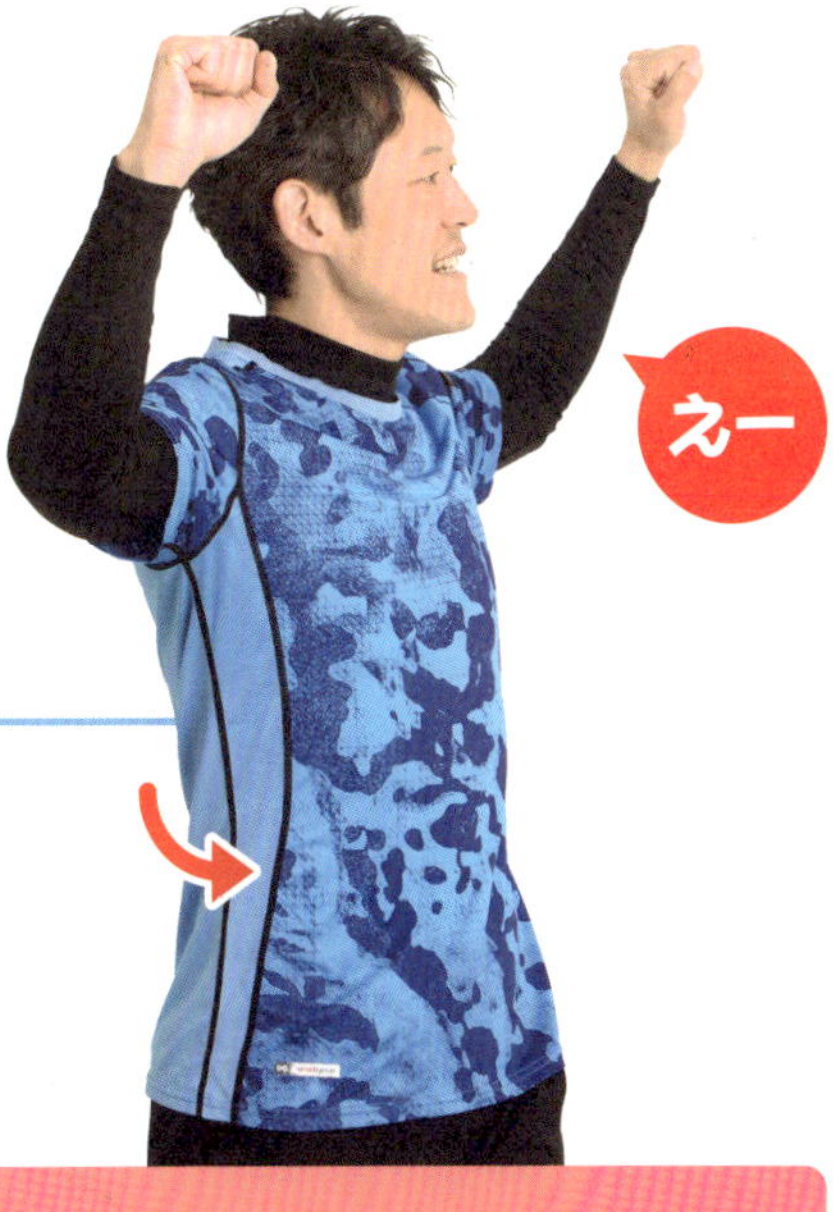

❻ 体を反対側にねじる

反対側にねじっていきます。

ポイント 体をまっすぐ立ててねじるようにしましょう。

難易度 ★★

6 人工衛星

頭を前に倒し、ゆっくり回しながら「あえいおう」を発声します。人工衛星をイメージしてゆっくり回します。頸部の筋力向上とストレッチに役立ちます。

●効果●

①頸部の筋力向上・ストレッチ

回数 左右2回ずつ

❶ 頭を前に倒し ゆっくり回す

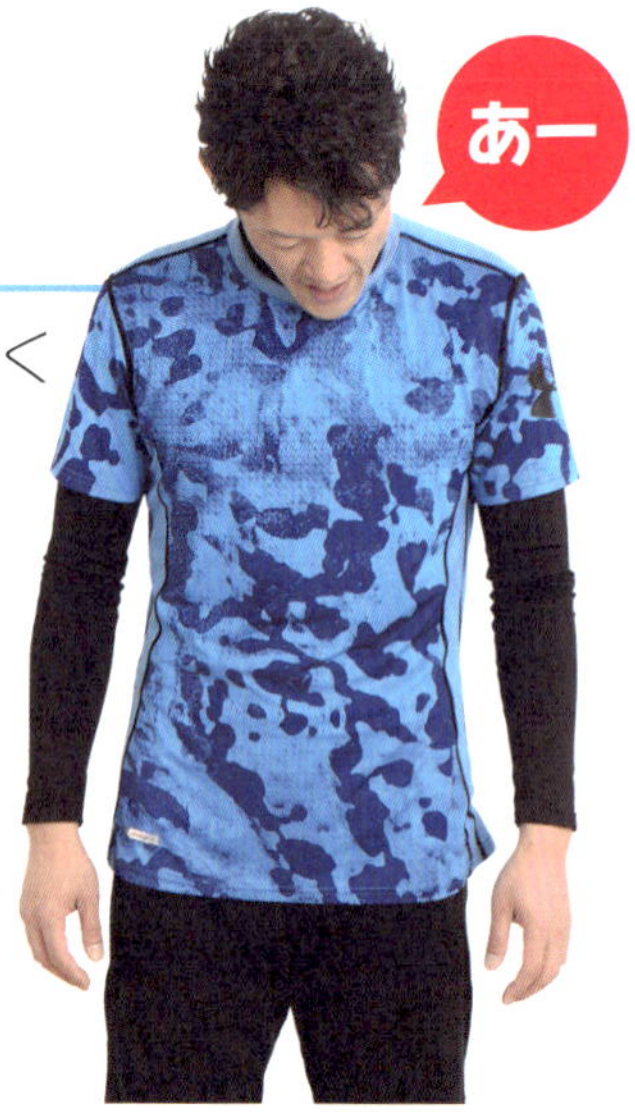

「あー」と発声し頭をゆっくり回します。

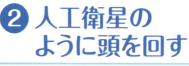

❷ 人工衛星のように頭を回す

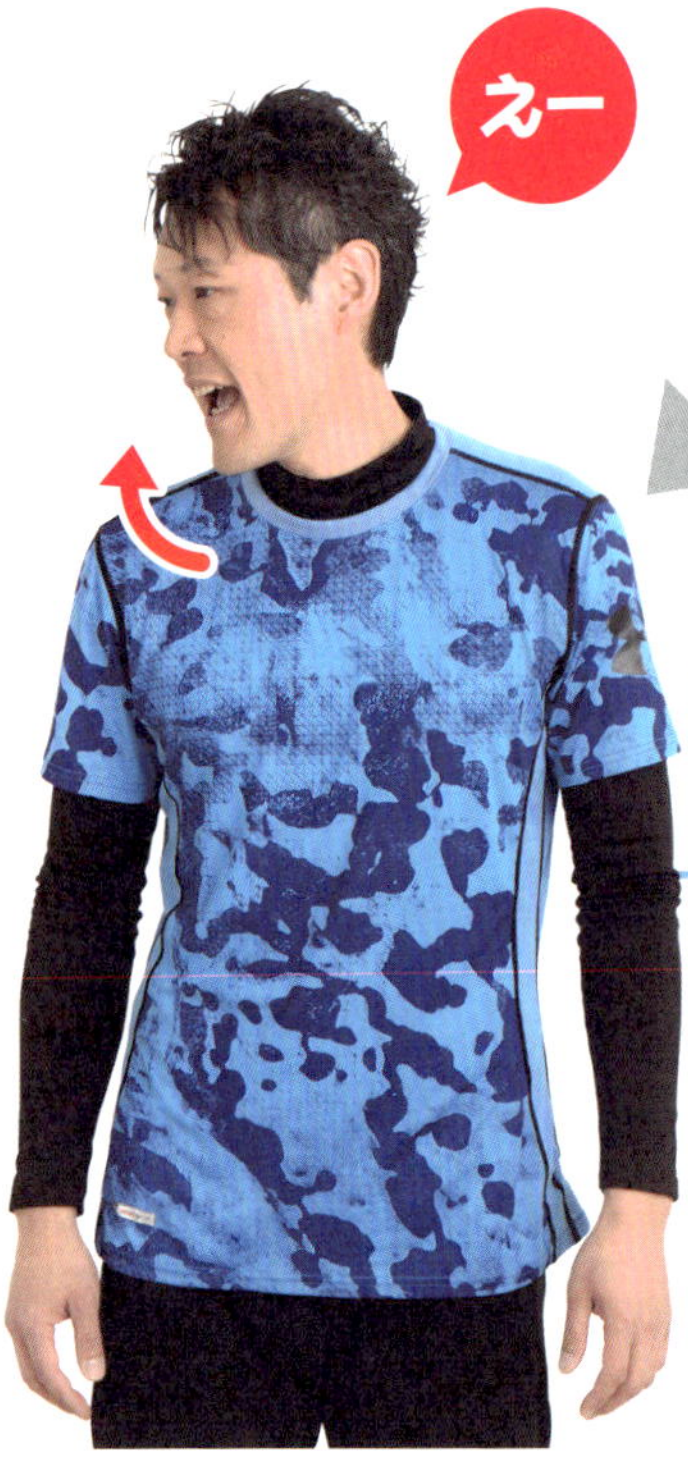

ゆっくり頭を回し「えー」と発声します。

❸ 空を見上げて「いー」

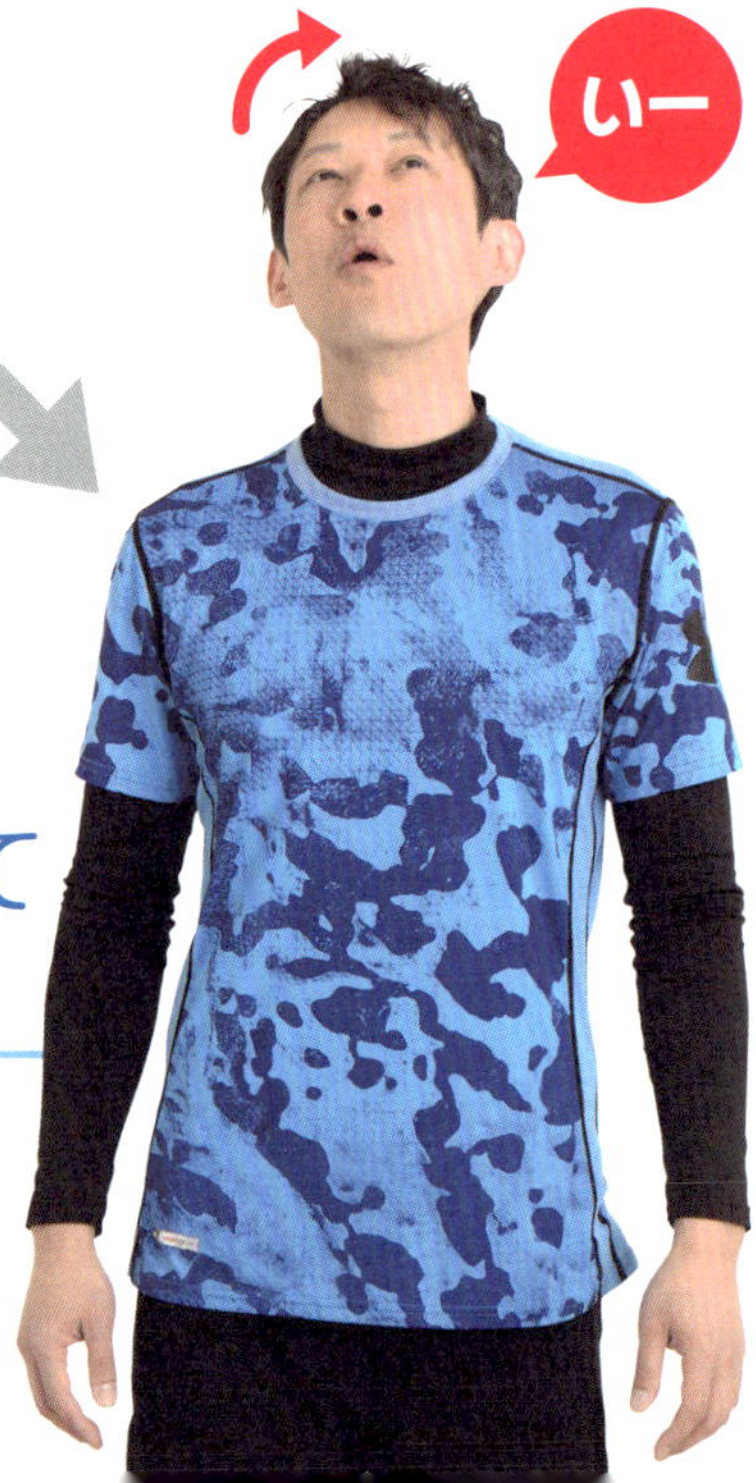

ぐるりと頭を回して「いー」。

④ 下を向きはじめて「おー」

大きな声で「おー」と発声しましょう。

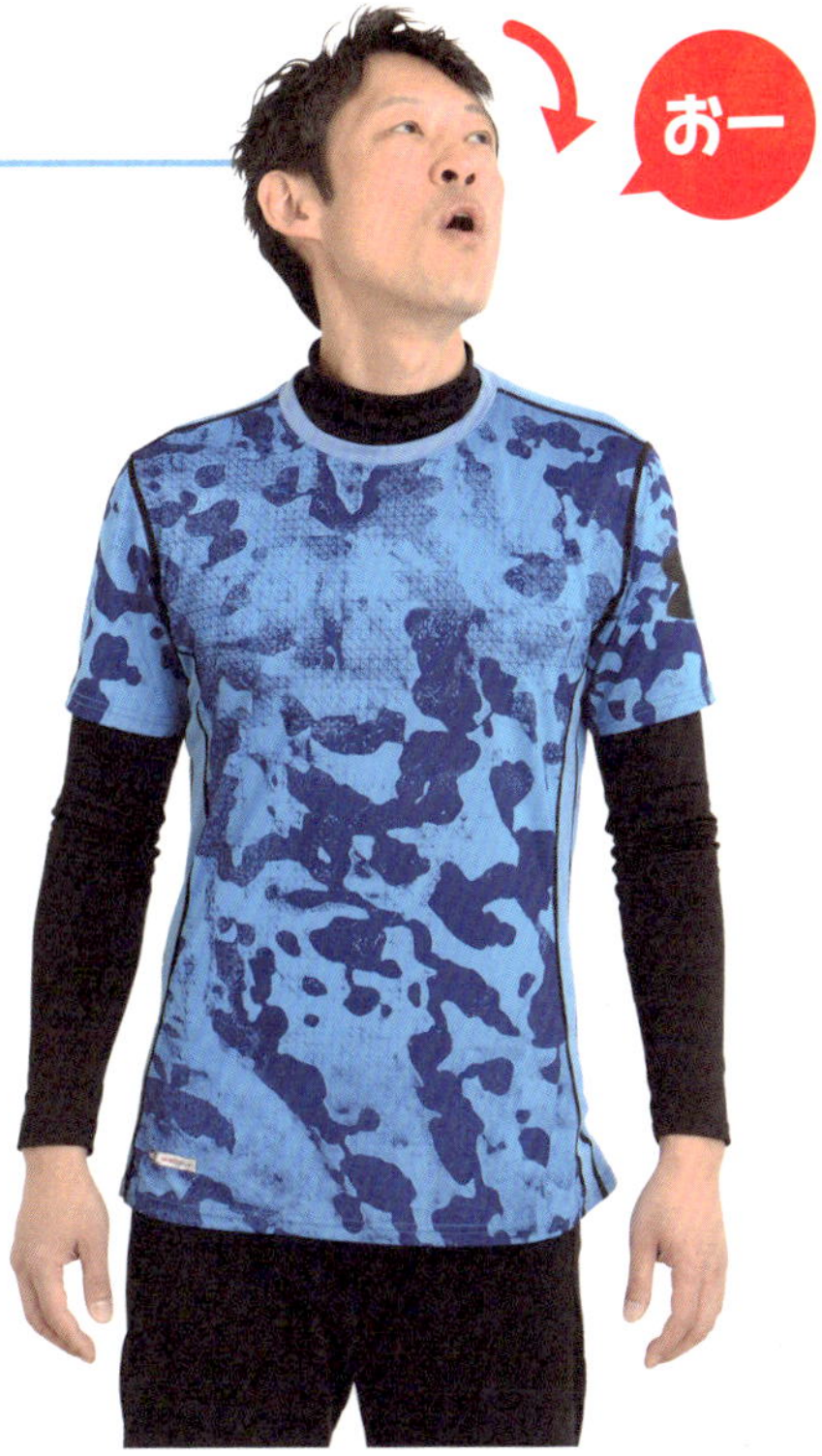

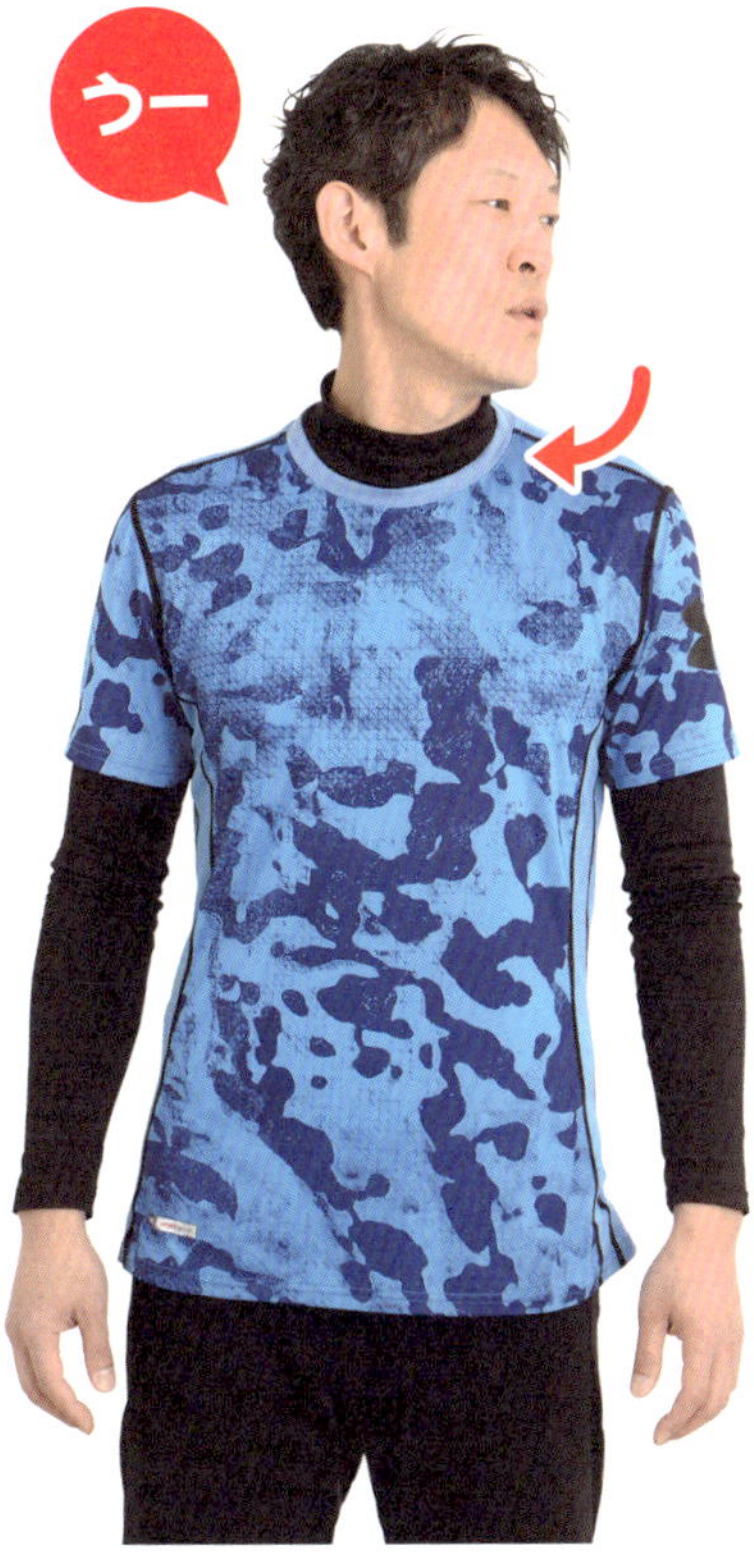

⑤ 「うー」でそろそろひと周り

そろそろ一周するところで「うー」。

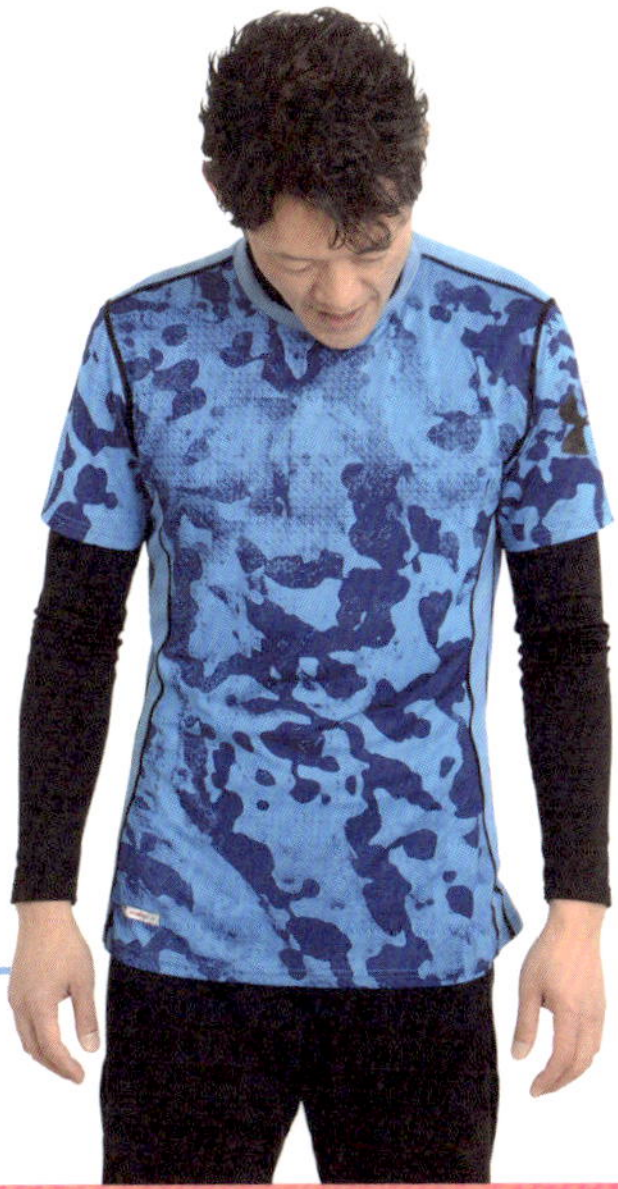

⑥ 一周したら今度は反対回り

一周したら、今度は反対回りで「あえいおう」。

ポイント 後ろへの倒しすぎに注意。めまいがしたら即中止。

難易度 ★★★☆☆

7 観覧車

「あえいおう」と発声しながら、ひじで大きく円を描くように前後に肩を回す運動です。観覧車をイメージしてゆっくり回しましょう。肩甲骨周りのストレッチに役立ちます。

●効果● ①肩甲骨周辺筋のストレッチ

回数 **2回ずつ(前後)**

❶ 腕を下げてリラックスして立つ

腕を下げて、まっすぐに立ちます（椅子に座ってもOK）。

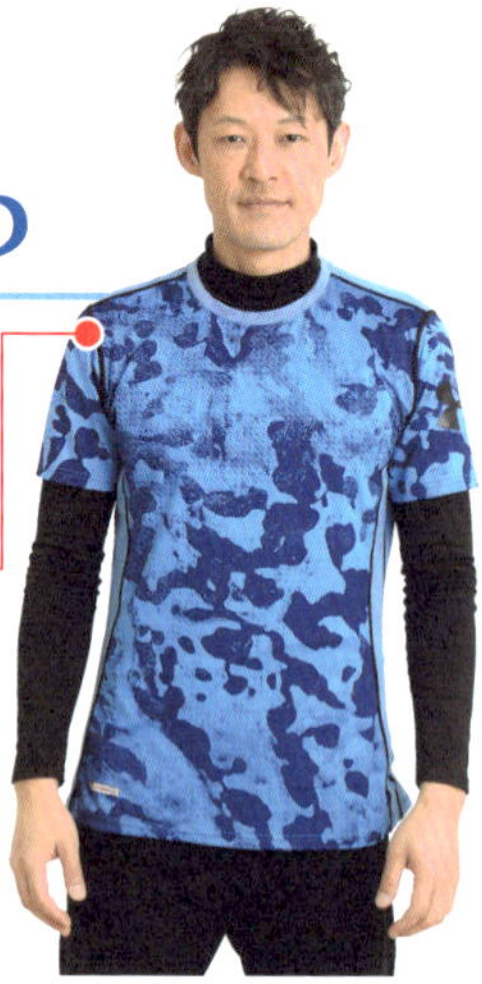

肩の力を抜いて

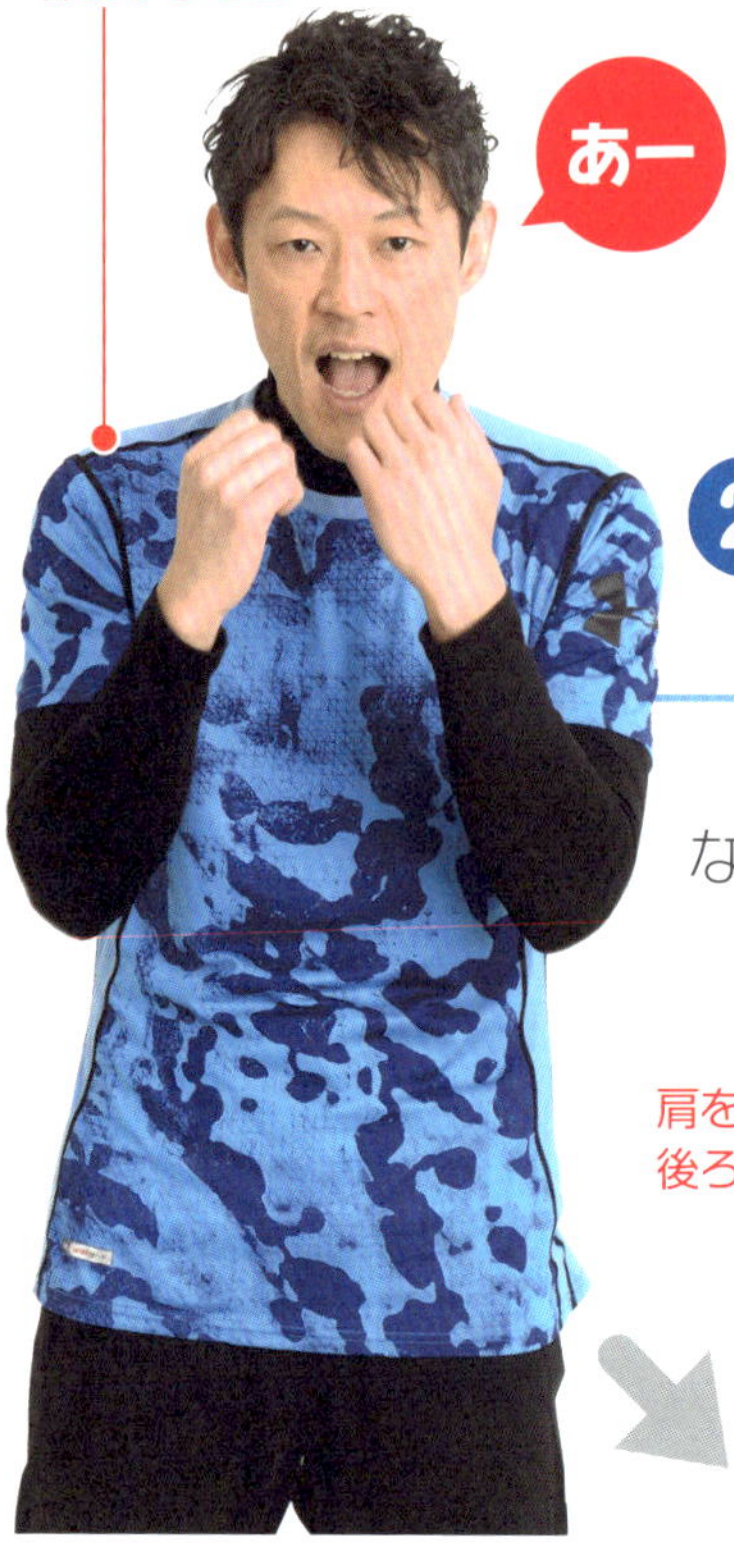

背中の筋肉を
伸ばすように
あー

❷ ひじを曲げて「あー」の発声

ひじを曲げ、ひじを上げながら「あー」の発声。

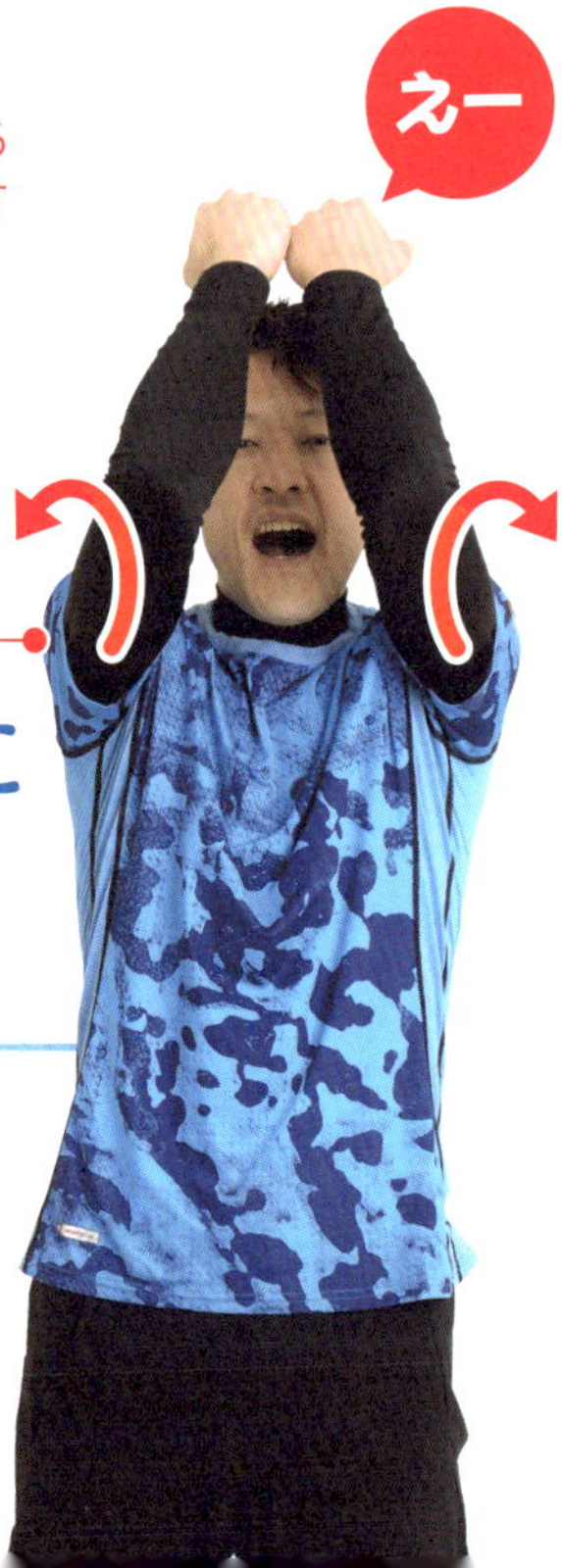

肩を前から
後ろに回す
えー

❸ 肩を前から後ろに回しながら「えー」の発声

ゆっくりひじを上げていき、顔の正面で両ひじを近づけ「えー」と発声します。

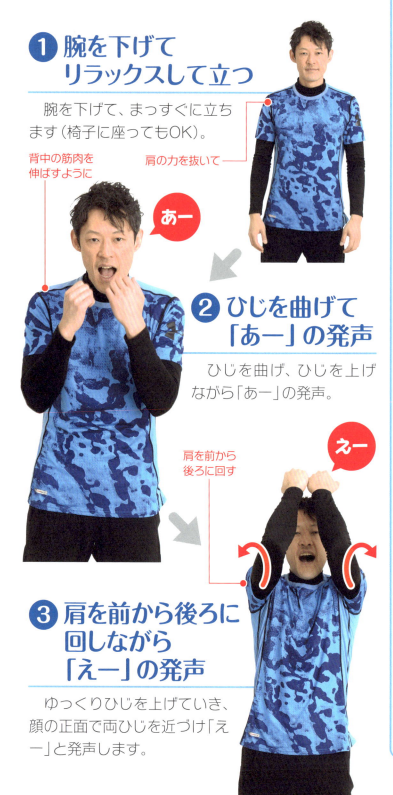

❹ 肩を前から後ろに回しながら「いー」の発声

ひじで円を描くように肩を回しながら「いー」と発声します。

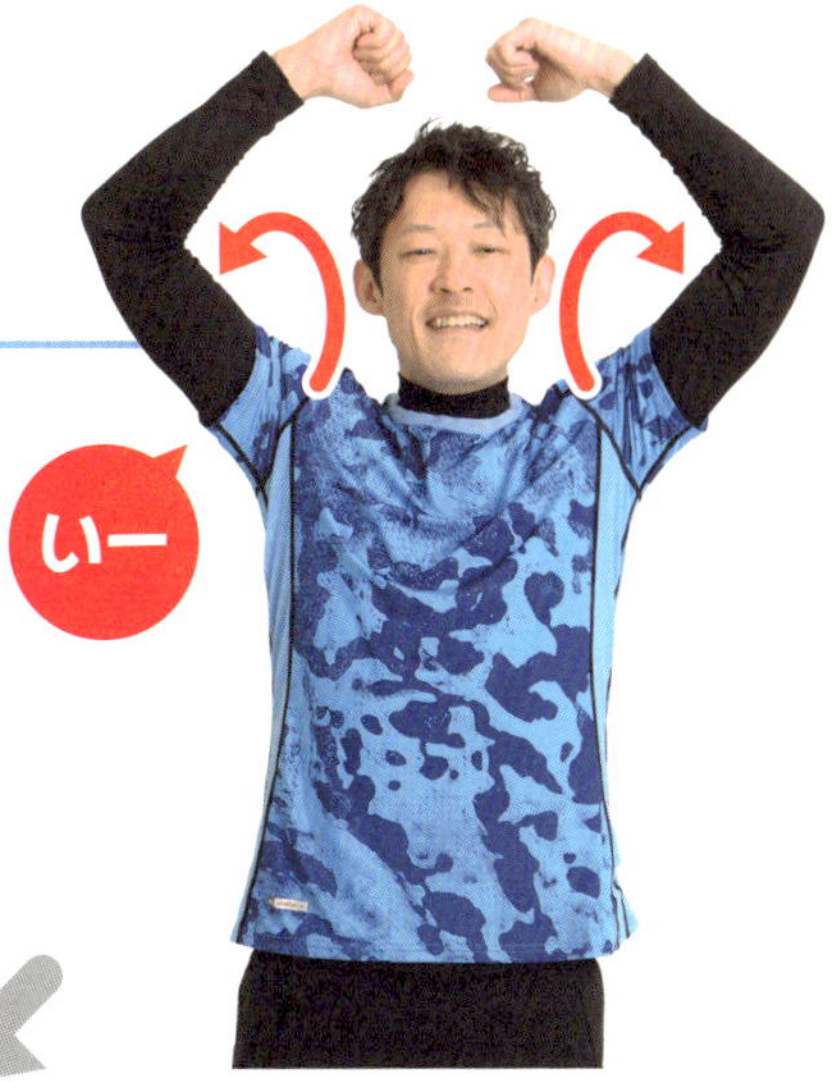
いー

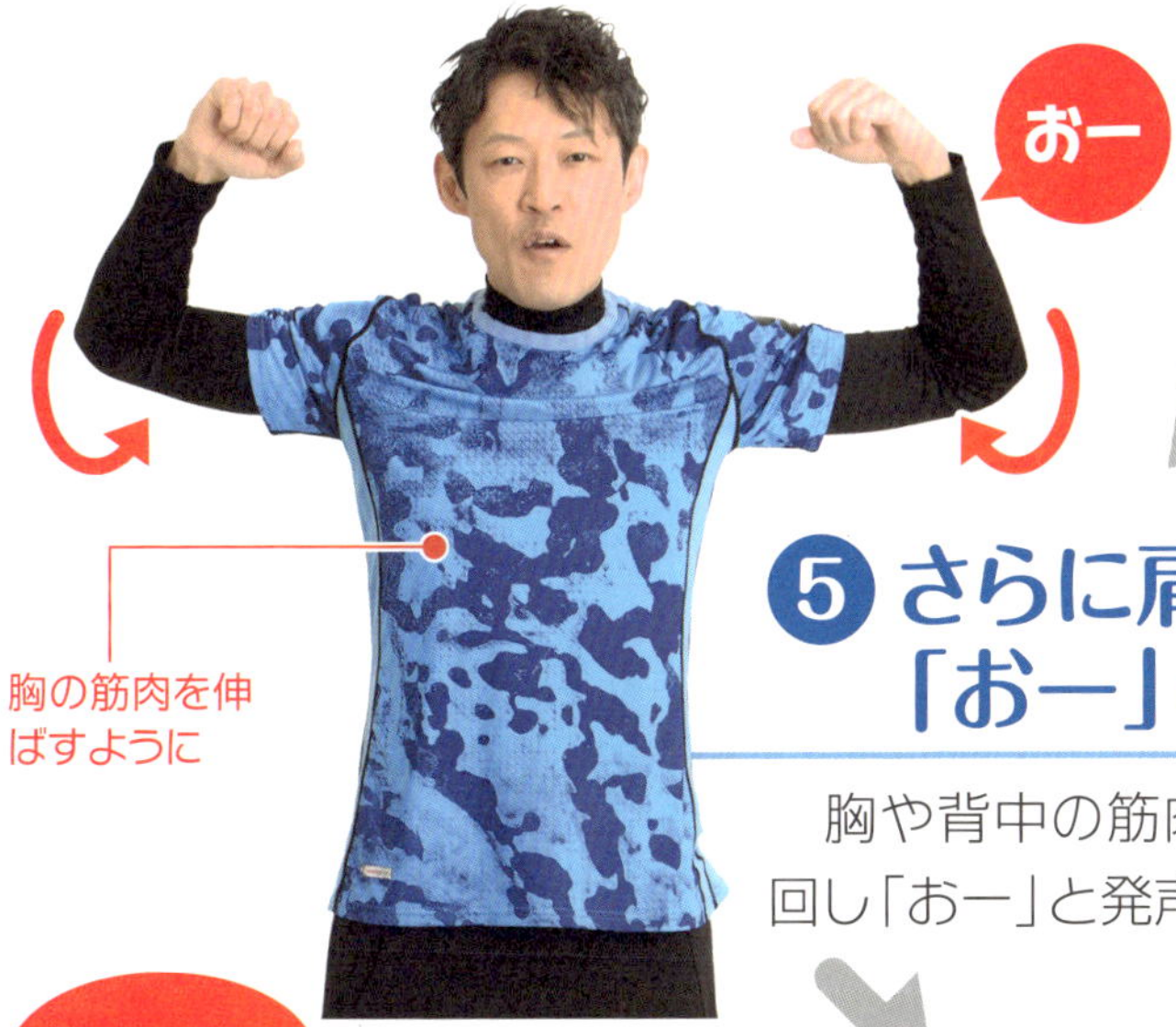
おー
胸の筋肉を伸ばすように

❺ さらに肩を回しながら「おー」の発声

胸や背中の筋肉を意識しながら肩を回し「おー」と発声します。

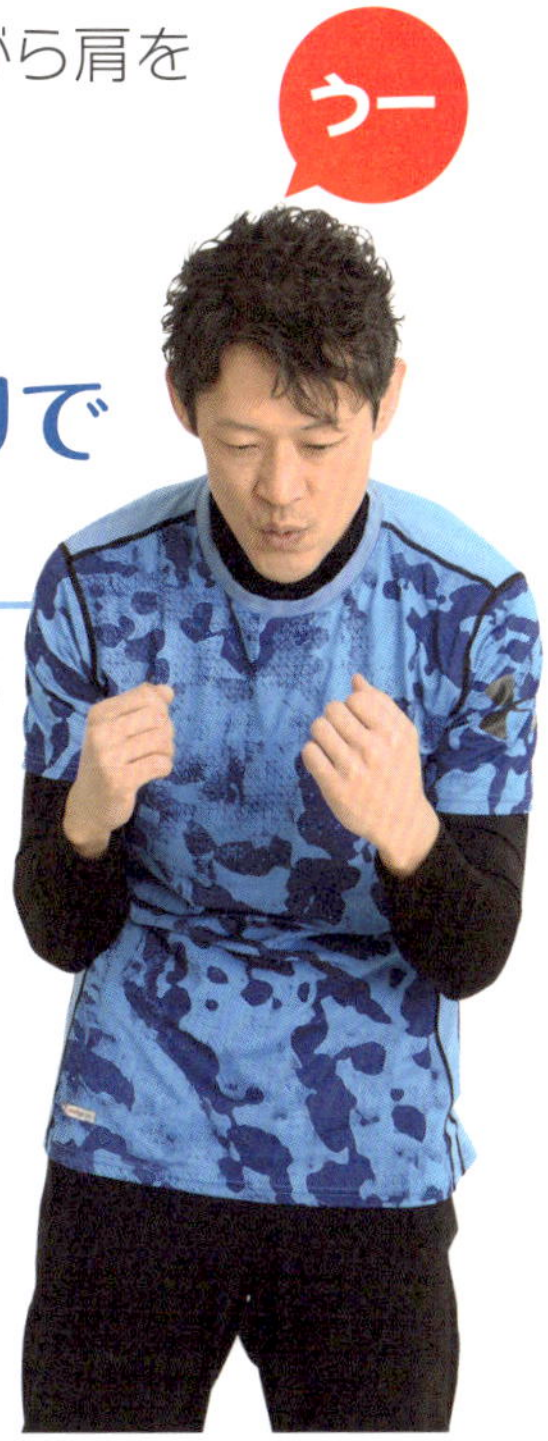
うー

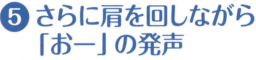

❻ 回し切ったあたりで「うー」の発声

もとの位置に腕を戻したところで「うー」と発声します。

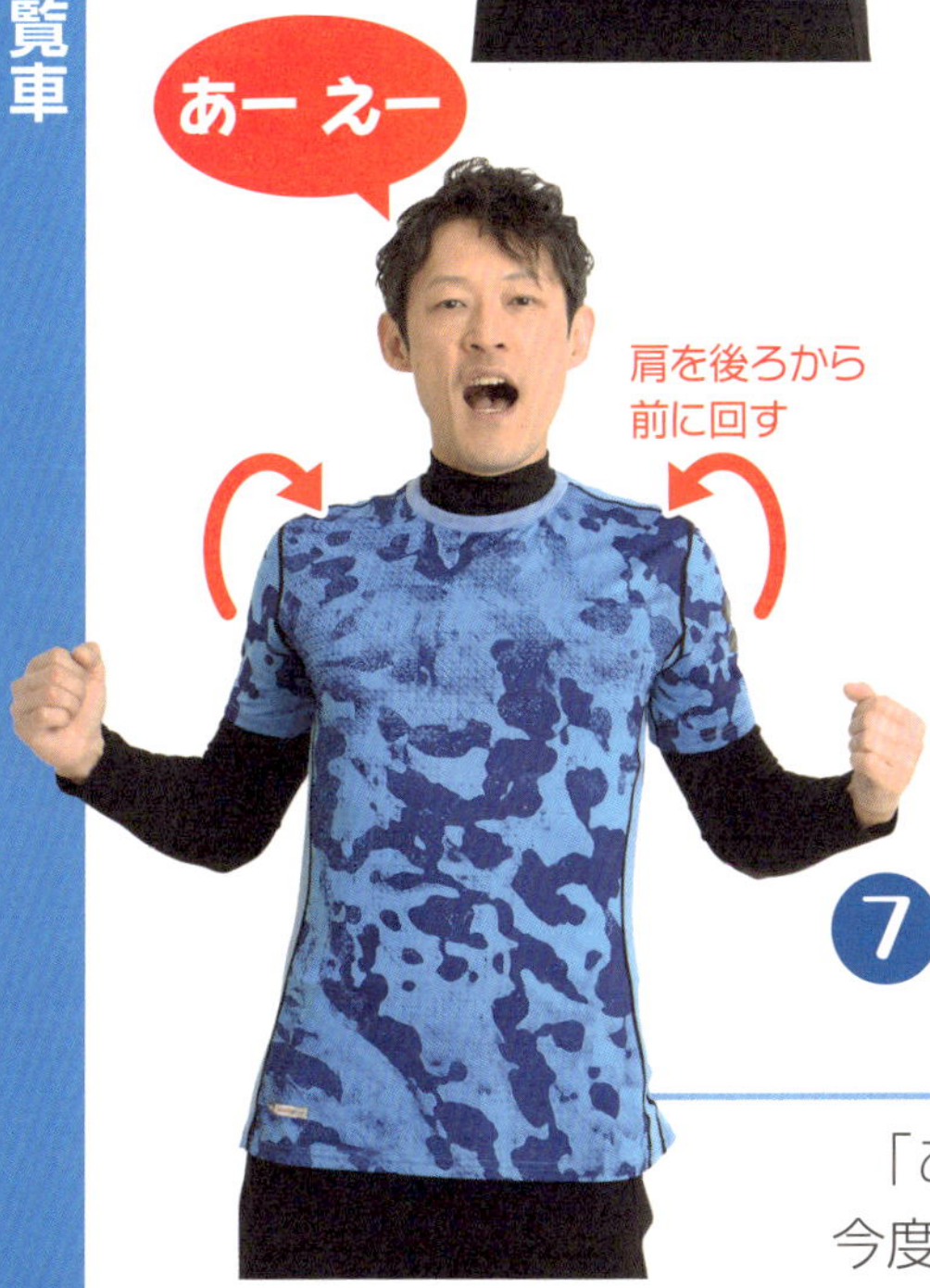
あー えー
肩を後ろから前に回す

❼ 今度は逆に後ろから前へ回す

「あー、えー」と発声しながら、今度は後ろから前へ肩を回します。

❽ 大きな声「いー」

　肩を後ろから前に回しながら「いー」の発声。

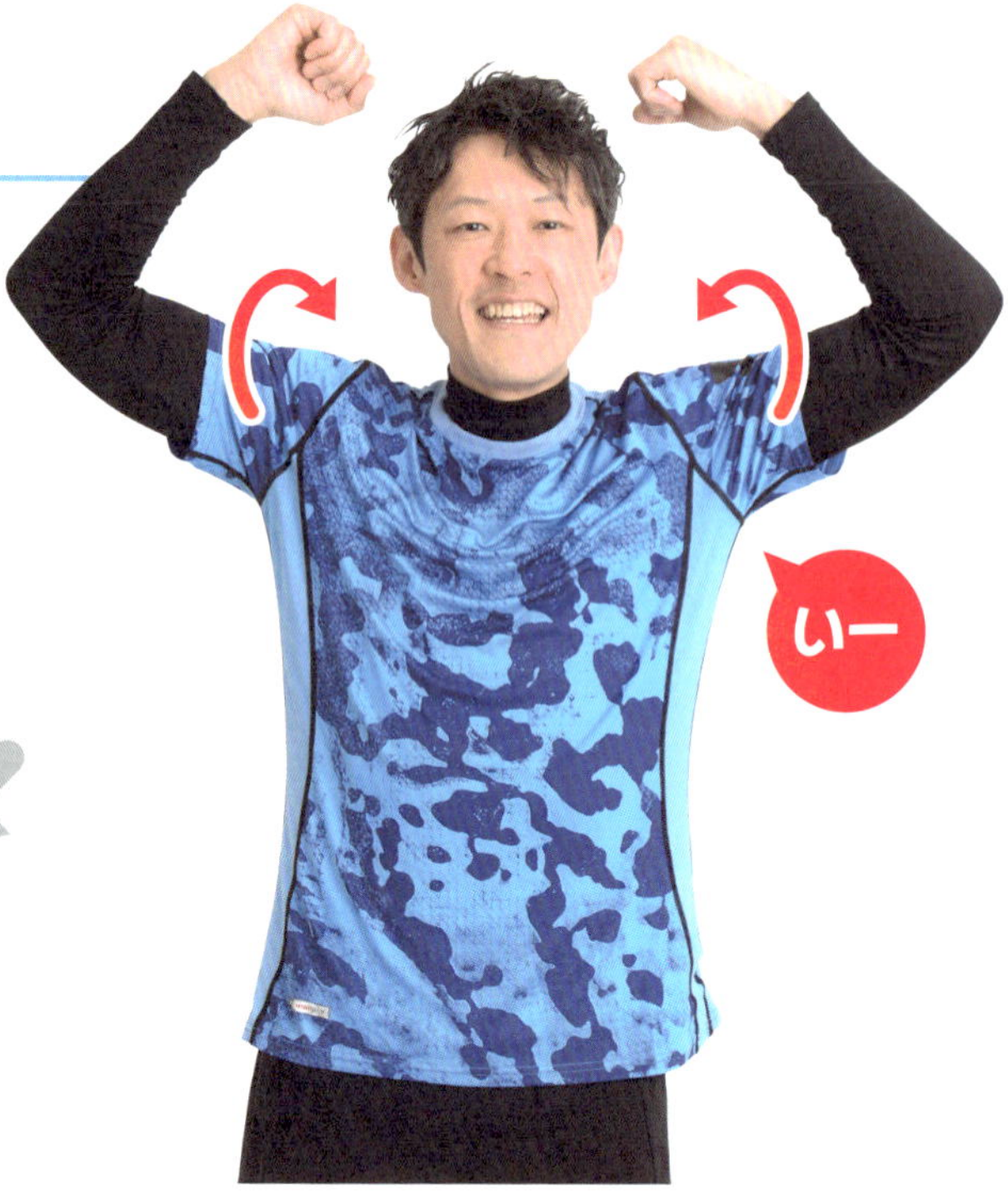

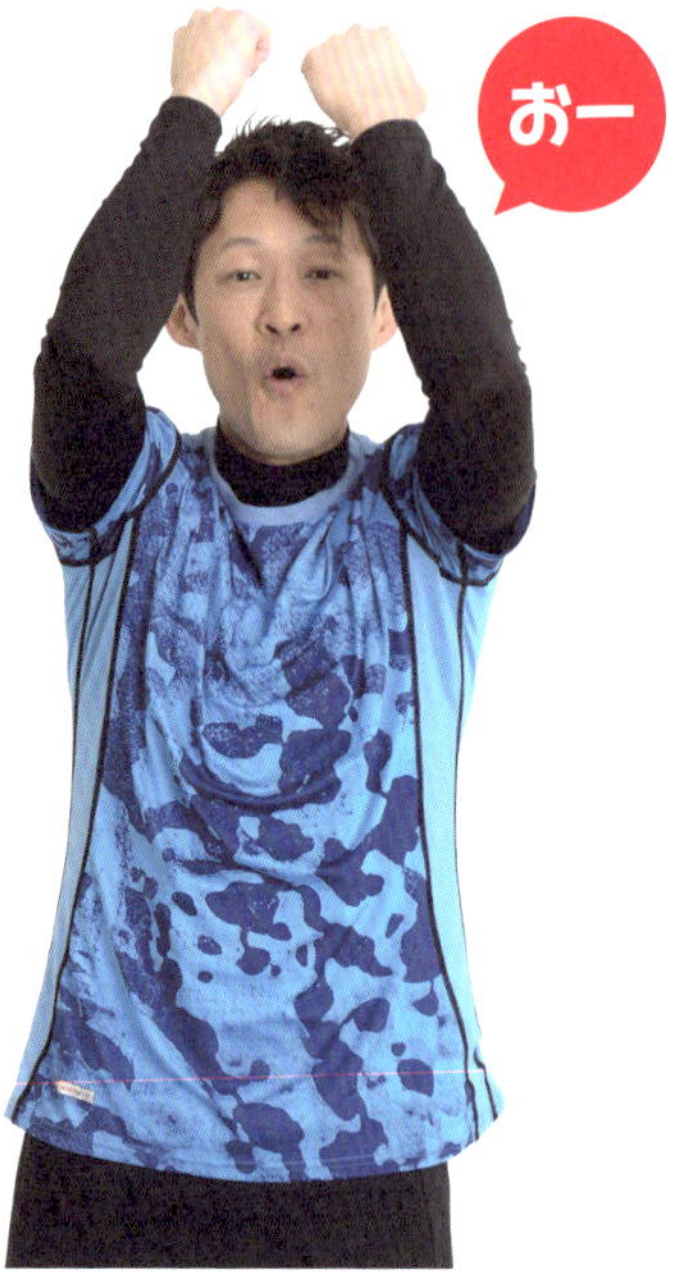

❾ 腕が正面にきたら大きな声で「おー」

　肩を後ろから前に回しながら「おー」の発声。

❿ 回し切ったら「うー」と発声

　後ろから前へ、肩と腕を回し終えたところで「うー」の発声。

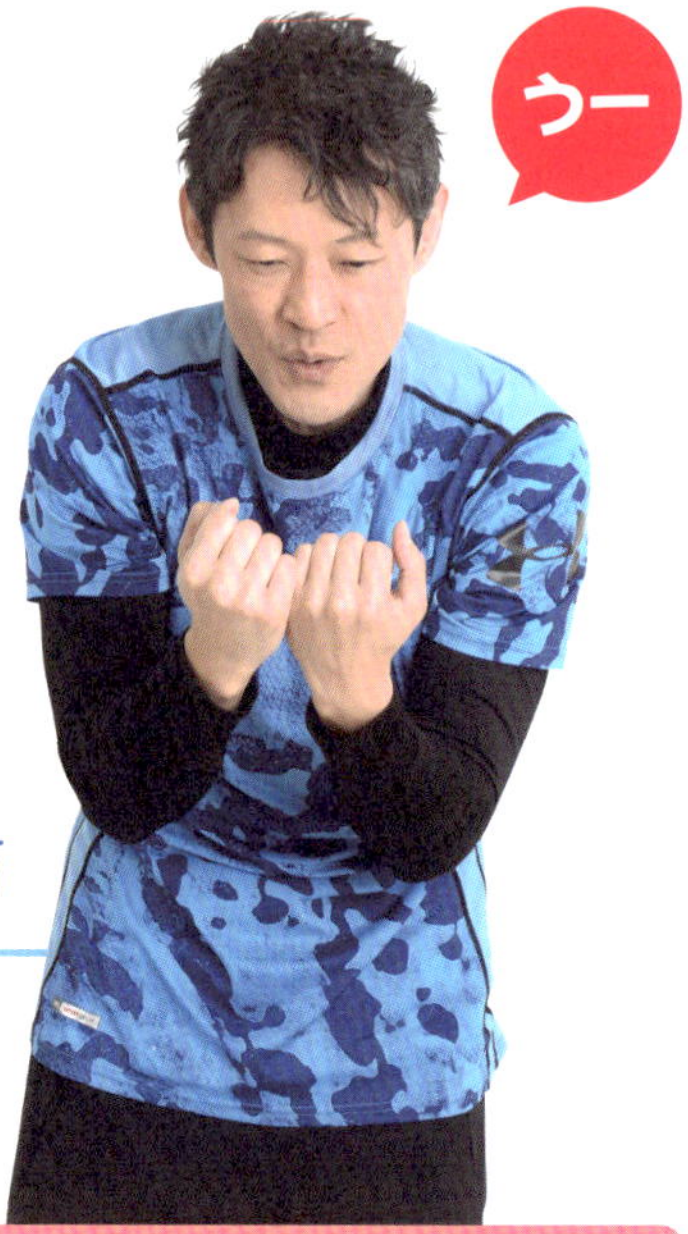

ポイント 肩より内側を大きく回すイメージでおこないます。肩に痛みがある場合は無理をしないようにしましょう。

難易度 ★★

8 ムーミング

目を見開き、眉を上げ、「まめみもむ」と発声します。指をおでこにあてて、声が鼻腔に響いているのを感じながら行います。

●効果●
①鼻腔共鳴の意識づけ　②声に明るさとつやを出す

回数　まめみもむ4回

① おでこに指をあてる

おでこに指をあてて、あくびを我慢するように口を閉じてから「まー」と響かせます。

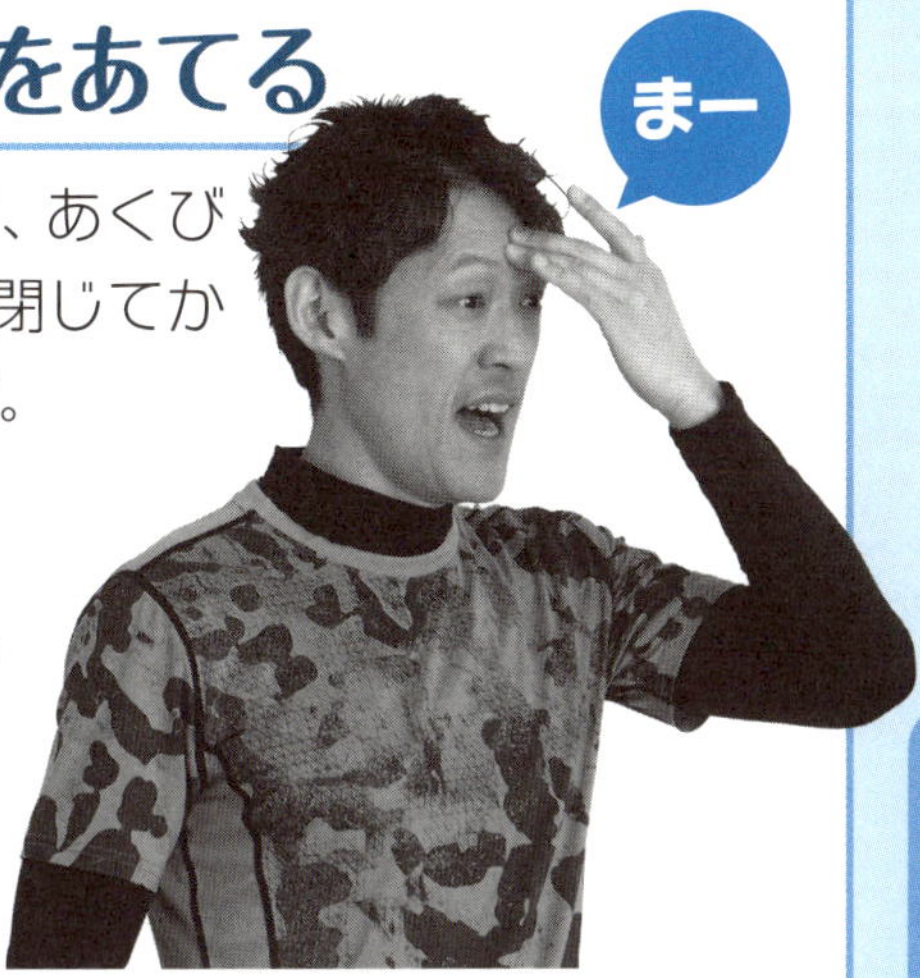

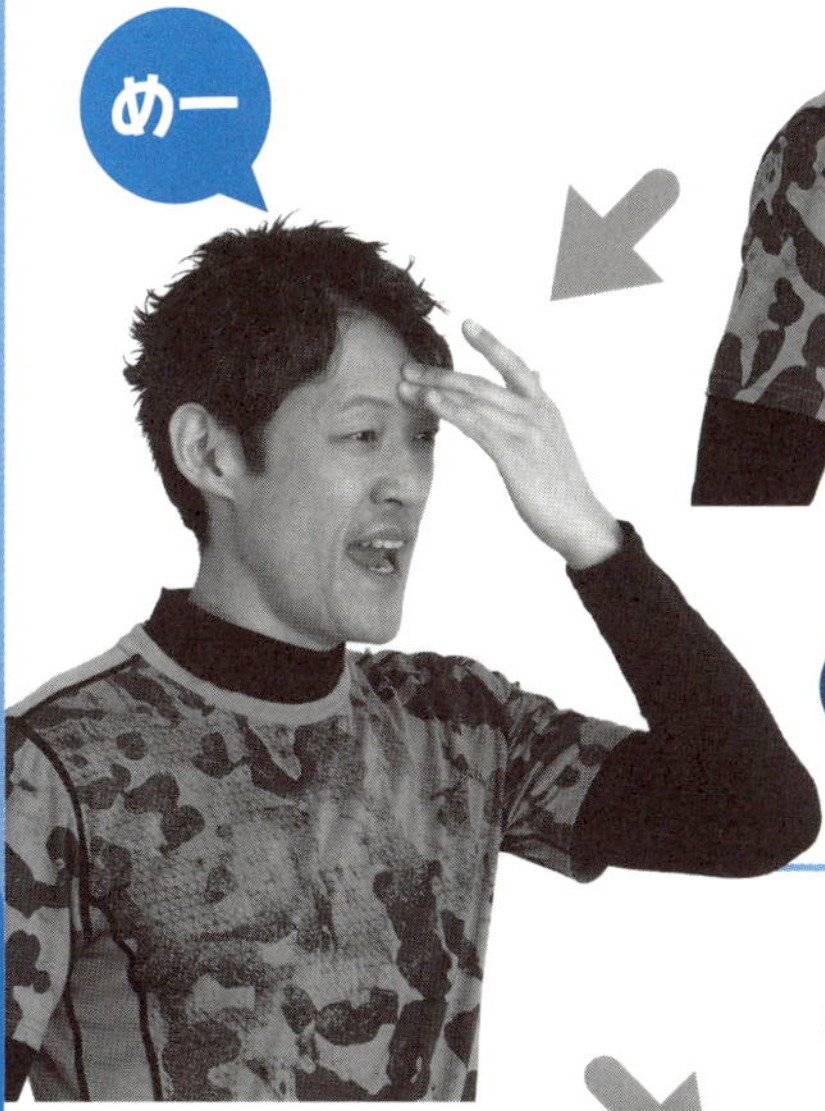

② 「めー」と響かせる

鼻腔の響きを感じながら「めー」と発声します。

③ 「みー」と響かせる

おでこにあてた指先で声（音）を感じながら「みー」と響かせ、「もー」「むー」と続けます。

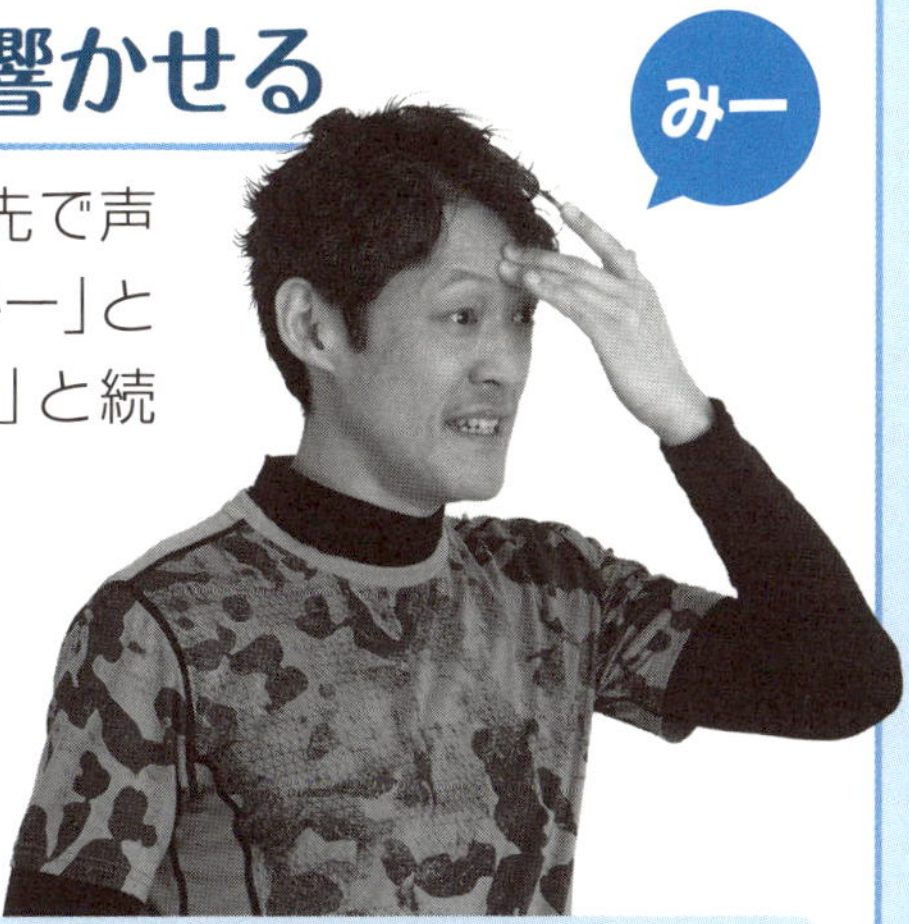

ポイント　口腔・鼻腔に音を響かせ声を若返らせる体操です。鼻への息の流れを感じながらおこないましょう。

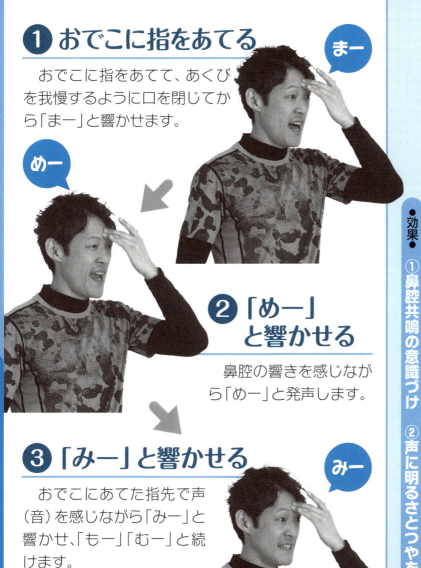

難易度★★

9 肩入れどすこい

前かがみになり手をひざにおいて、背骨を中心に肩を内側に回しながら「あえいおう」と発声します。声トレと同時に背筋・股関節のストレッチに効果があります。

●効果● ①背筋・股関節のストレッチ

回数 左右2回ずつ

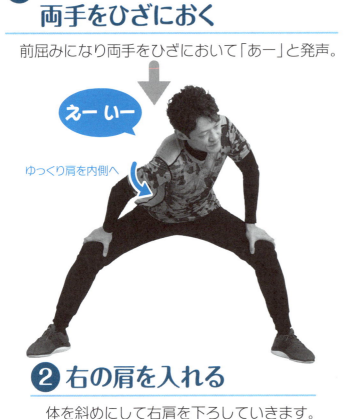

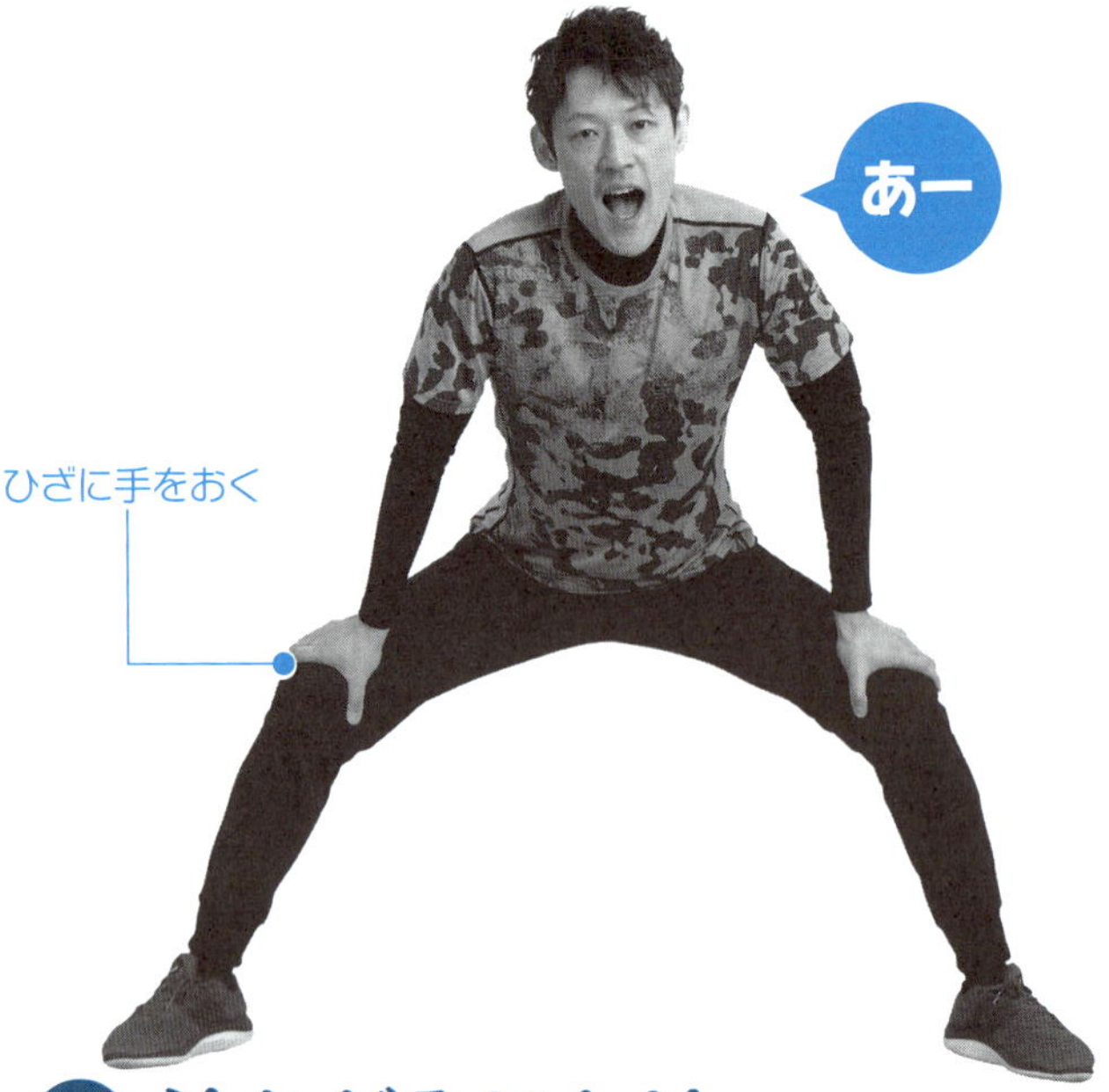
あー
ひざに手をおく

❶ 前かがみになり両手をひざにおく

前屈みになり両手をひざにおいて「あー」と発声。

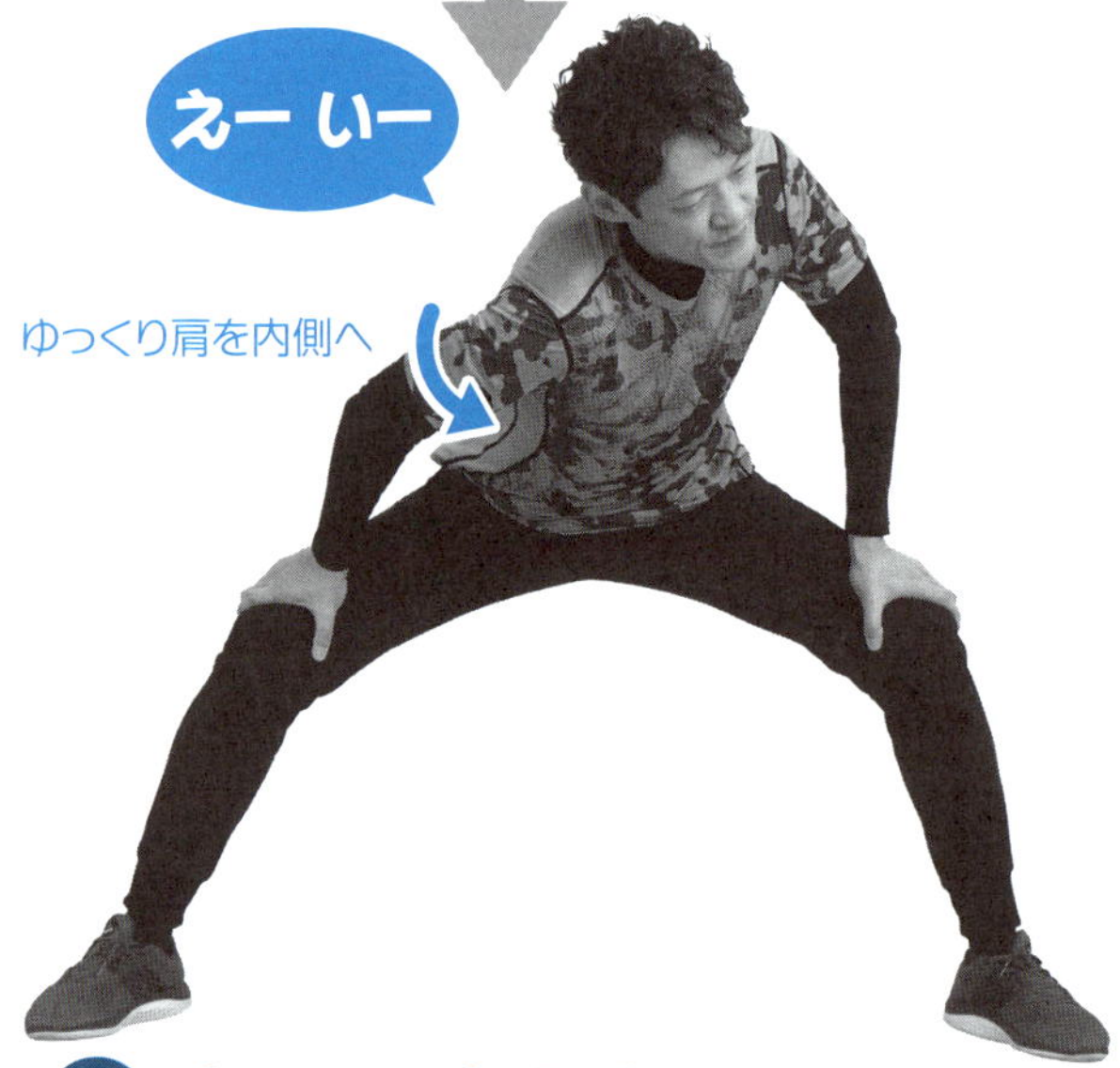
えー いー
ゆっくり肩を内側へ

❷ 右の肩を入れる

体を斜めにして右肩を下ろしていきます。

③ できるところまで肩を入れる

十分に力を入れて肩を下げていきます。

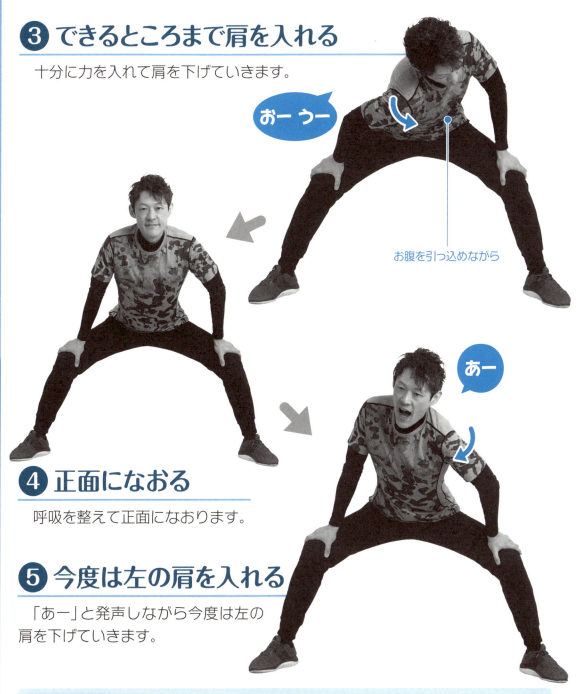

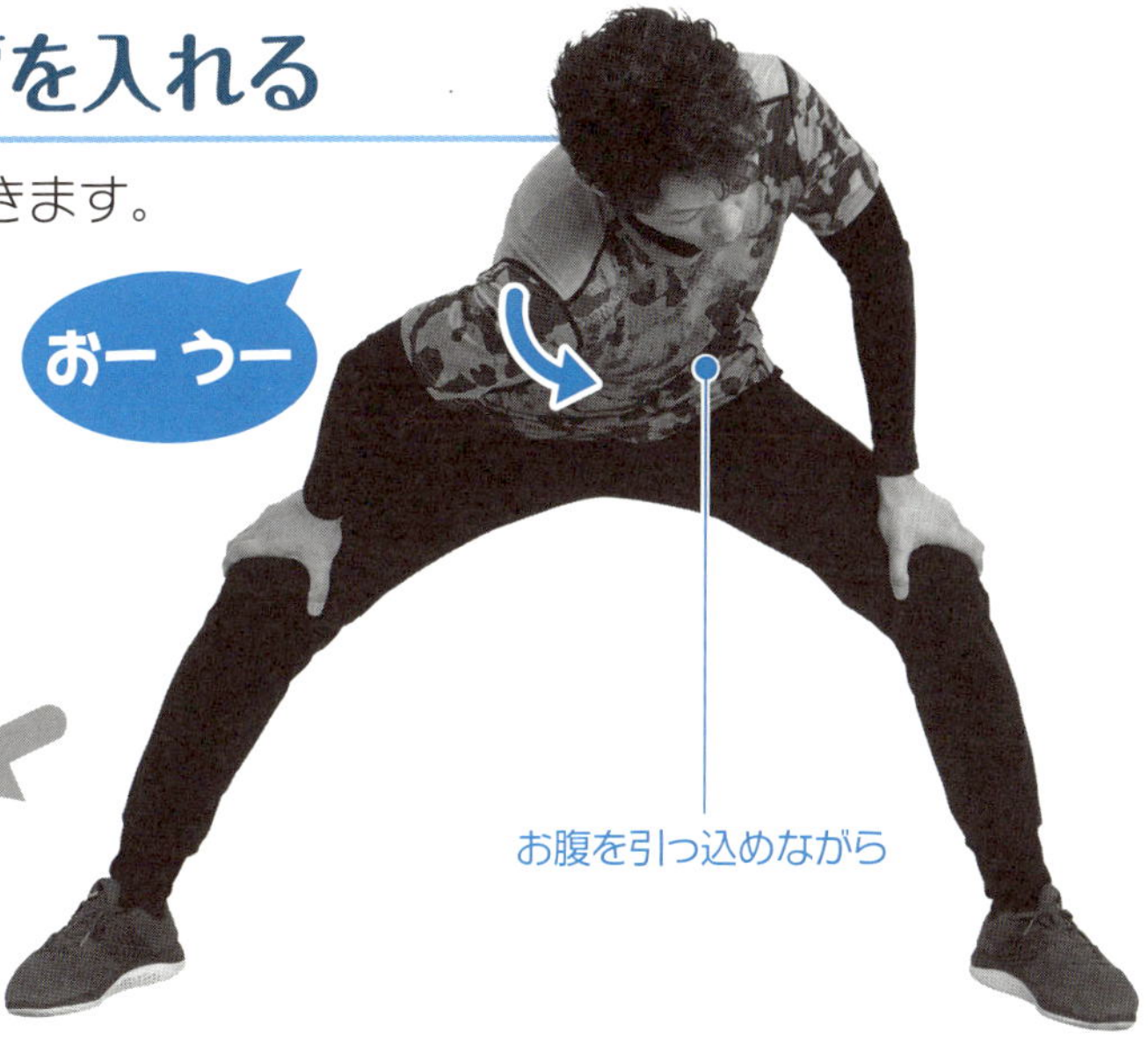

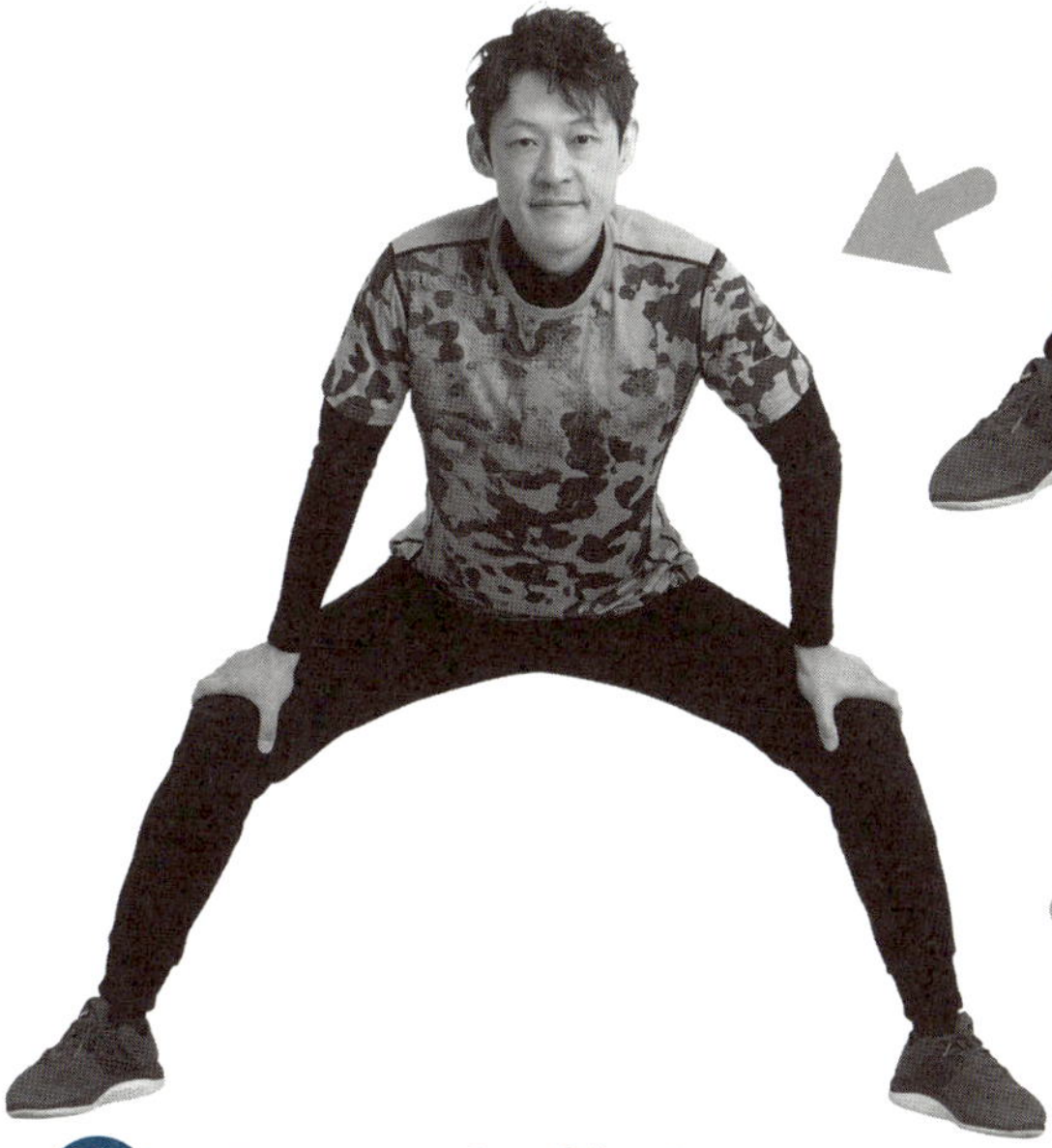

④ 正面になおる

呼吸を整えて正面になおります。

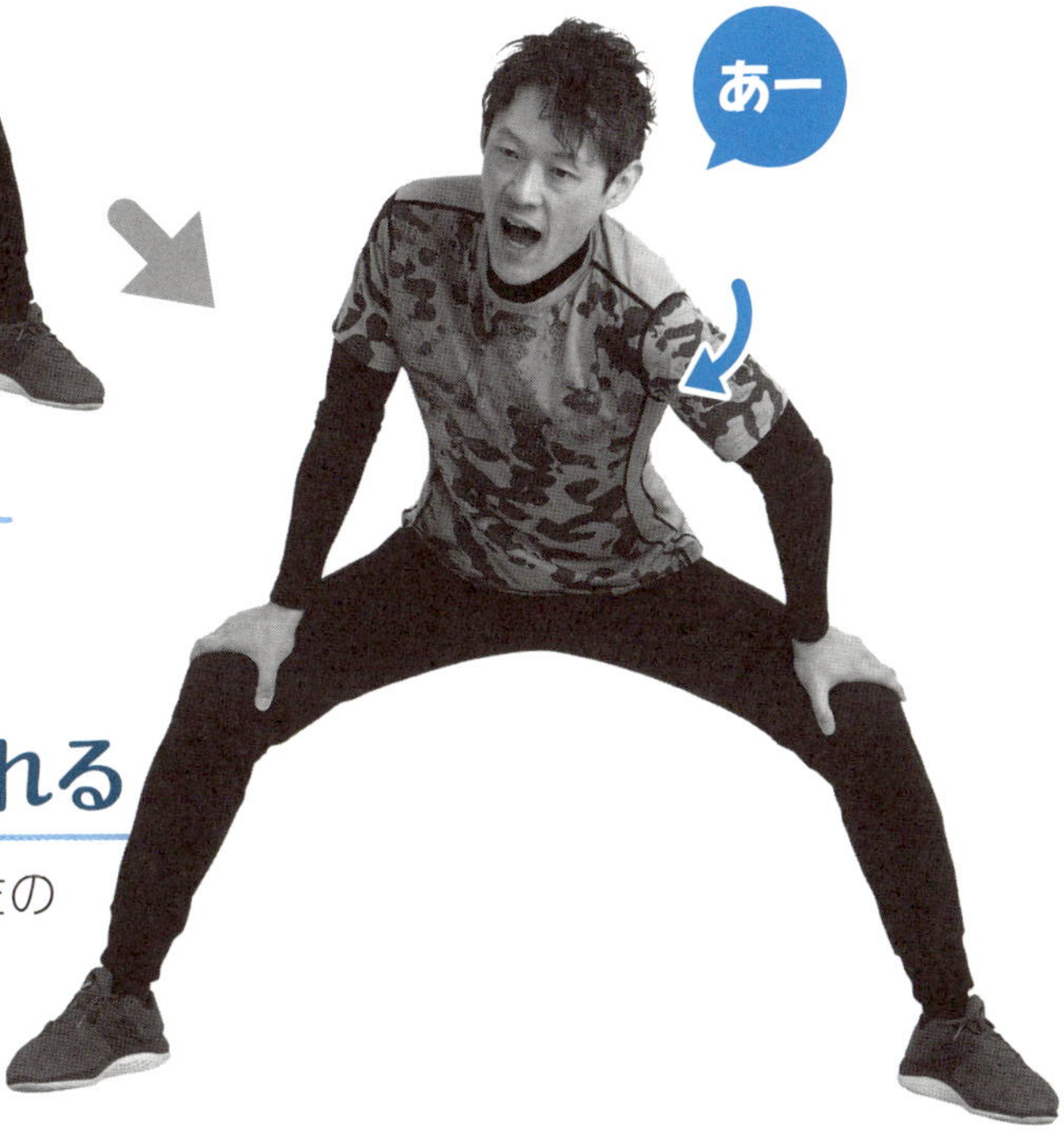

⑤ 今度は左の肩を入れる

「あー」と発声しながら今度は左の肩を下げていきます。

ポイント 背骨周りの伸びを意識しながら、頭の位置が左右に動かないように注意します。

難易度 ★★☆☆☆

10 ムンクの叫び

両耳に手をあて「あ~、え~、い~、お~、う~」と体を揺らしながら声にビブラートをかけて行います。声帯の伸縮運動をすることで、声に、はりとつやをもたせます。

●効果● ①耳鳴り予防 ②声帯の伸縮

回数 **4回**

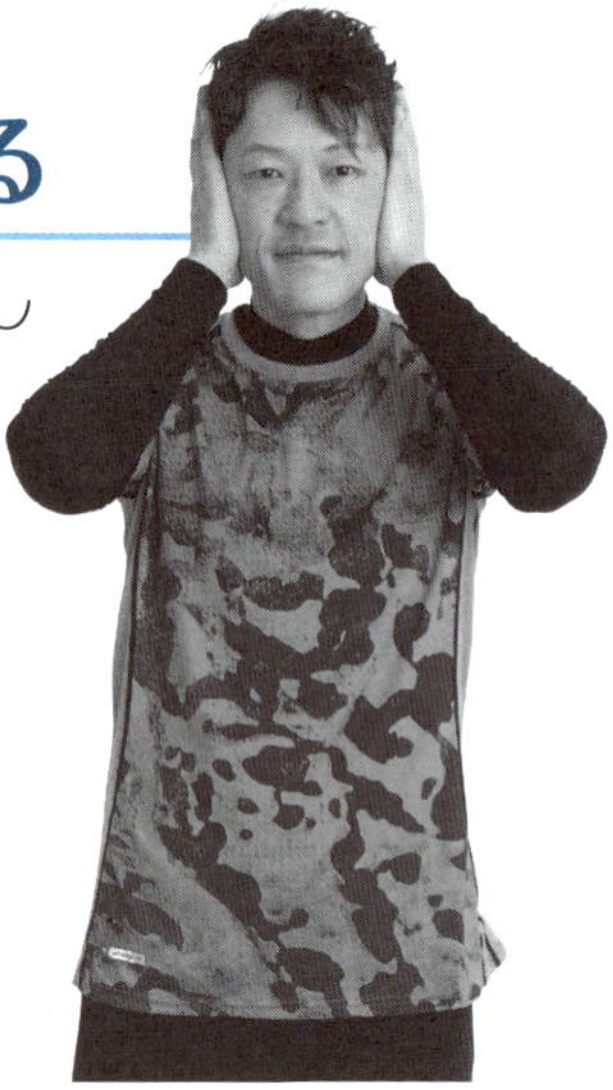

❶ 両耳に手をあてる

ムンクの「叫び」をイメージして両耳に手をあてます。

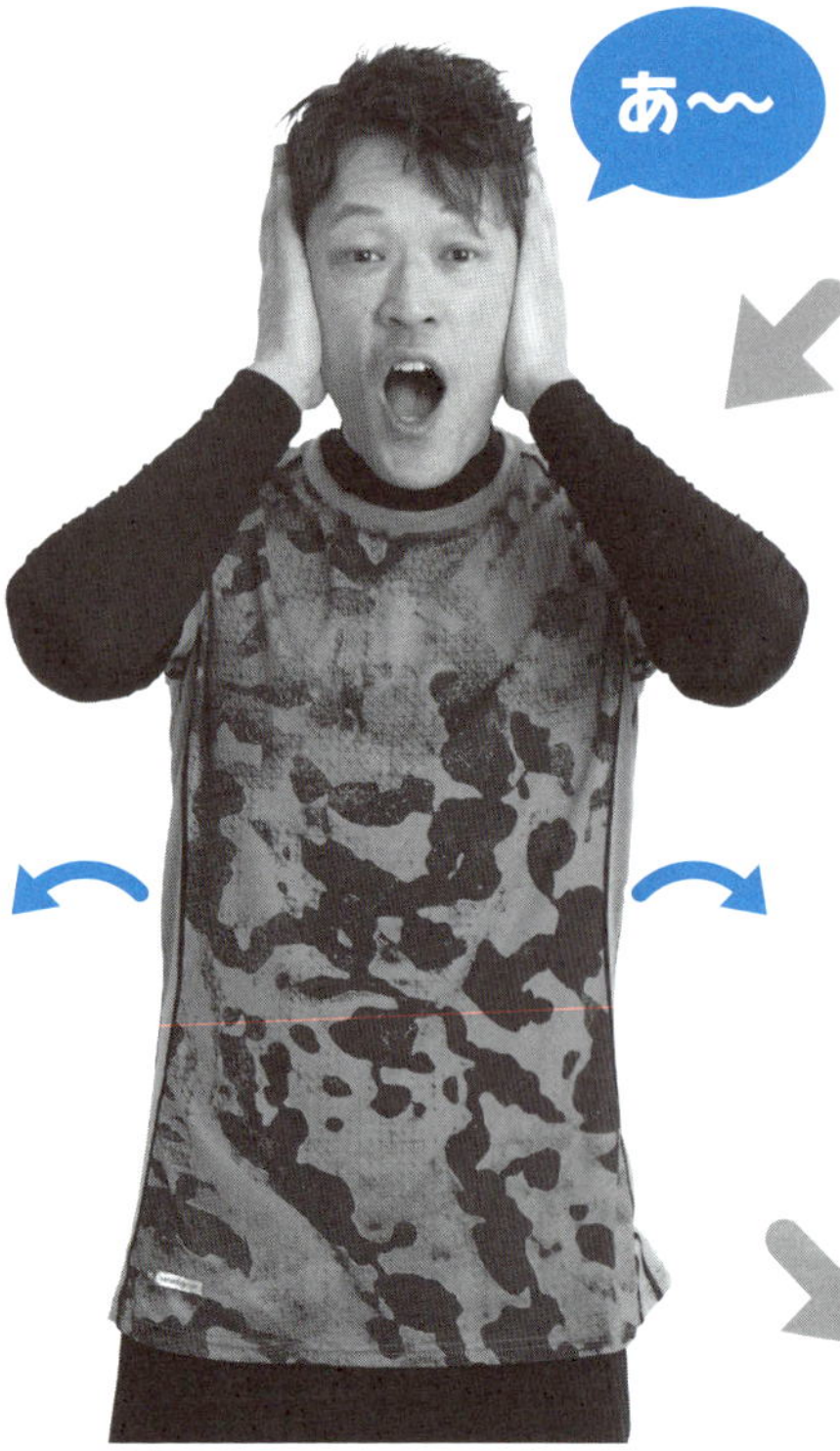

❷「あー」

体を揺らしながら、声にビブラートをかけます。

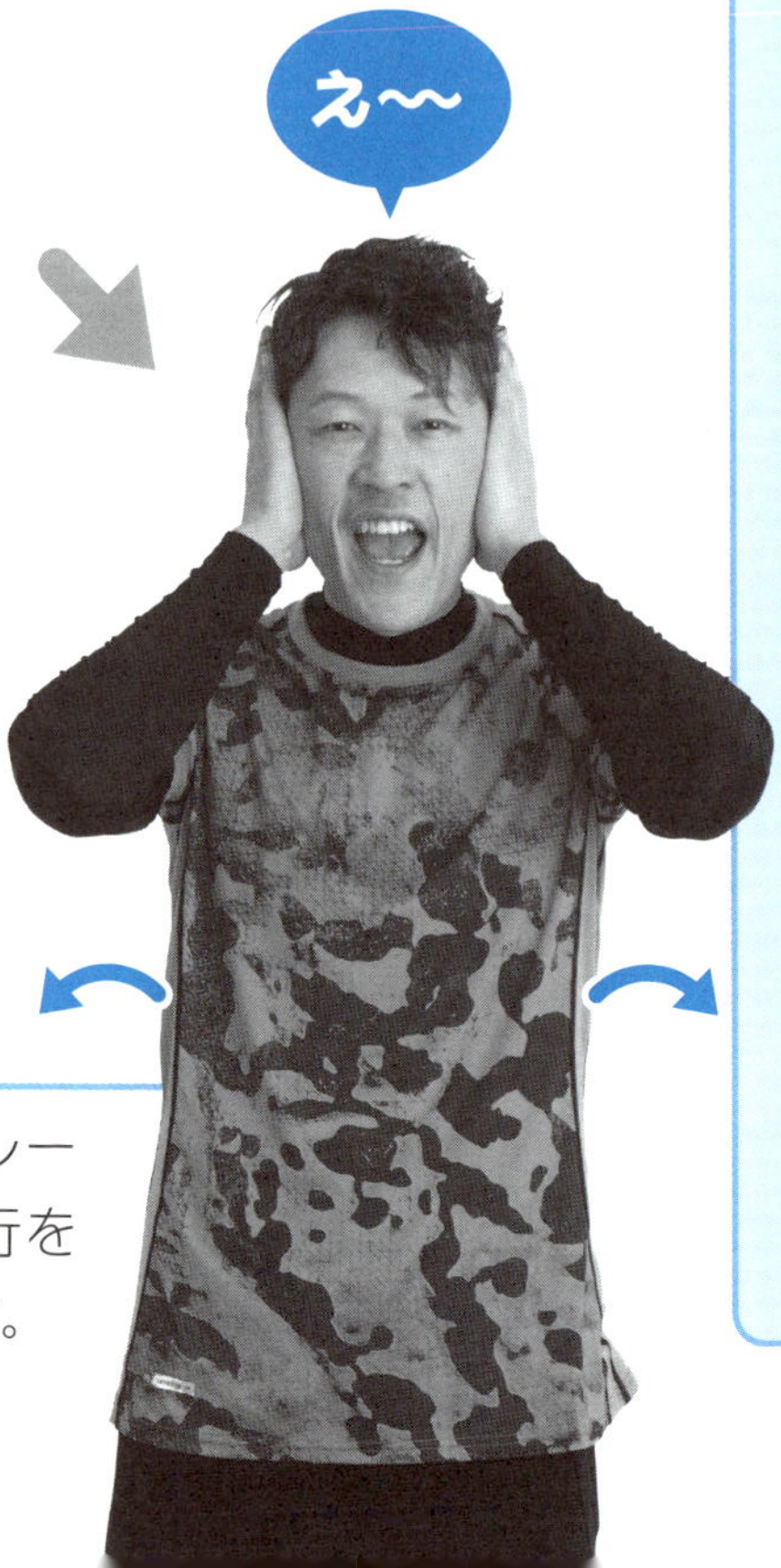

❸「えー」

ビブラートのバイブレーションは耳の周囲の血行をよくする効果があります。

4「いー」

声帯の伸び縮みをイメージしましょう。

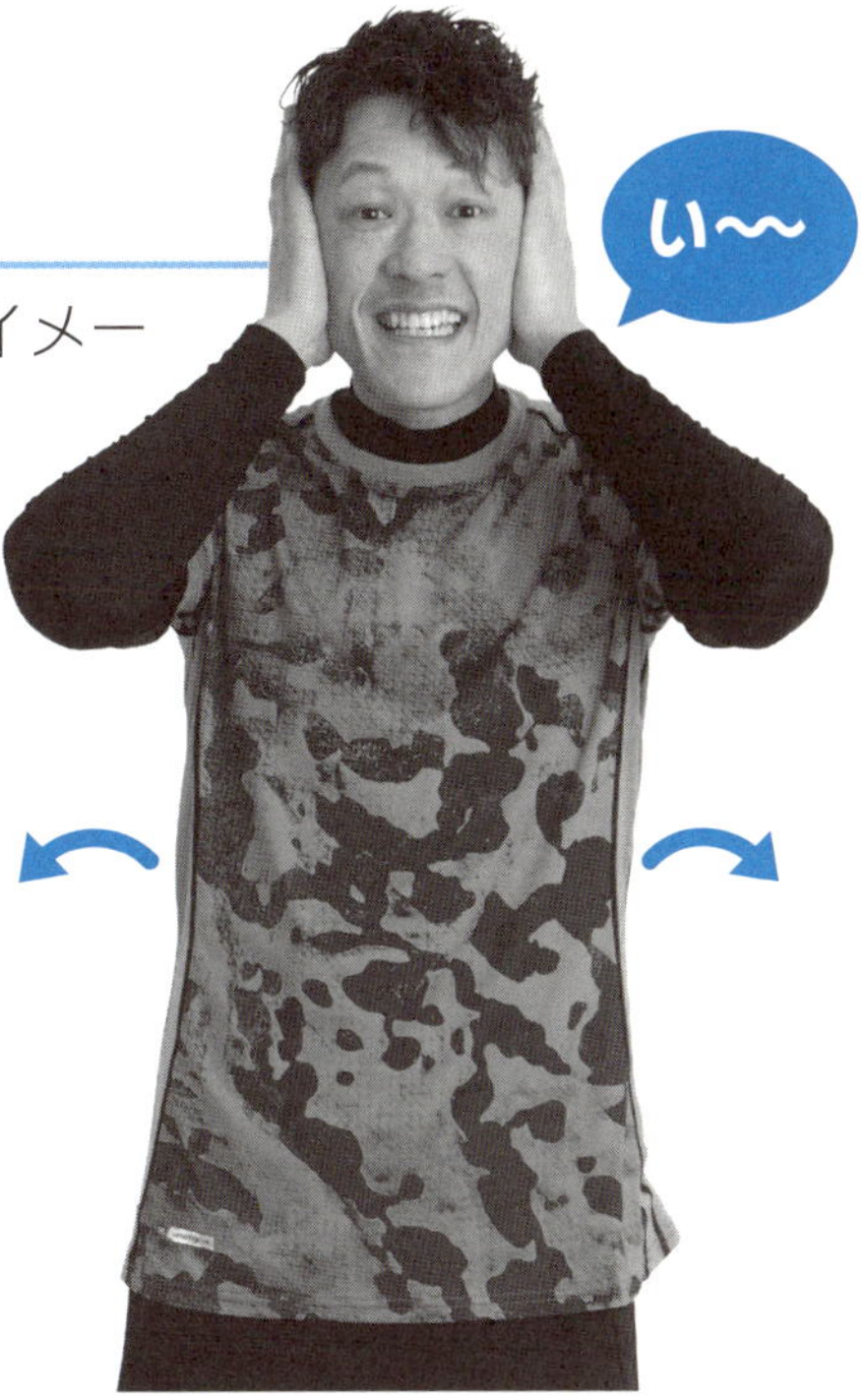

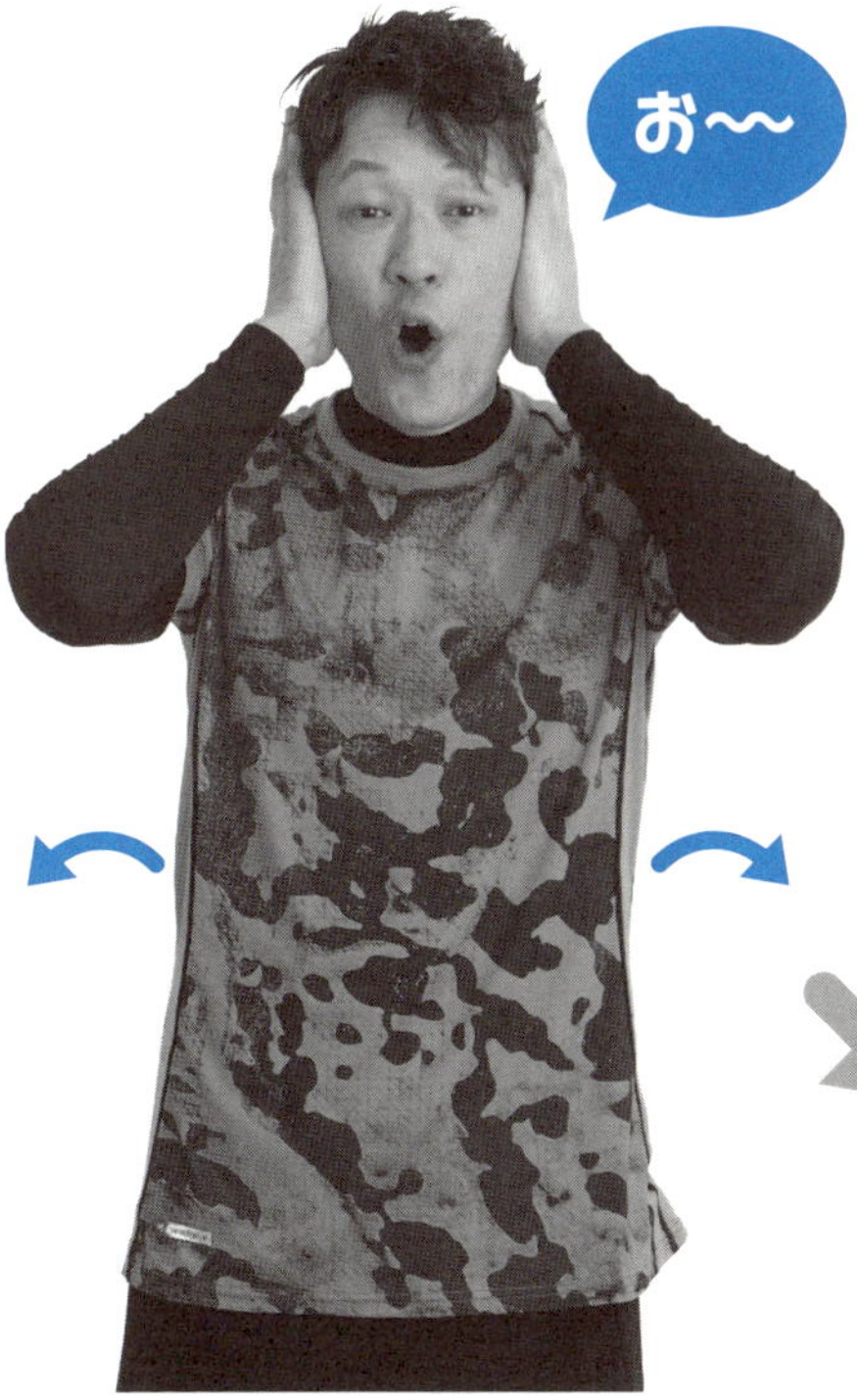

5「おー」

リラックスしておこないましょう。

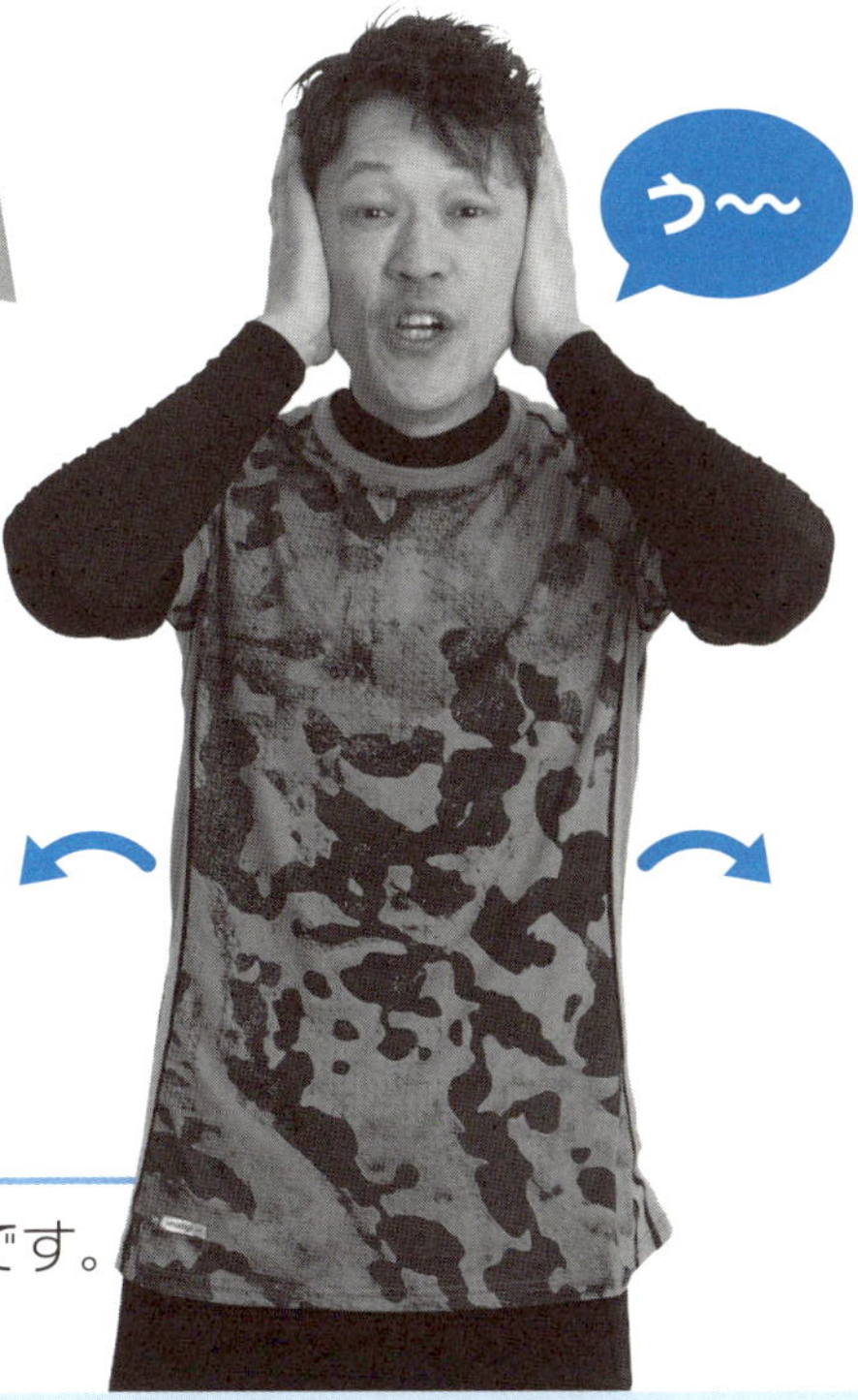

6「うー」

最後は「う〜」です。

ポイント 両耳に手をあてることで、頭の中の響きを感じてみましょう。

難易度 ★★★☆☆

11 神様おねがい

両手を胸の前に合わせて大きな声で「あ！ え！ い！ お！ う！」と発声します。これはプッシュ法といって、声帯の閉じが悪くなった人のリハビリに使われる体操です。

●効果●

①声門閉鎖の力の強化　②腹筋の強化

回数 **8回**

❶ 正面で手のひらを合わせて「あ！」

手のひらを力強く押して「あ！」。

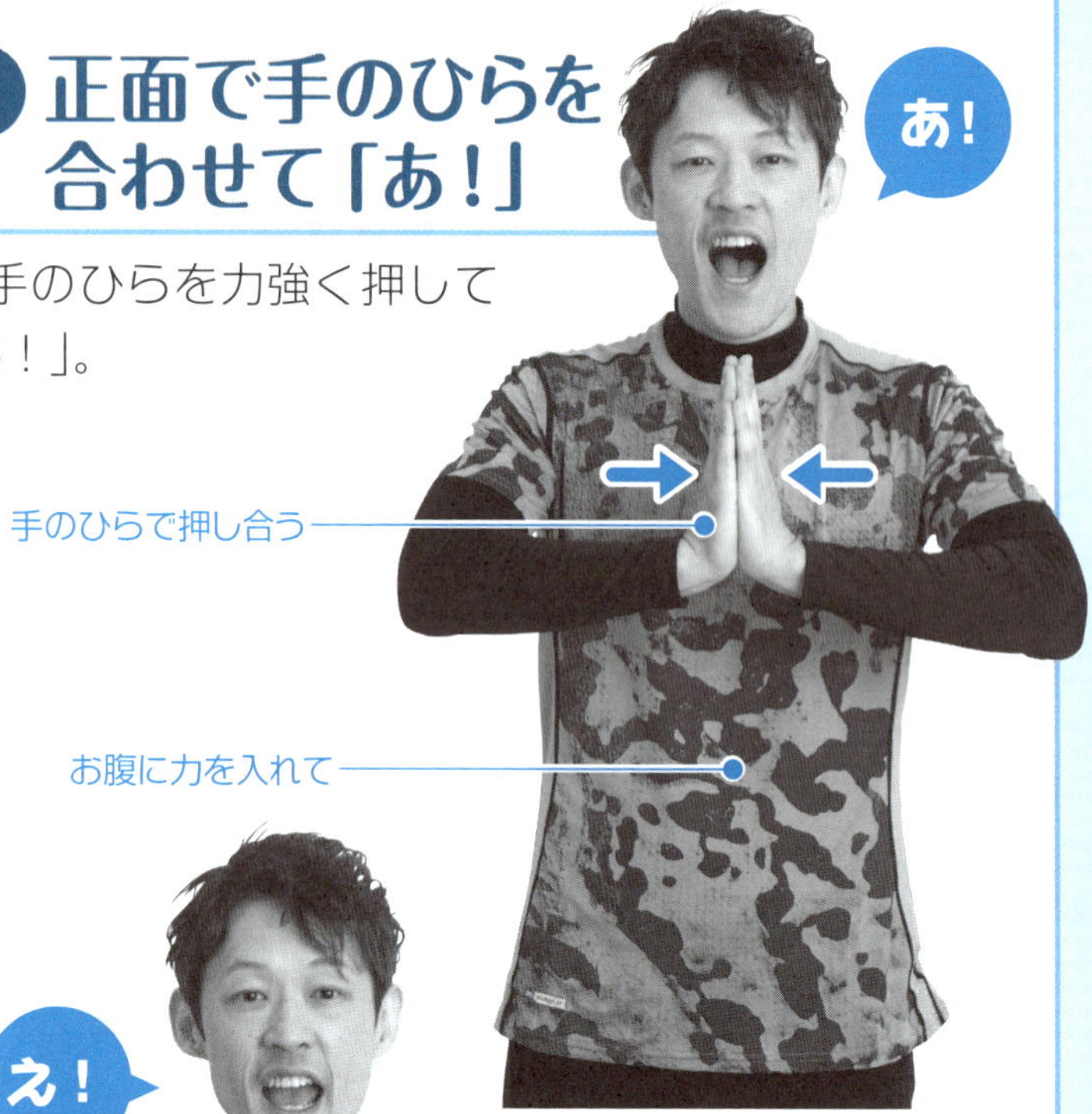

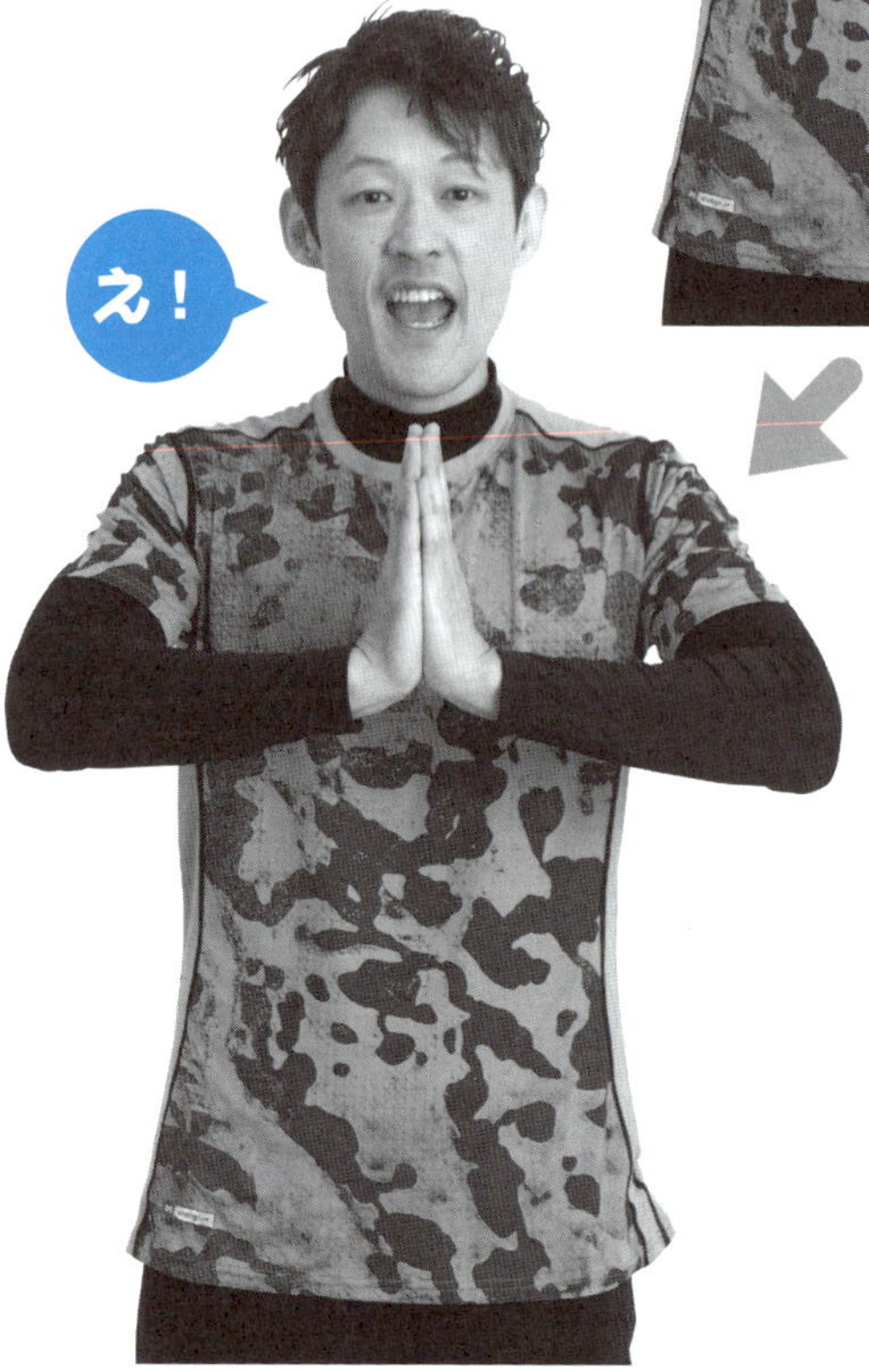

❷ 両手に力を入れて押し合って「え！」

口を大きく開けて「え!」の形で。

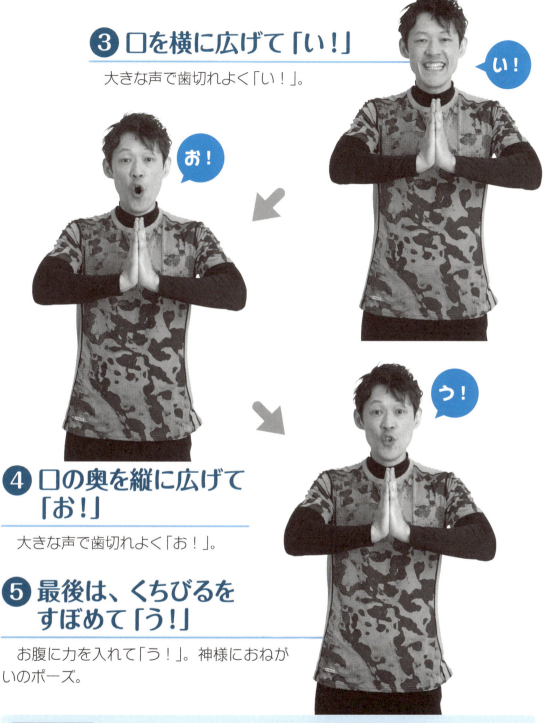

❸ 口を横に広げて「い！」

大きな声で歯切れよく「い！」。

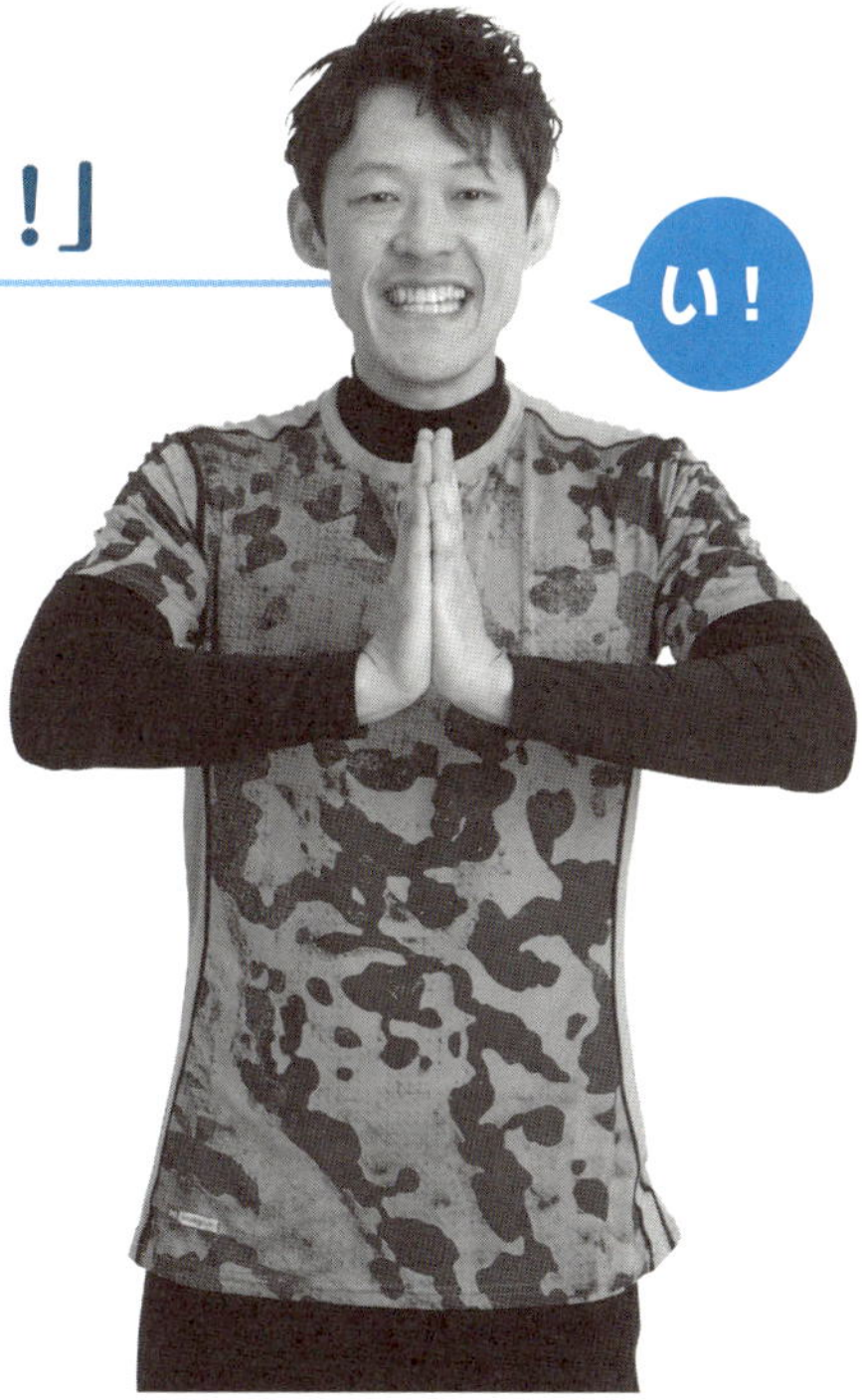

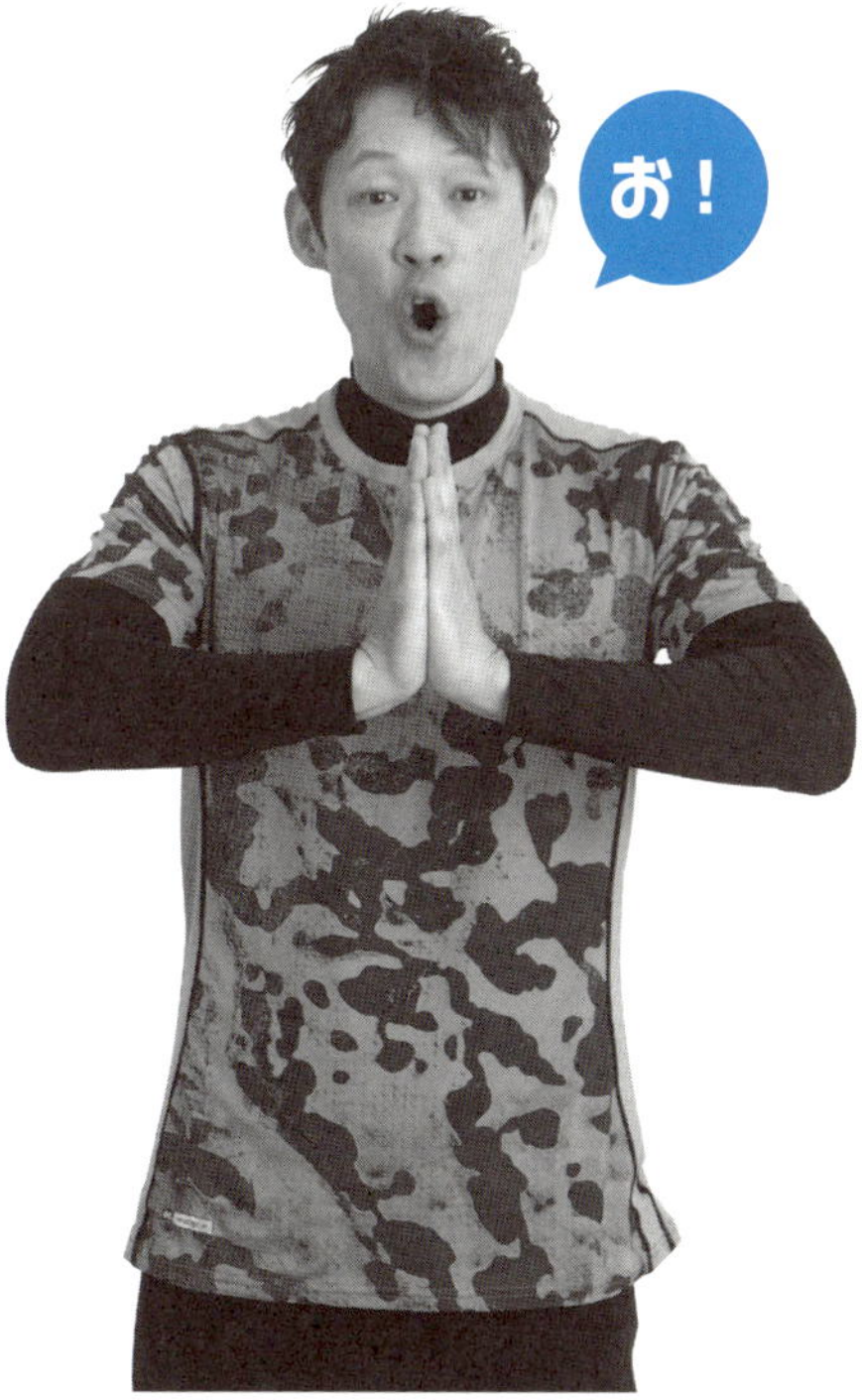

❹ 口の奥を縦に広げて「お！」

大きな声で歯切れよく「お！」。

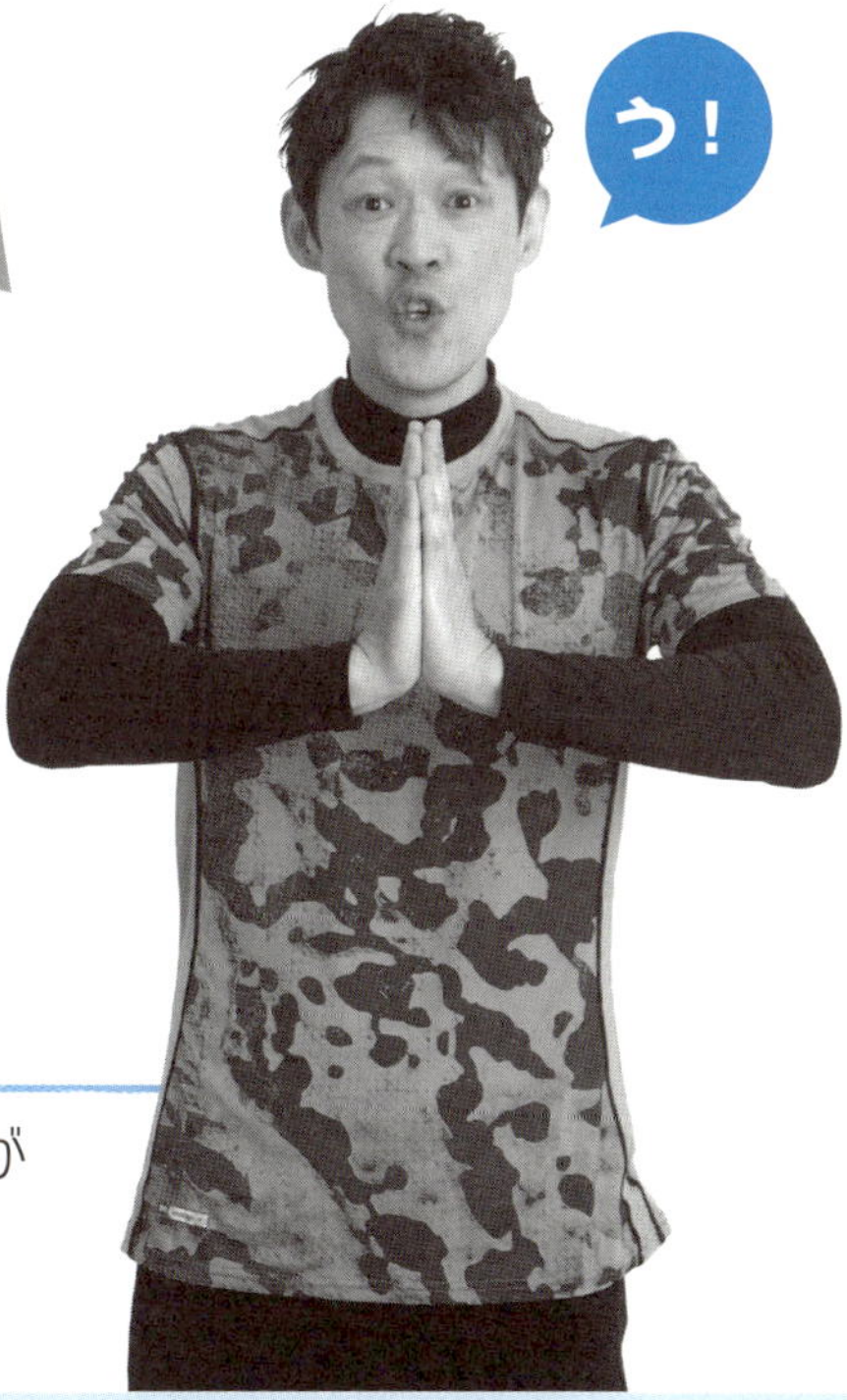

❺ 最後は、くちびるをすぼめて「う！」

お腹に力を入れて「う！」。神様におねがいのポーズ。

ポイント スタッカート※を意識して歯切れよく発声します。

※スタッカート＝音と音を続けないで分離して奏する演奏法。

難易度 ★★

12 チューリップ

顔全体で大きく「う」「い」を交互に発声することで、くちびるの周囲筋（口輪筋・笑筋）を鍛え、若さあふれる明るい表情づくりに役立ちます。

●効果●
①口輪筋・笑筋の強化 ②明るい表情づくり

回数 ゆっくり4回 早く8回

❶ 正面を向いて

さあ、チューチューリップのスタート。

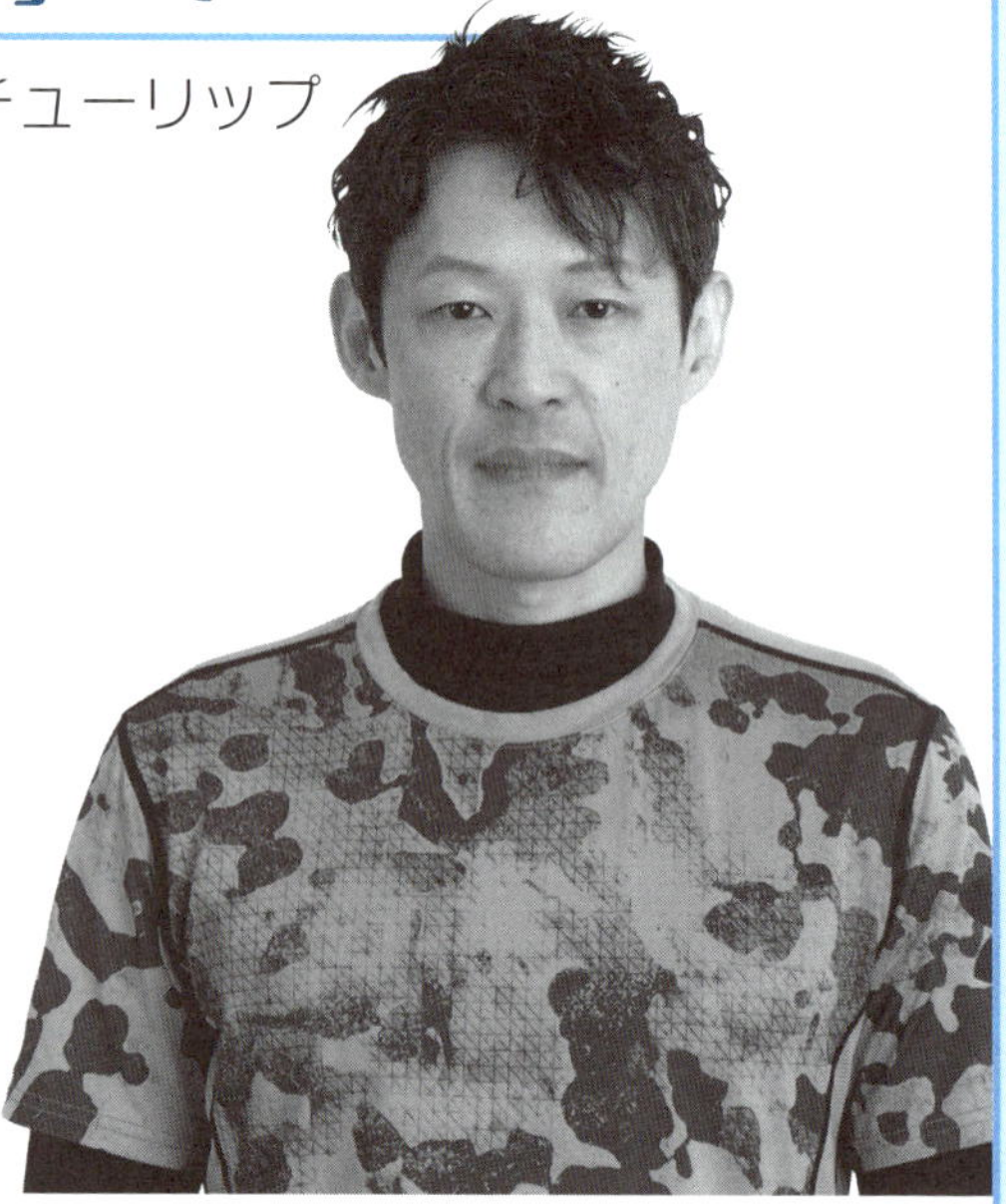

❷ くちびるをとがらせて「うー」

くちびるを十分にとがらせます。

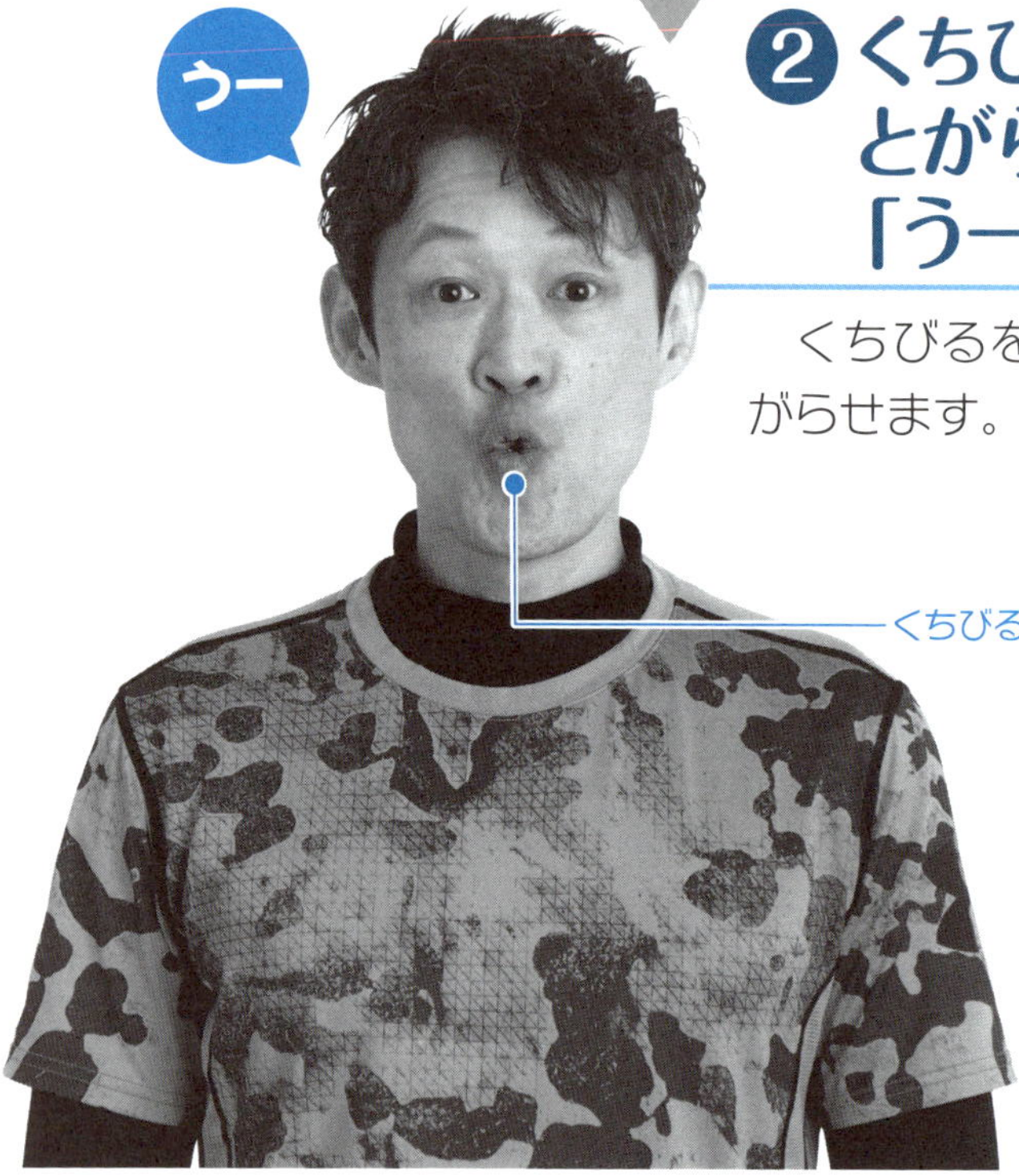

③ くちびるを横に広げて「いー」

思いきりくちびるを横に広げます。

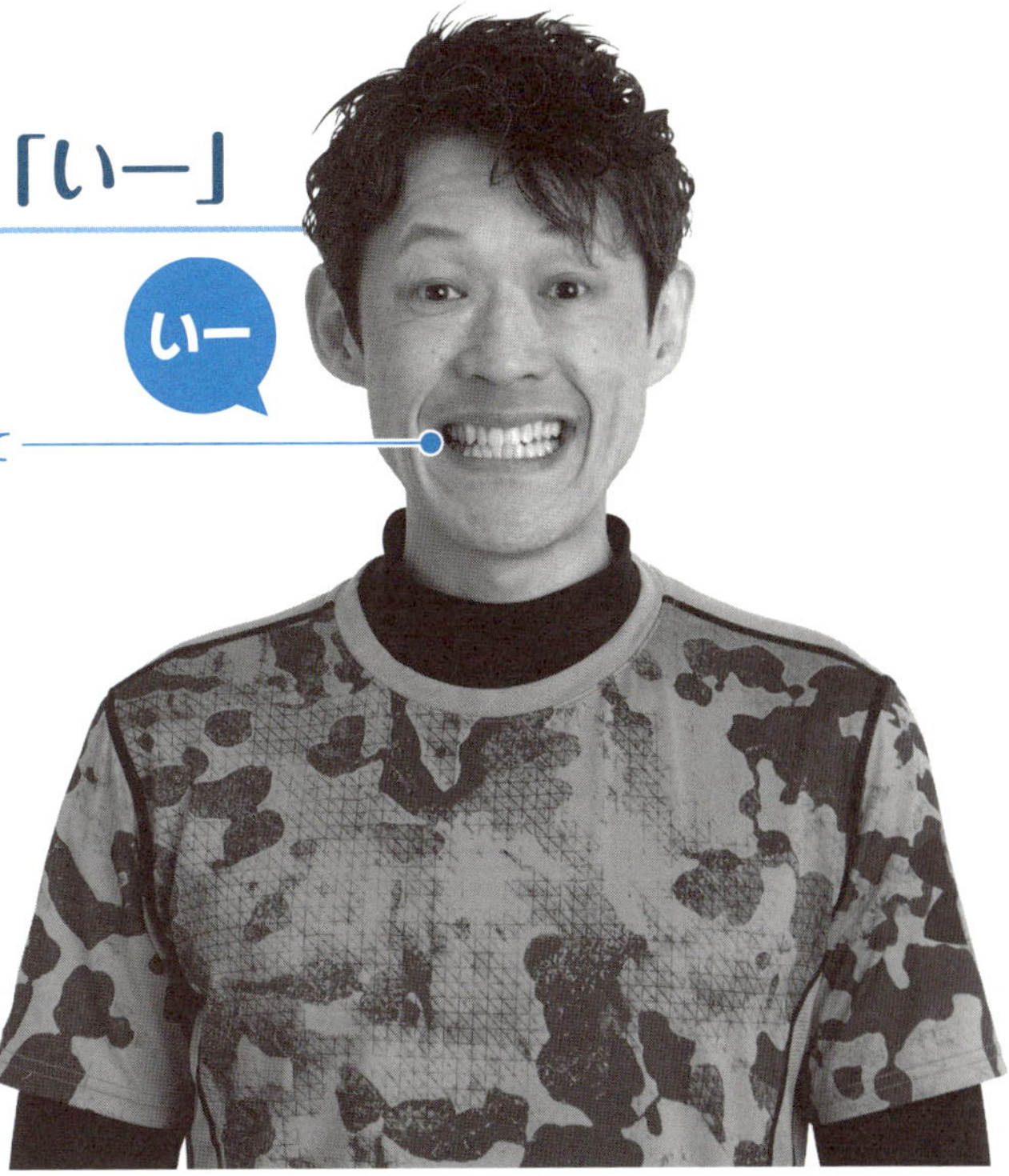

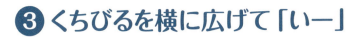

④ くちびるをとがらせて「うー」

もう一度くちびるをとがらせます。

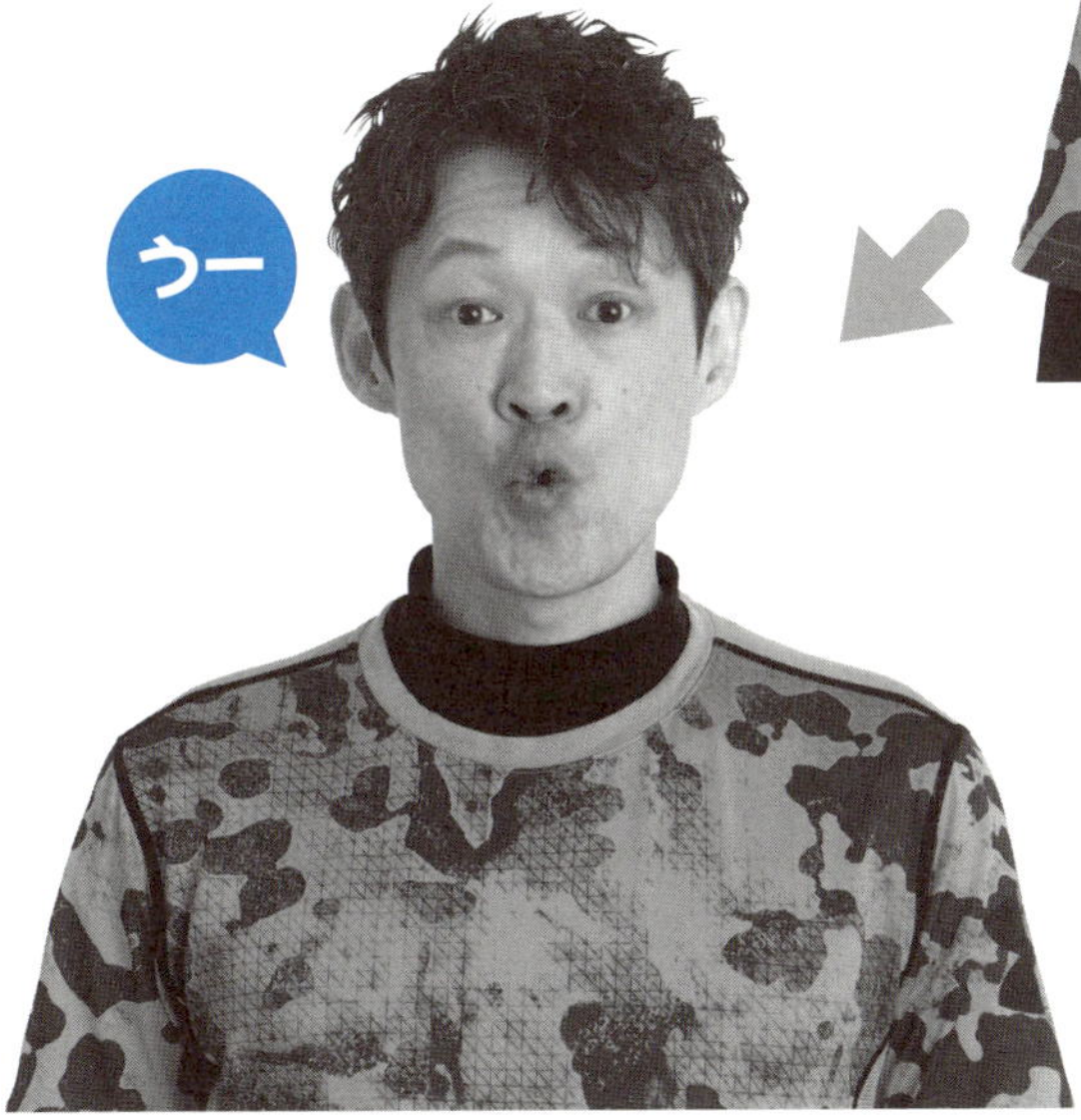

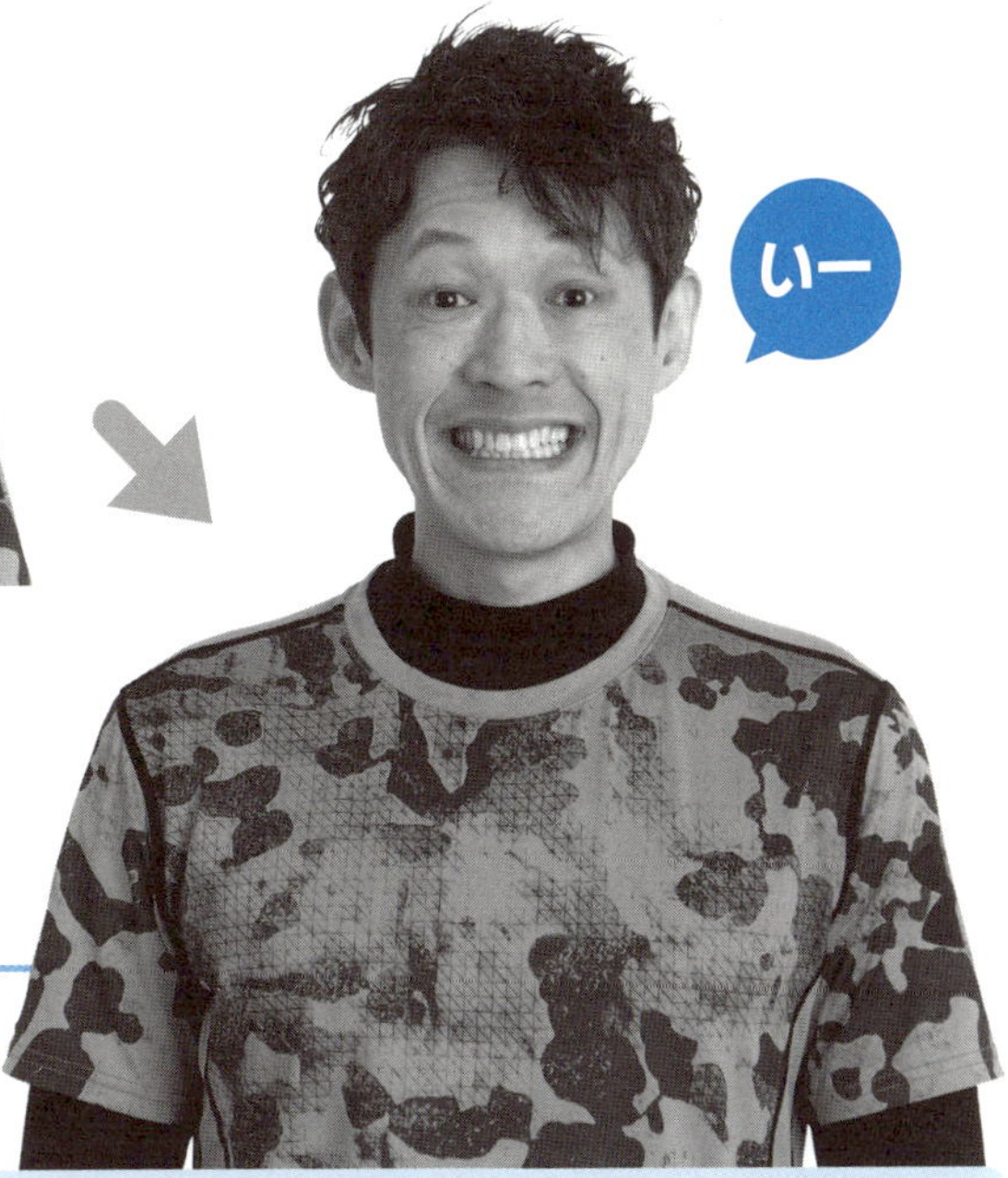

⑤ くちびるを横に広げて「いー」

もう一度くちびるを横に広げます。

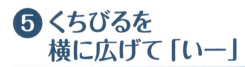

ポイント ゆっくりおこなったら、スピードを上げてやってみましょう。くちびるだけでなく、ほお、おでこ、耳など顔全体で大きくおこなってみましょう。

難易度 ★★★★★

13 ブルブルリップ

くちびるを震わせて「ば～、べ～、び～、ぼ～、ぶ～」をくり返します。腹式呼吸を意識すると上手にくちびるが震えます。口唇《くちびる》閉鎖力の強化に役立ちます。

●効果● ①口輪筋の筋力向上 ②滑舌をよくする

回数 ばべびぼぶ4回

❶「あえいおう」で試して

「あえいおう」は口を大きく開きますが……。

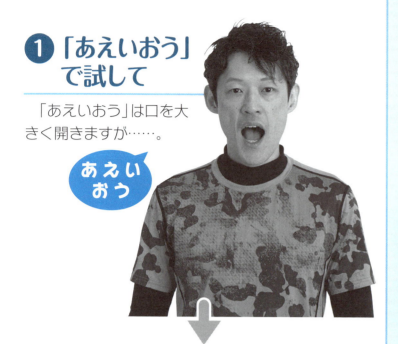

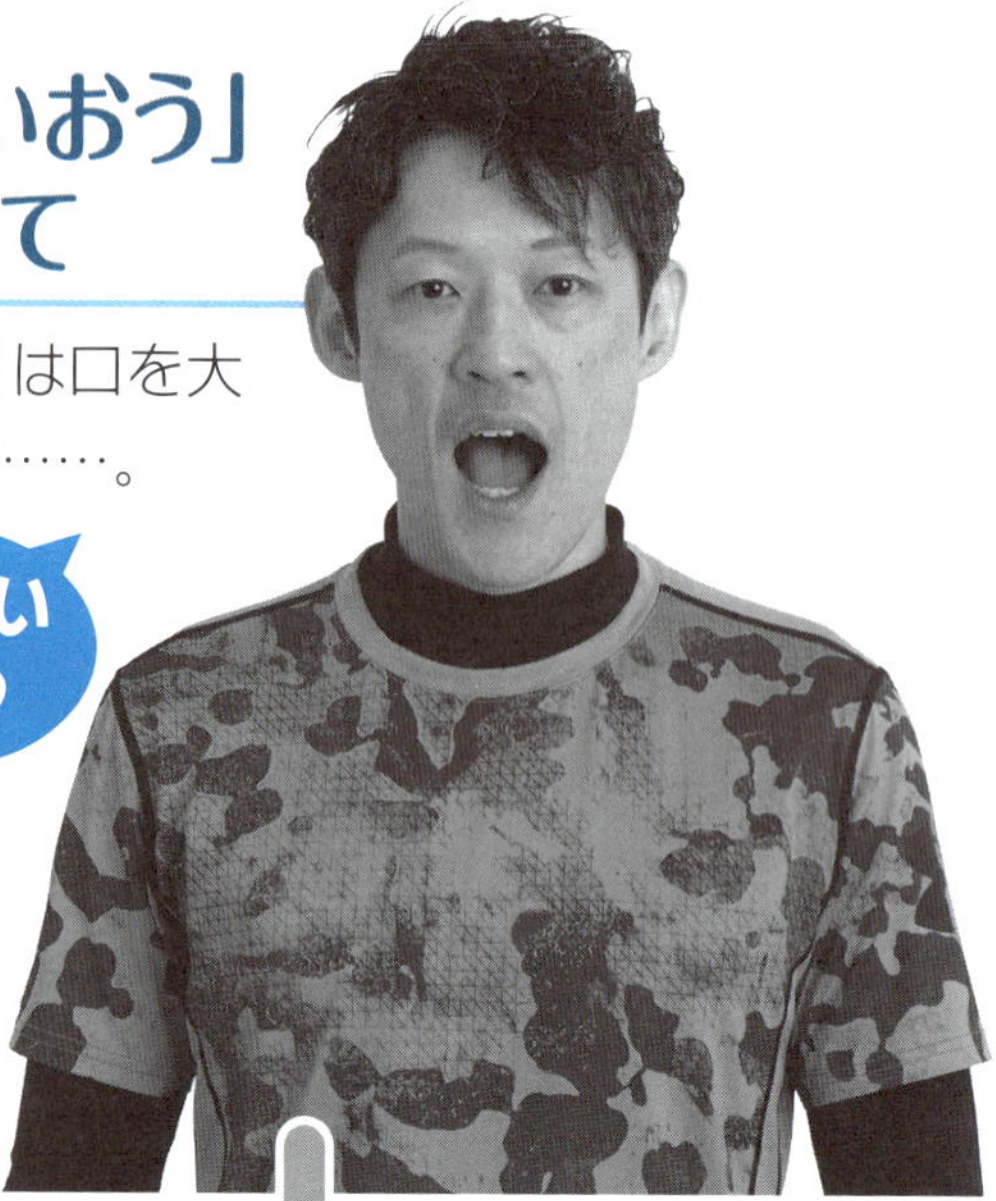

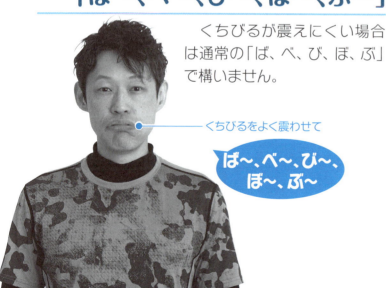

❷くちびるを震わせながら「ば～、べ～、び～、ぼ～、ぶ～」

くちびるが震えにくい場合は通常の「ば、べ、び、ぼ、ぶ」で構いません。

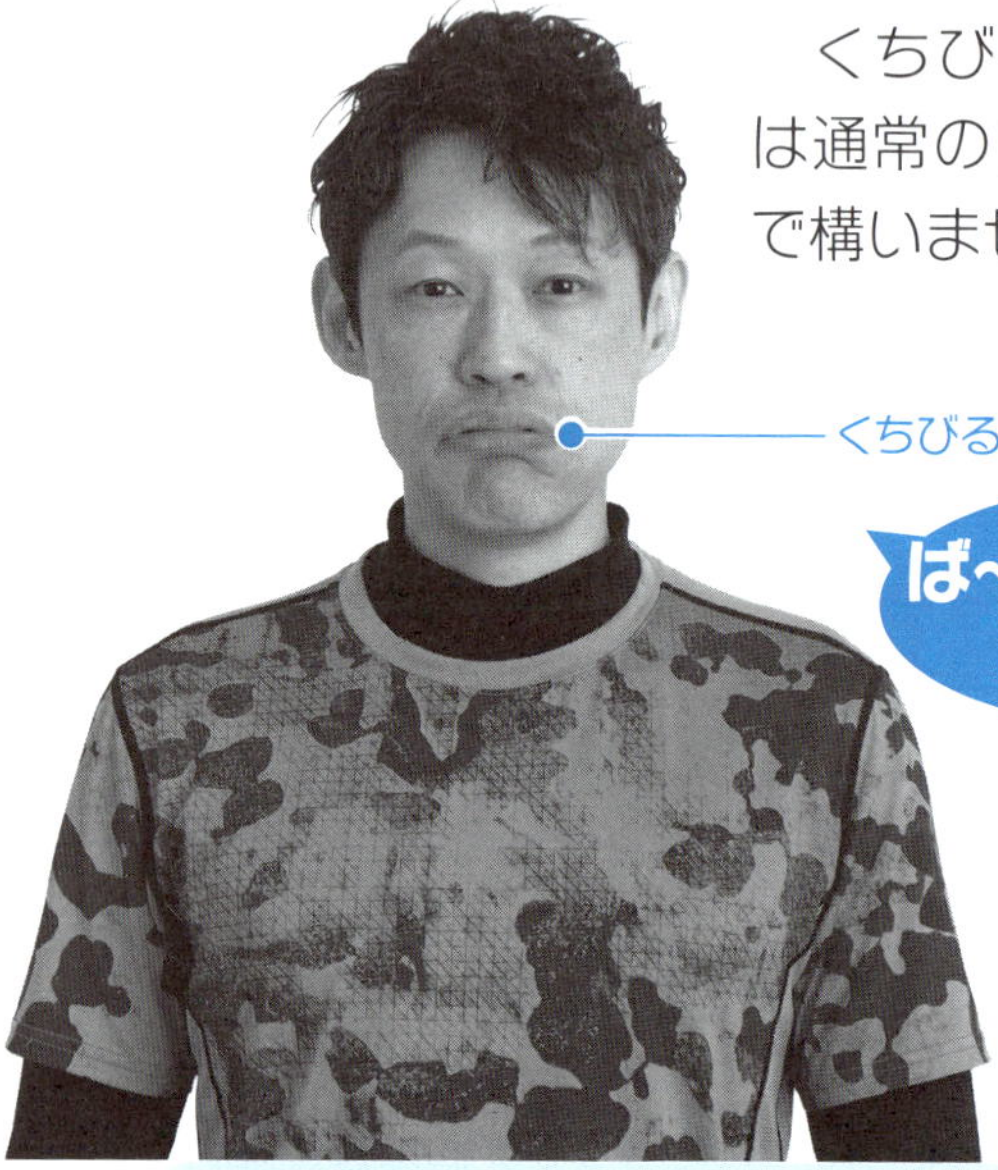

ポイント 震えにくい場合、手でくちびるの端を引っ張ったり、押したりしてください。

難易度★★★☆☆

14 アイン舌イン

目を大きく開き、思い切り舌を出したまま大きな声で「あ、え、い、お、う」と発声することで舌、口腔内の筋肉を鍛えます。アインシュタイン博士の有名な写真のように。

●効果● ①舌筋の強化　②唾液分泌の促進

回数　あえいおう4回

❶ 目を大きく開き、思い切り舌を伸ばす

さあ、アイン舌インのスタートです。

❷ 舌を伸ばしたまま大きな声で「あえいおう」

十分に舌を伸ばして「あえいおう」を発声します。

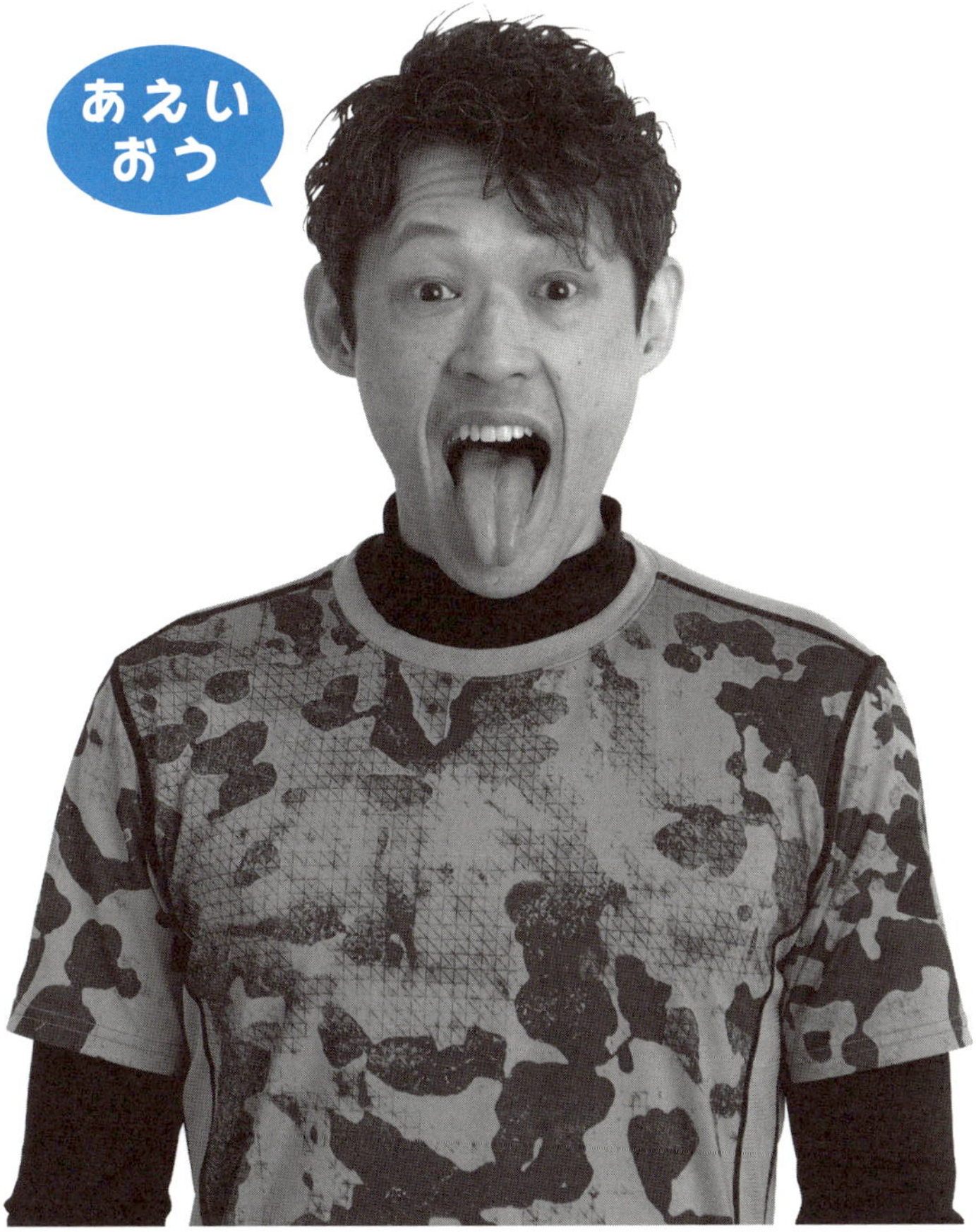

ポイント 口の奥の動きを感じながらおこないましょう。

難易度 ★★★★

15 ラレリロール（巻き舌）

舌を震わせながら「られりろる」をくり返します。舌を口蓋（口腔内の天井部）にあて、お腹から力強く息をあてて震わせます。

●効果● ①舌筋の強化 ②誤嚥予防 ③唾液分泌の促進

回数 られりろる4回

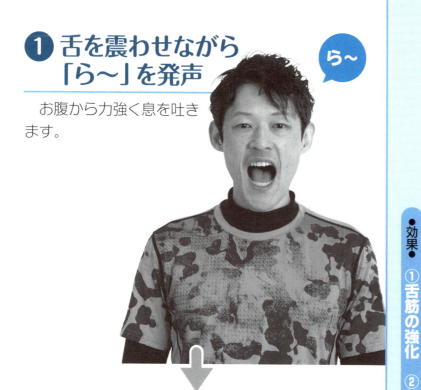

❶ 舌を震わせながら「ら～」を発声

お腹から力強く息を吐きます。

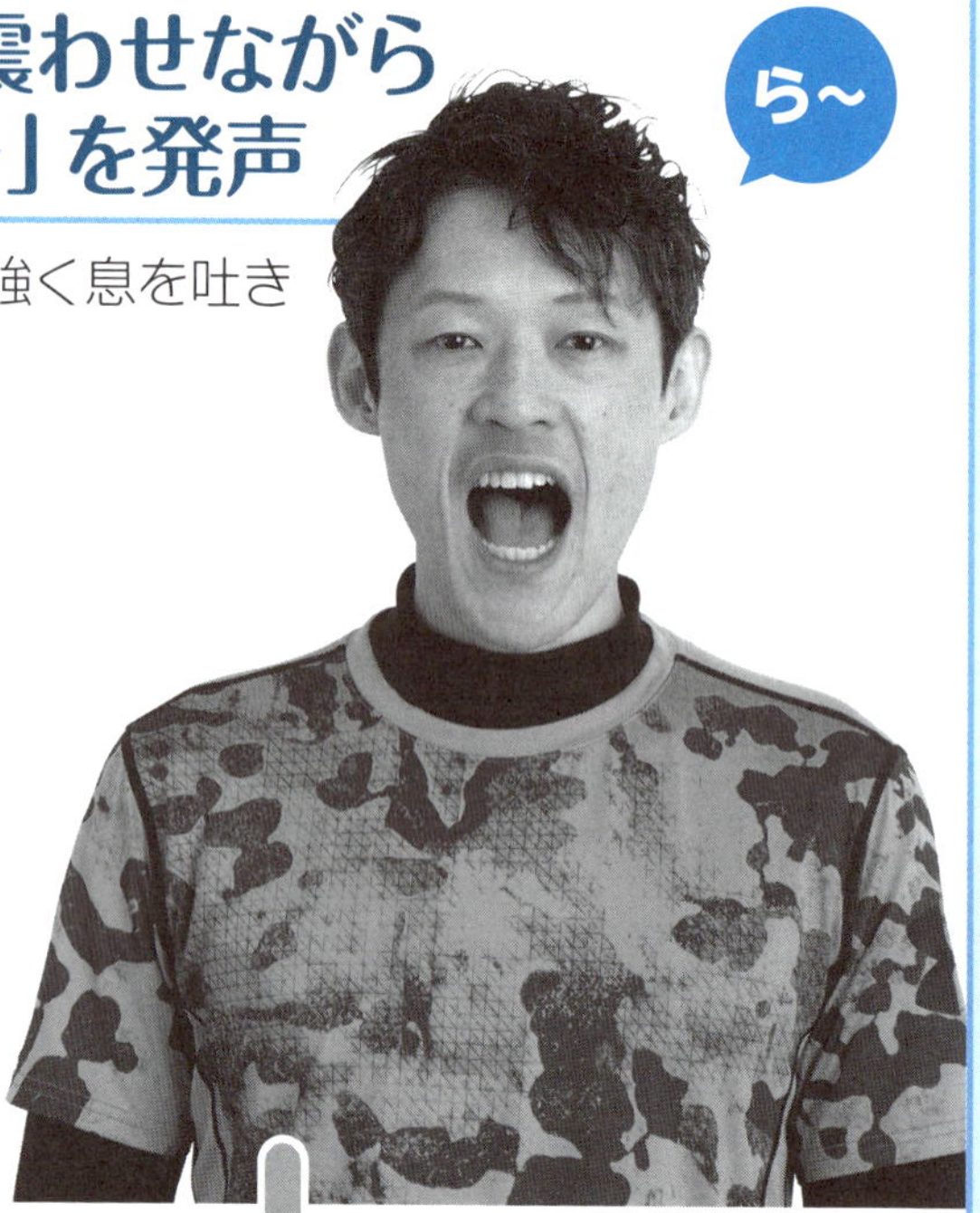

❷ 舌を震わせながら「れ～」

肩や首の力を抜いて「れ～」

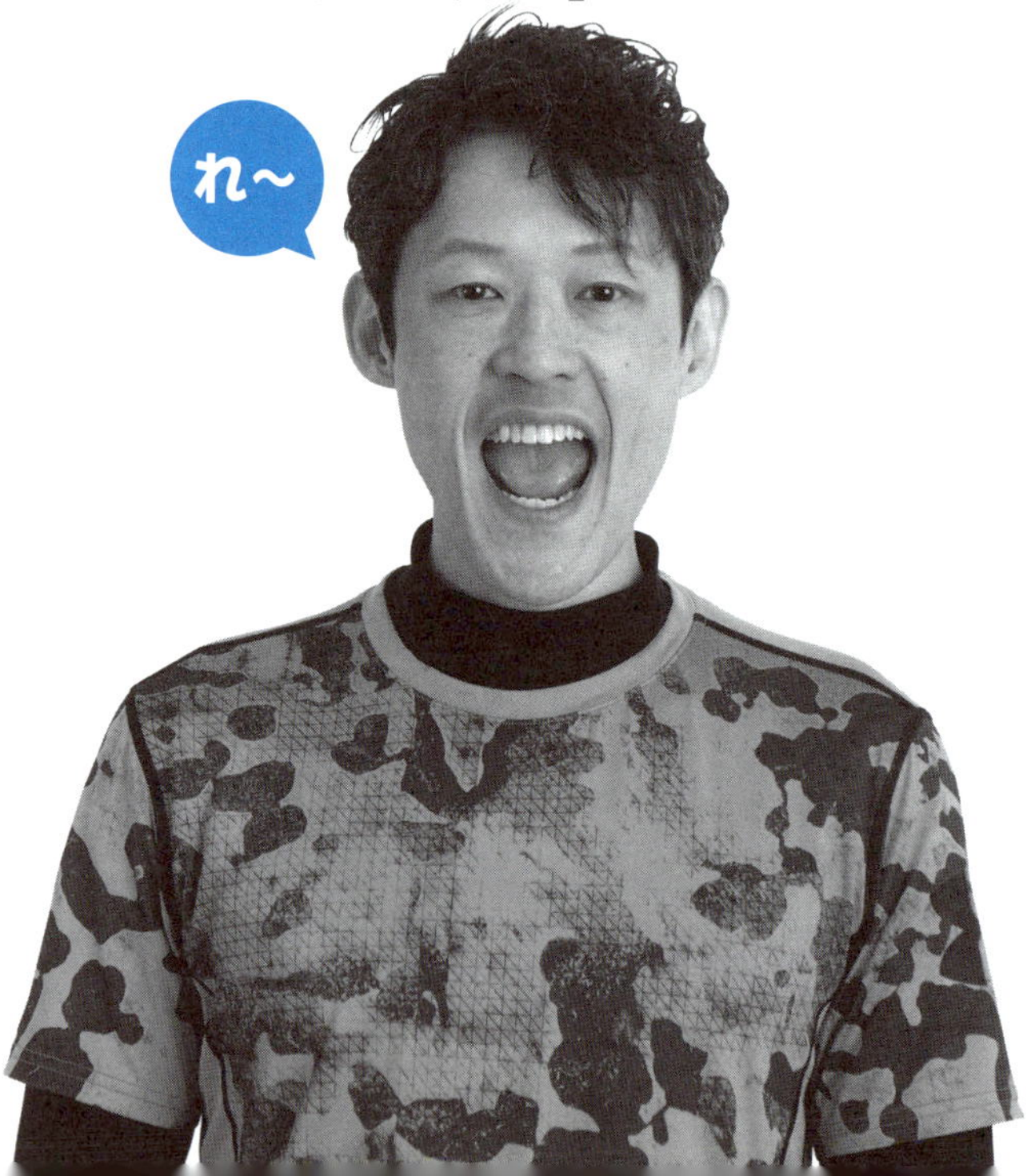

③ 舌を震わせながら「り～」

舌に力強く息をあてて「り～」。

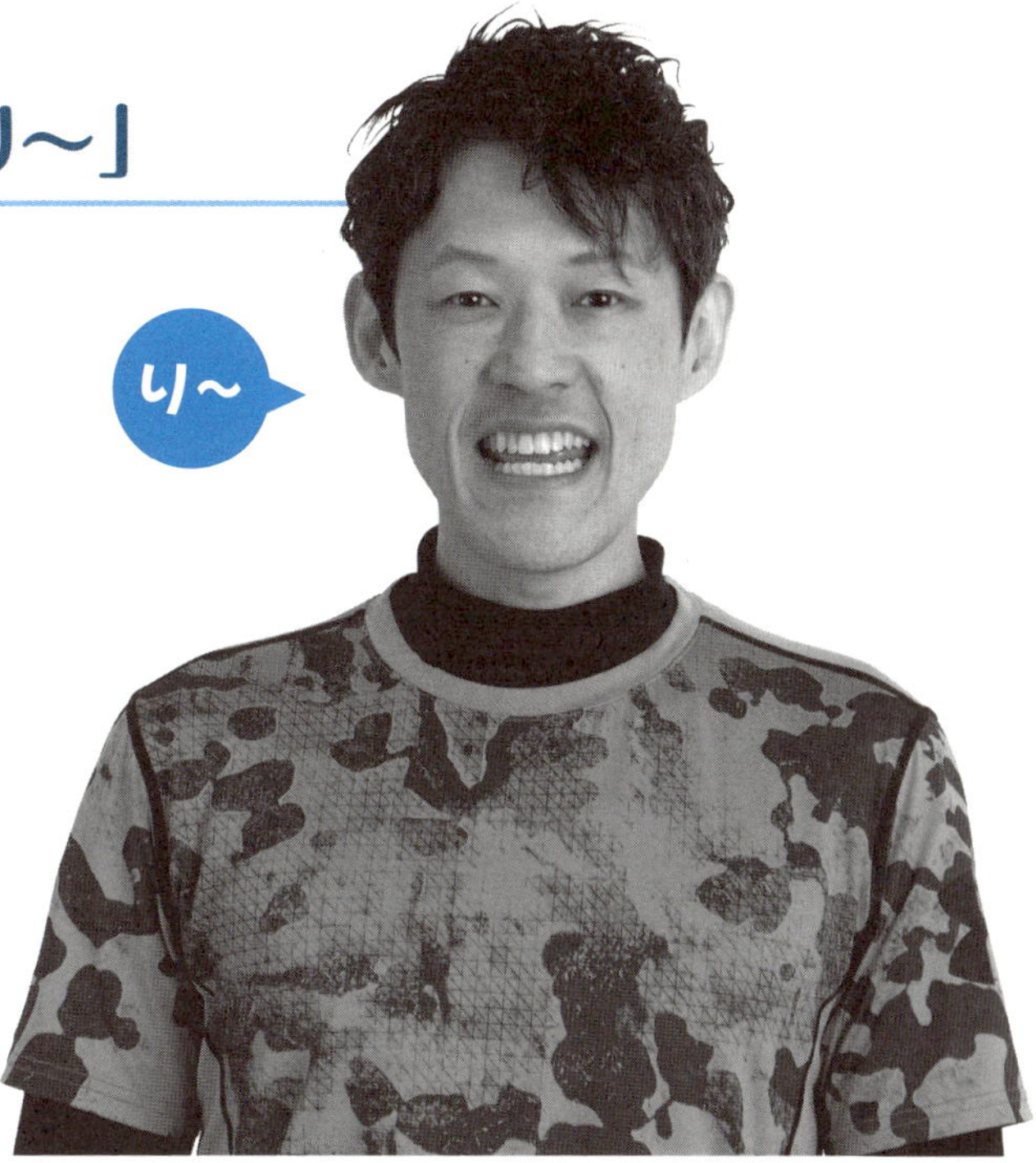

④ 舌を震わせながら「ろ～」

巻き舌で「ろ～」。

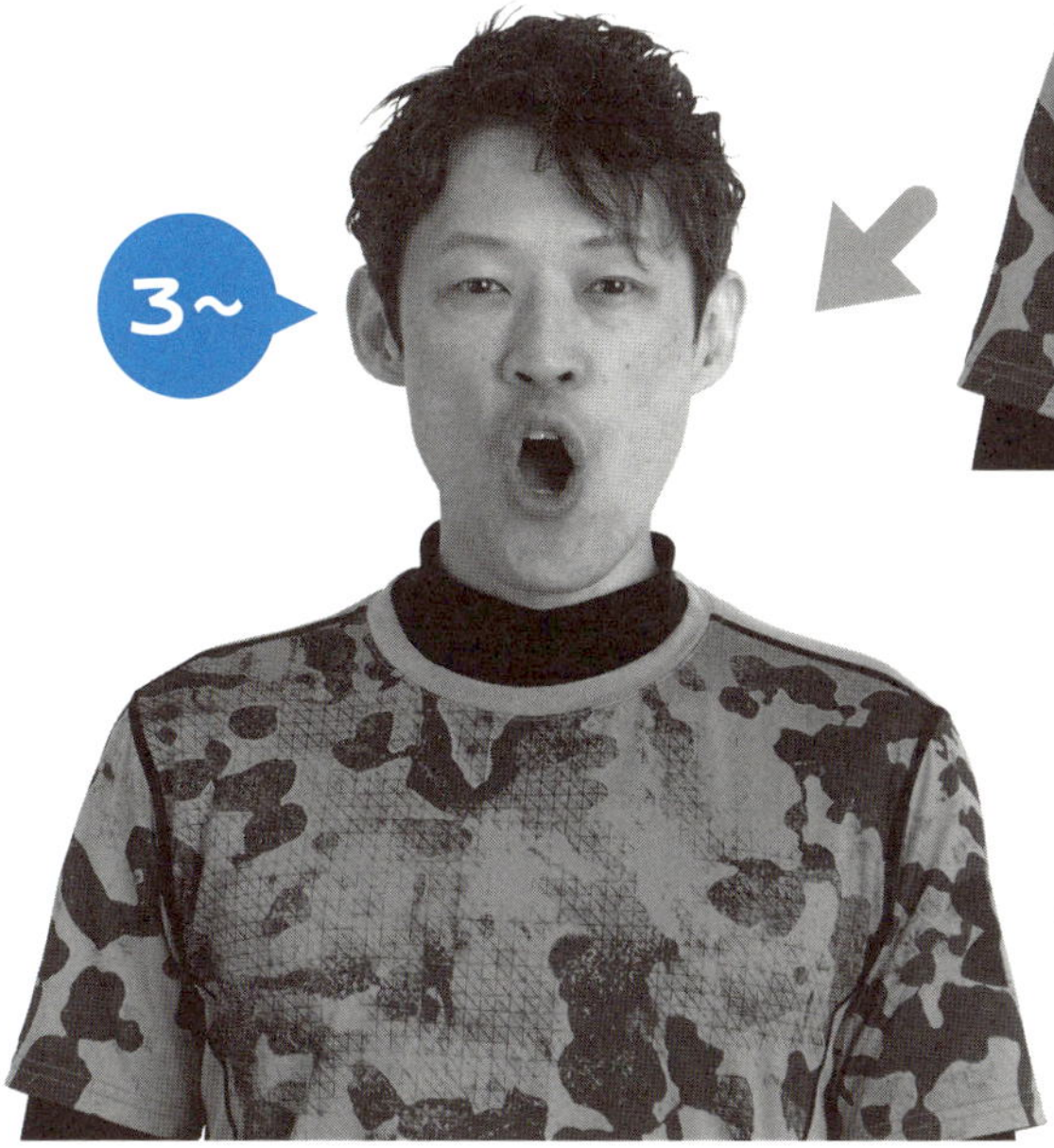

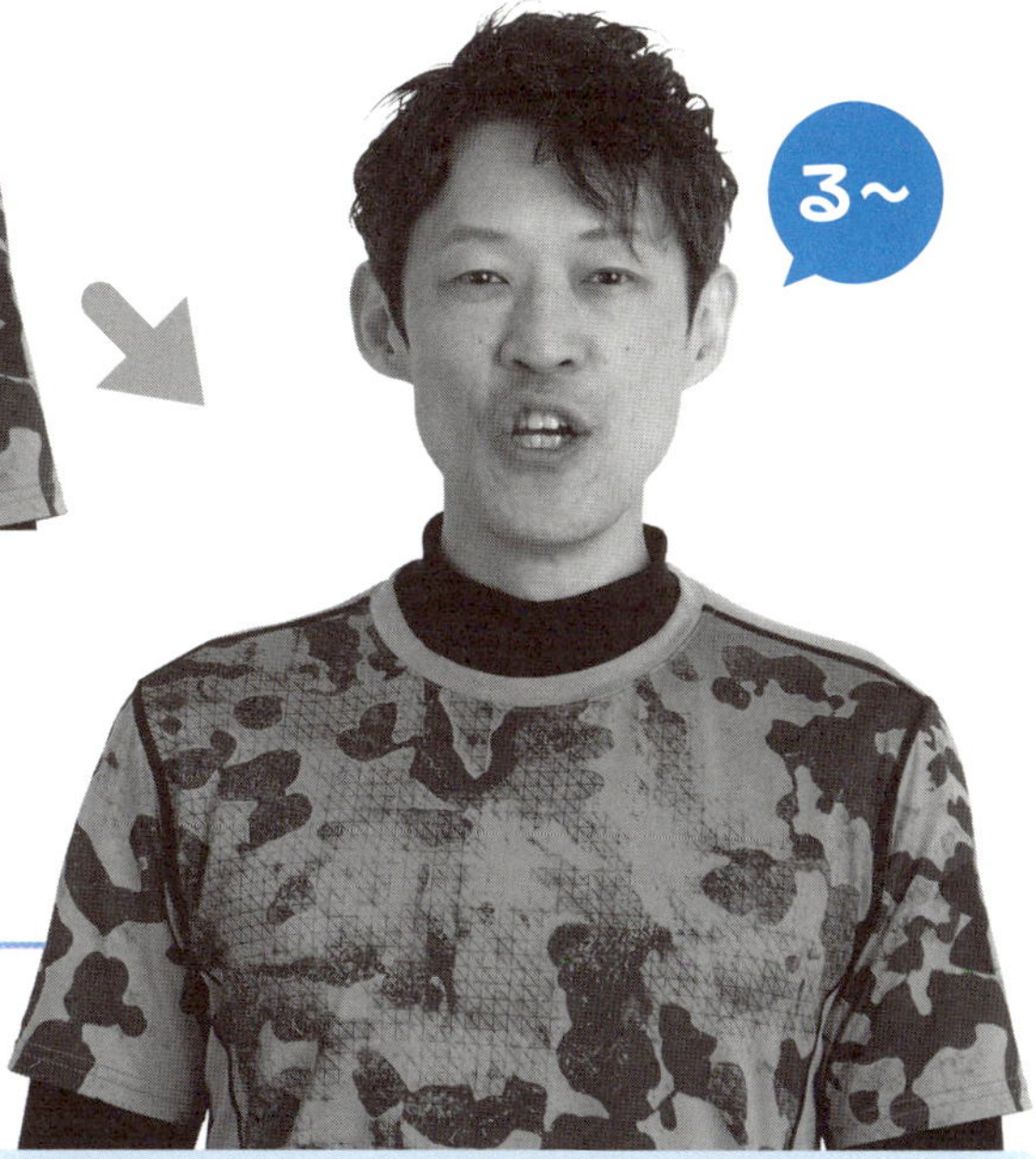

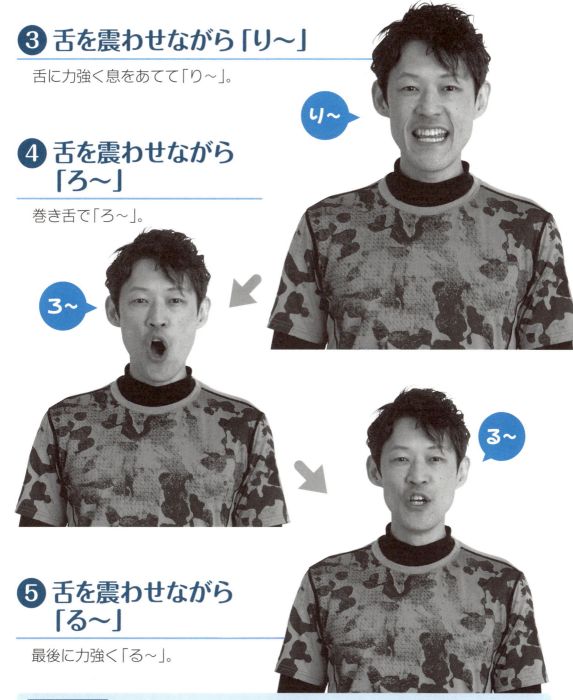

⑤ 舌を震わせながら「る～」

最後に力強く「る～」。

ポイント ラレリロール（巻き舌）は苦手な人が多いです。できない場合は通常の「られりろる」で構いません。

難易度 ★★★☆☆

16 ヘソリズム

お腹に手をあて、声を短く切って「あ・え・い・お・う」を発声します。お腹の動きをしっかり意識してリズミカルにおこなうと効果がアップします。

●効果● ①腹横筋・横隔膜の強化 ②咳反射の強化 ③声門閉鎖力の強化

回数 あえいおう8回

❶ おへそに手をあてて「あ」

歯切れよく「あ」と発声します。

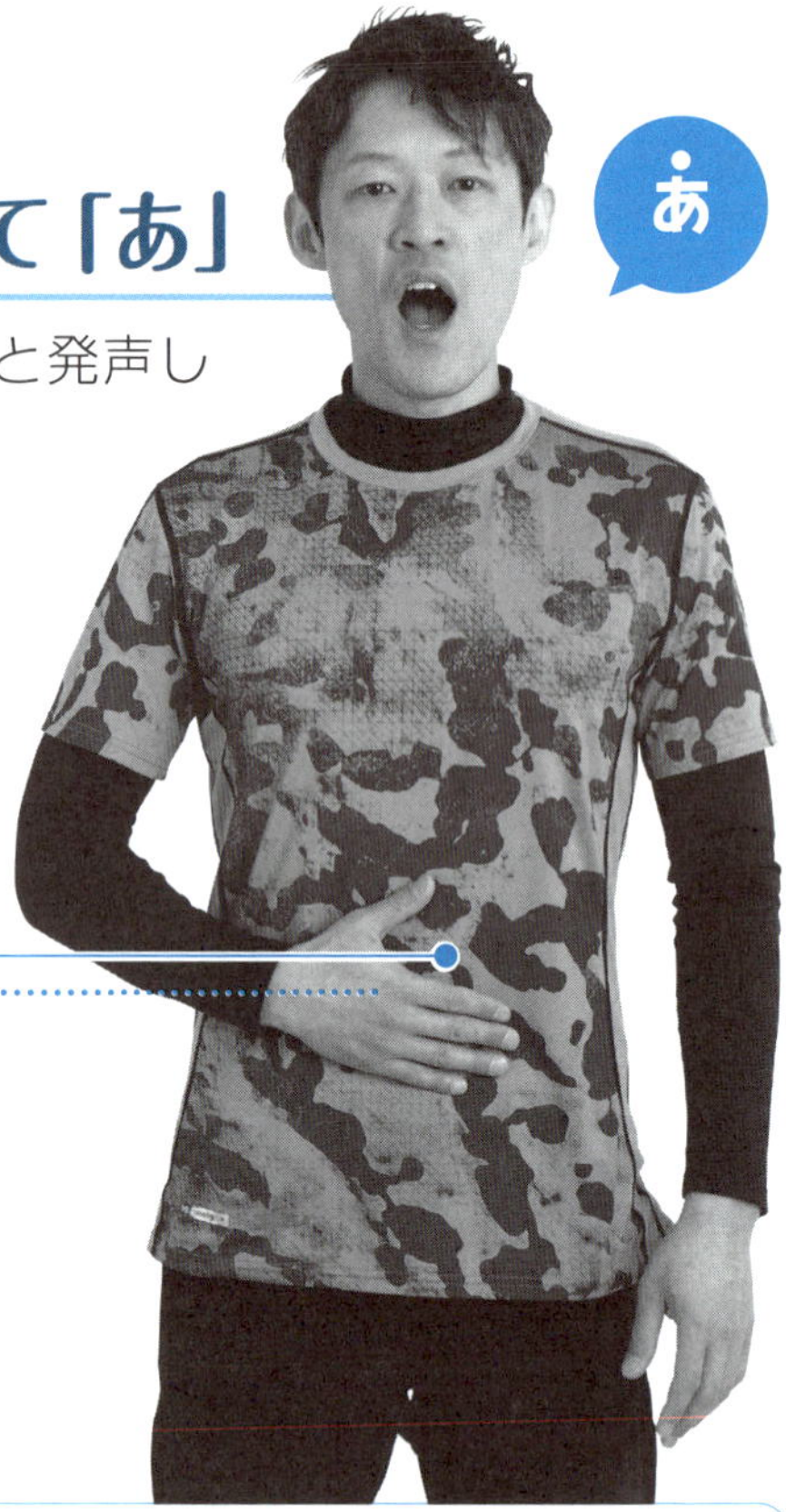
あ
1回ごとに息を吸い込む

●横から見たポーズ

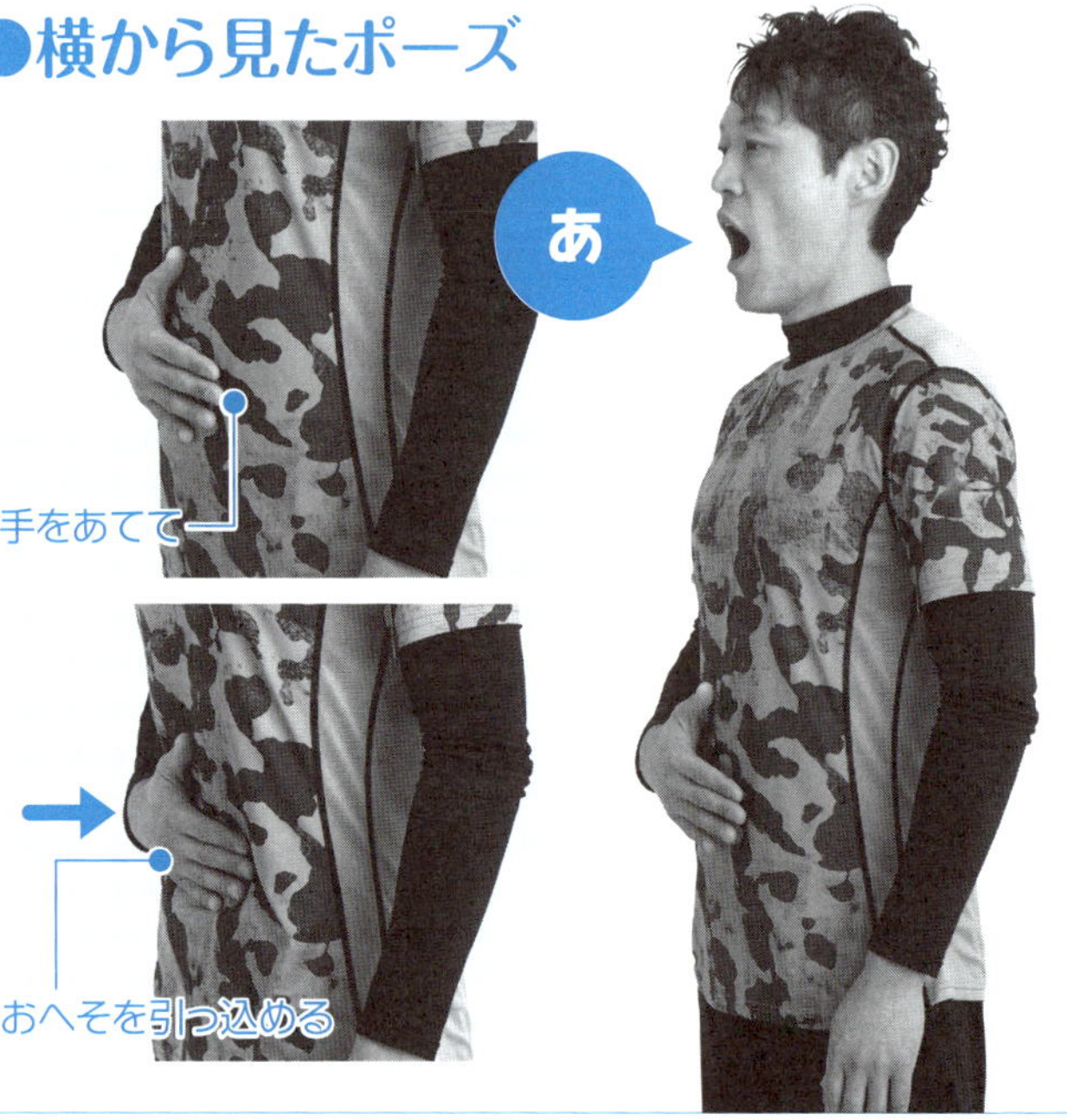
あ
手をあてて
おへそを引っ込める

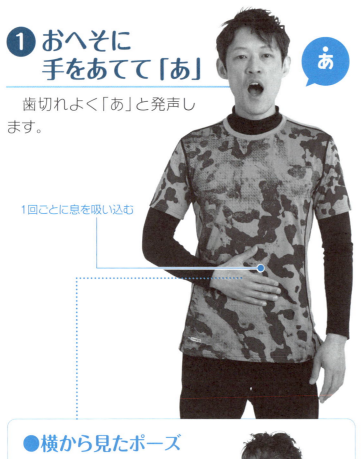

❷ おへそに手をあてて「え」

歯切れよく、お腹から力強く声を押し出します。

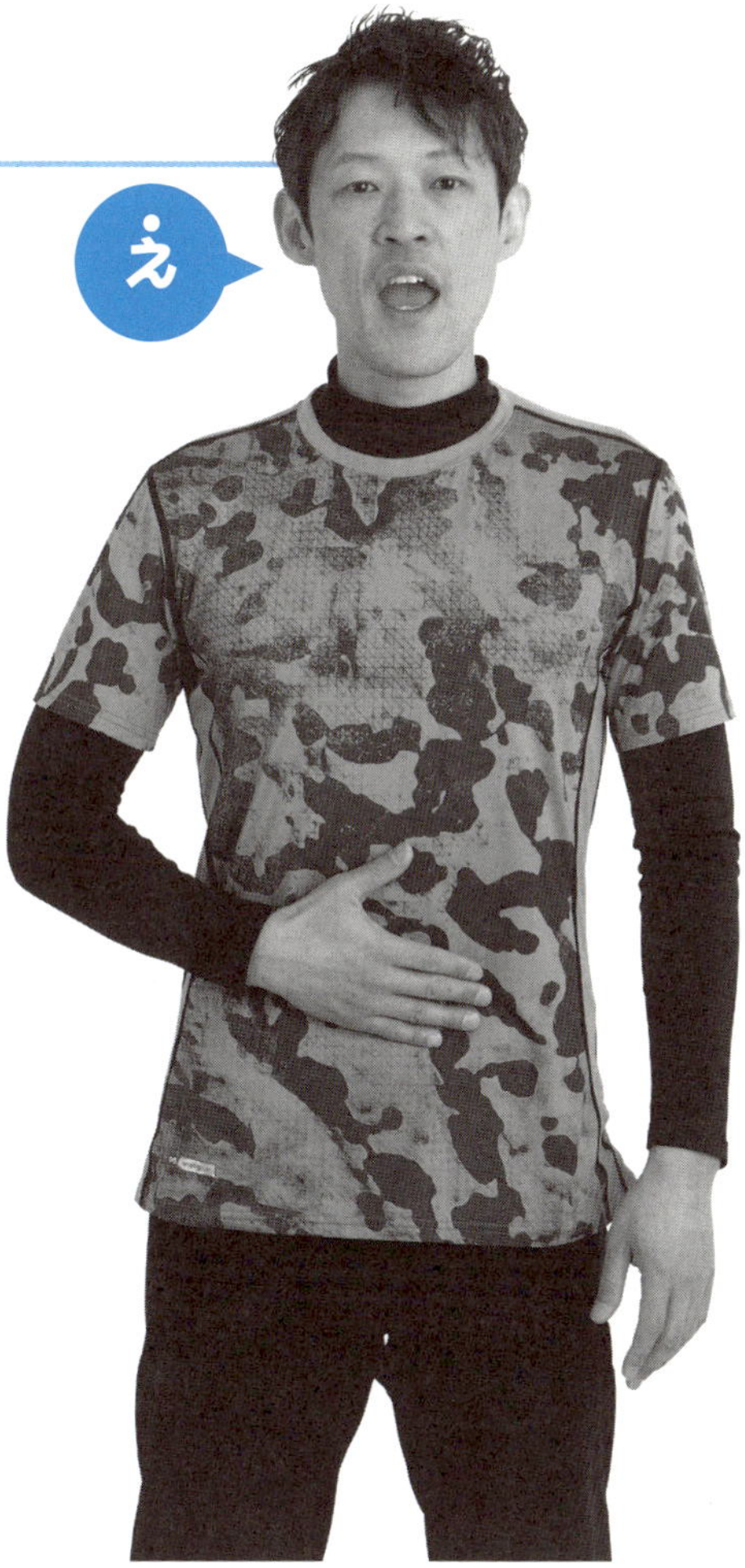

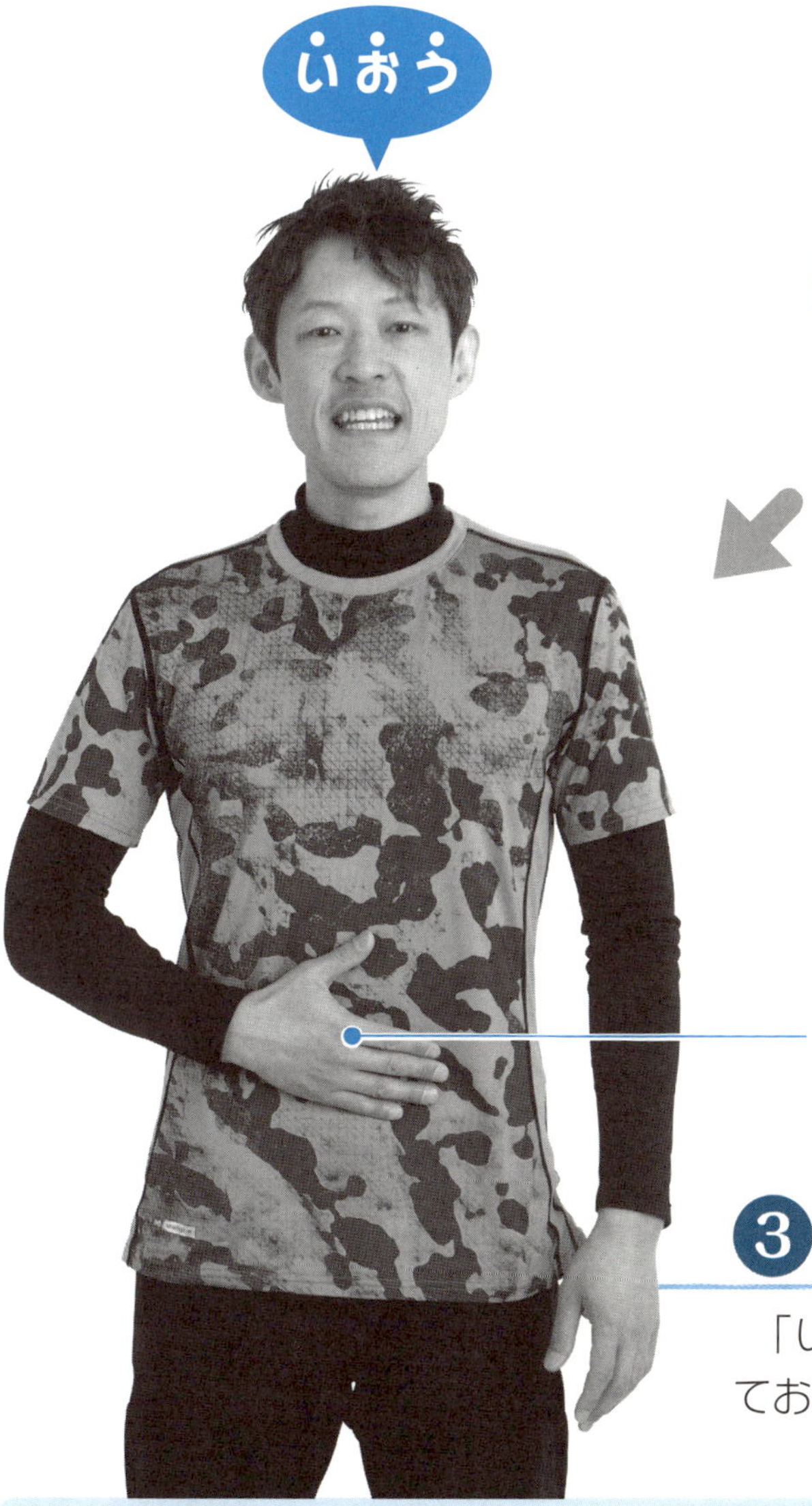

❸ そのまま「い」「お」「う」

「い」「お」「う」とお腹でリズムをとっておこないます。

ポイント 1回ごとに吸い込むことで横隔膜の強化になります。

難易度★★★☆☆

17 ながいき（長息）

お腹に手をあて腹筋・骨盤底筋群（肛門）に力を入れ「あ――――」と7秒伸ばします。しっかり息を吐き切るのがポイントです。

●効果●
①声門閉鎖力の強化
②骨盤底筋群の強化

回数 あえいおう2回

❶ 手をお腹にあて口を「あ」の形にする

手をお腹にあて肩の力を抜いて、口を「あ」の形にします。

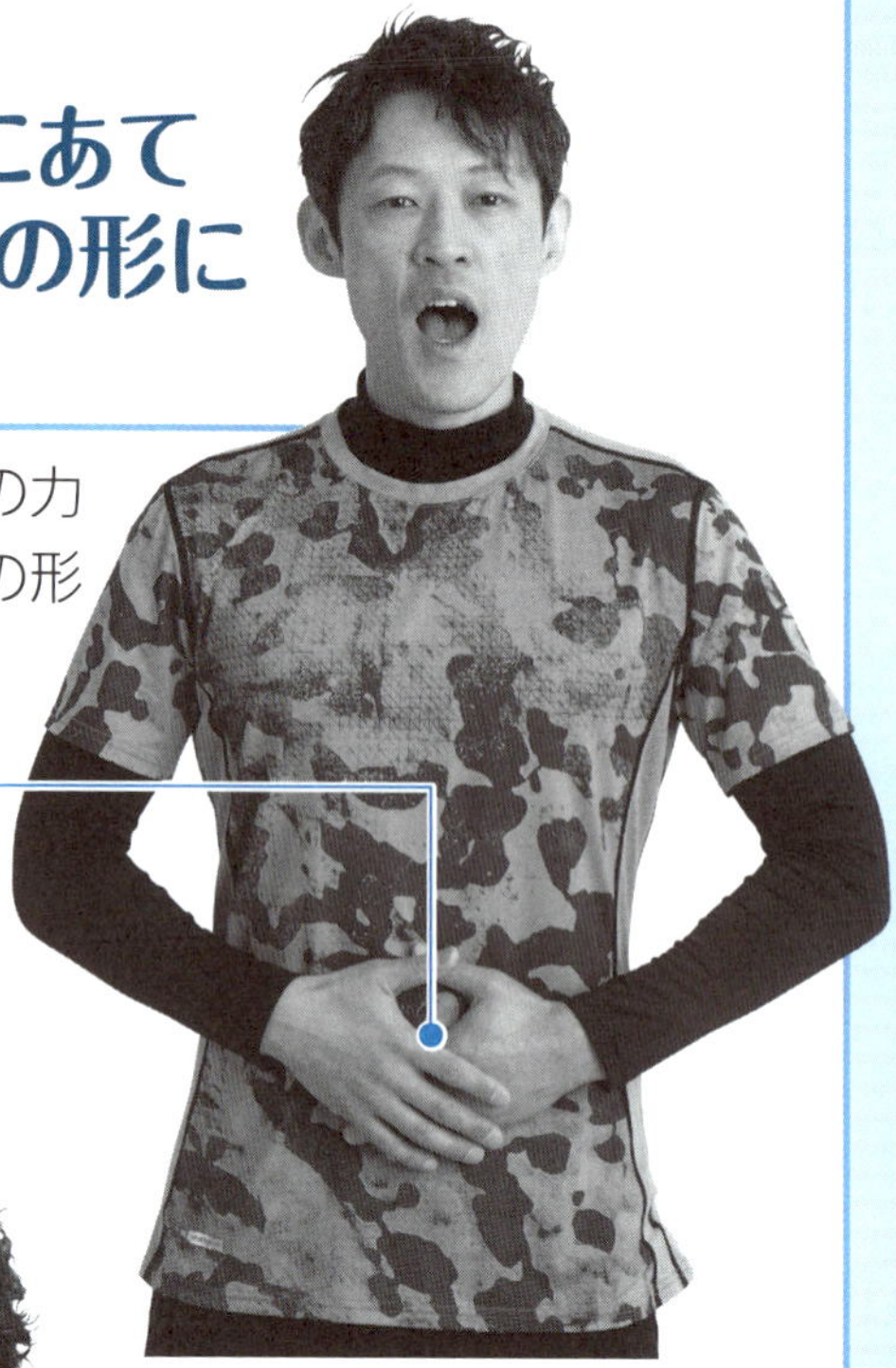

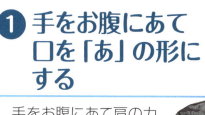

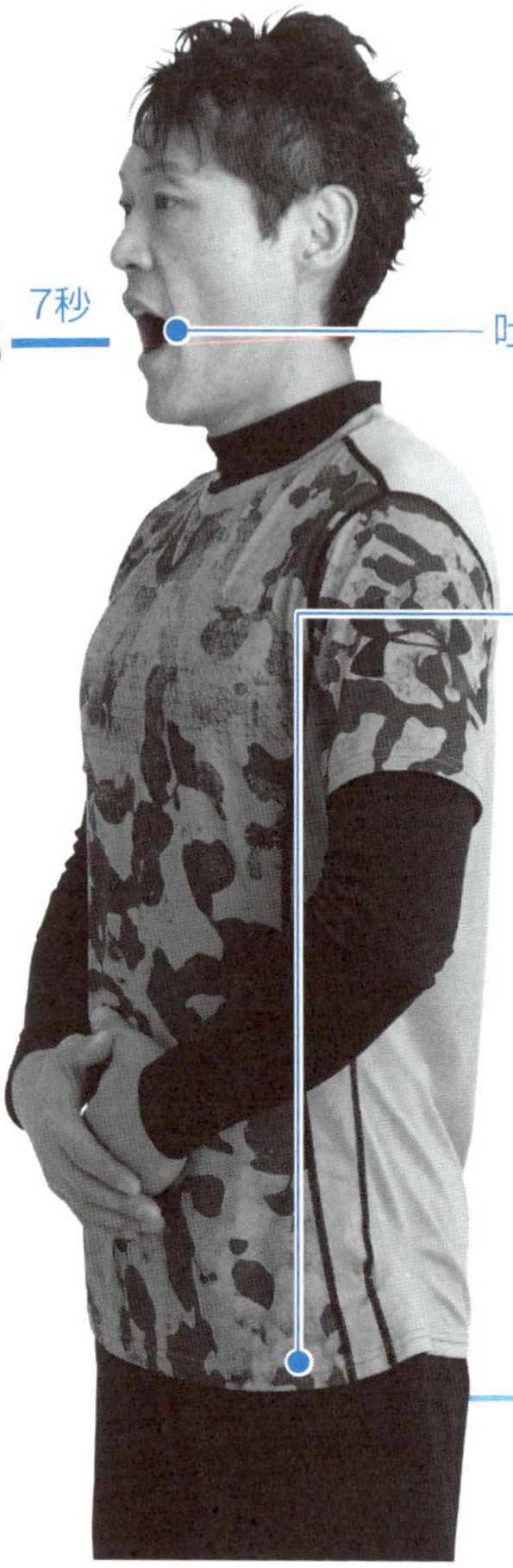

❷ お腹、骨盤底筋群（肛門）に力を入れて「あー」を7秒伸ばす

最後まで息をしっかり吐き切ります。

③「えー」「いー」も同様に7秒伸ばす

「あー」に続けて「えー」「いー」と発声します。

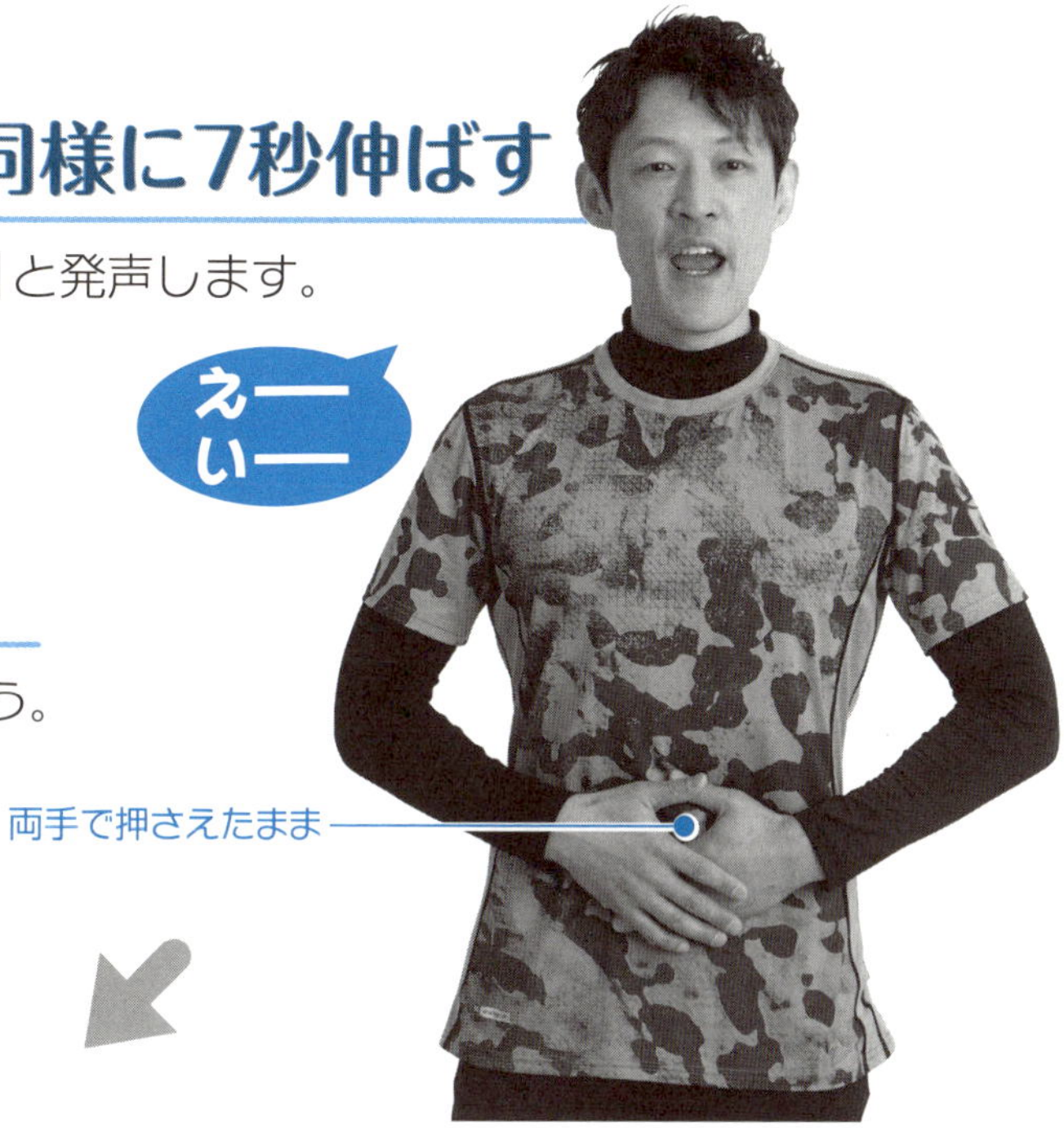

④続いて「おー」を発声

しっかり息を吐き切りましょう。

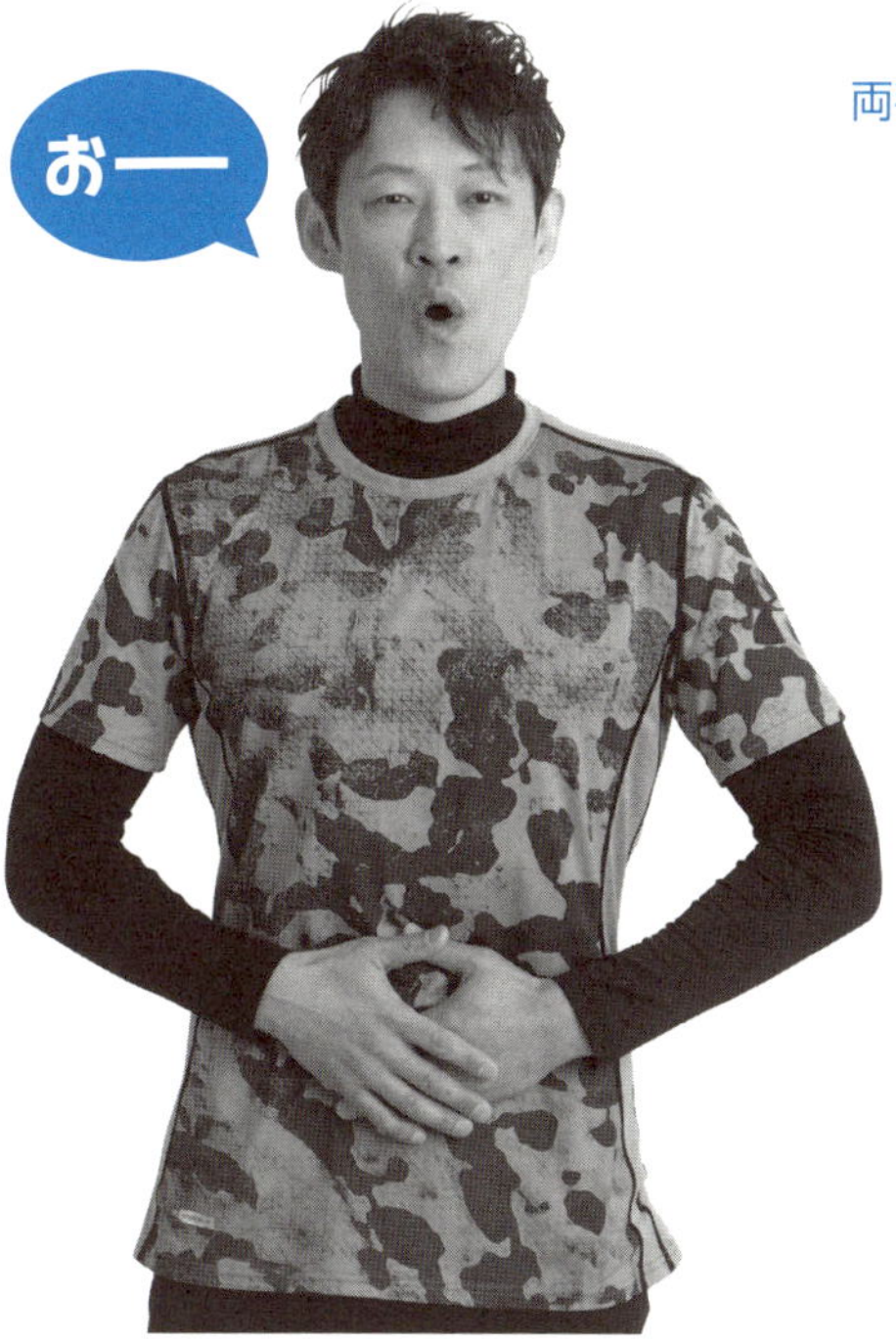

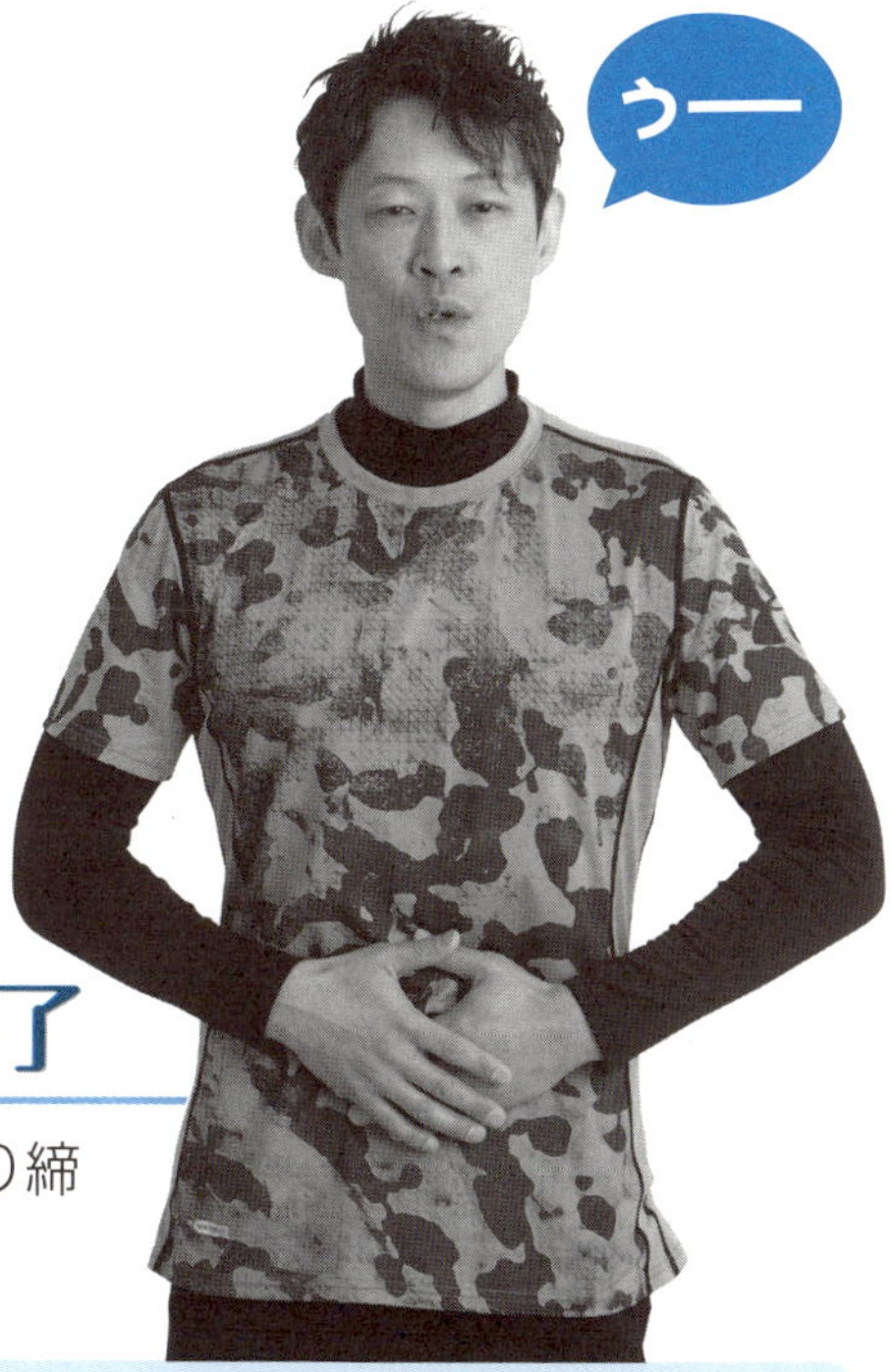

⑤最後は「うー」で1クール終了

最後までお腹と骨盤底筋群（肛門）をしっかり締めましょう。

ポイント 肩や首が緊張しないようにリラックスして、声が揺れないようにまっすぐ伸ばしましょう。

難易度★★★☆☆

18 UFO

低い声→高い声→低い声をなめらかにつなげ、声帯のストレッチをおこないます。

UFOが飛んでいくイメージで体を使いながら楽しくおこないましょう。

●効果●

①輪状甲状筋（声帯を引っ張る筋肉）の強化　②嚥下（飲み込み）力の強化

回数　あえいおう2回

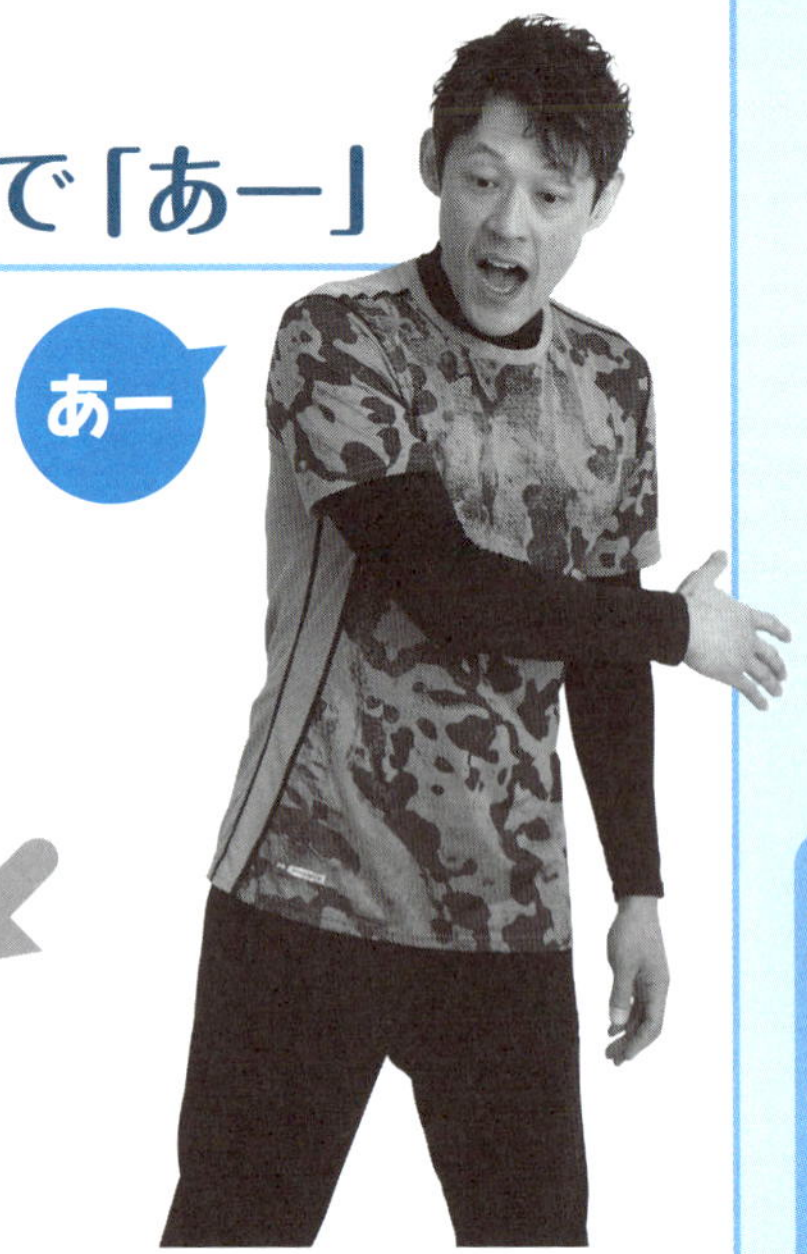

❶ 地声の低い声で「あー」

腕を体の前に下ろし、低い声で「あー」と発声します。

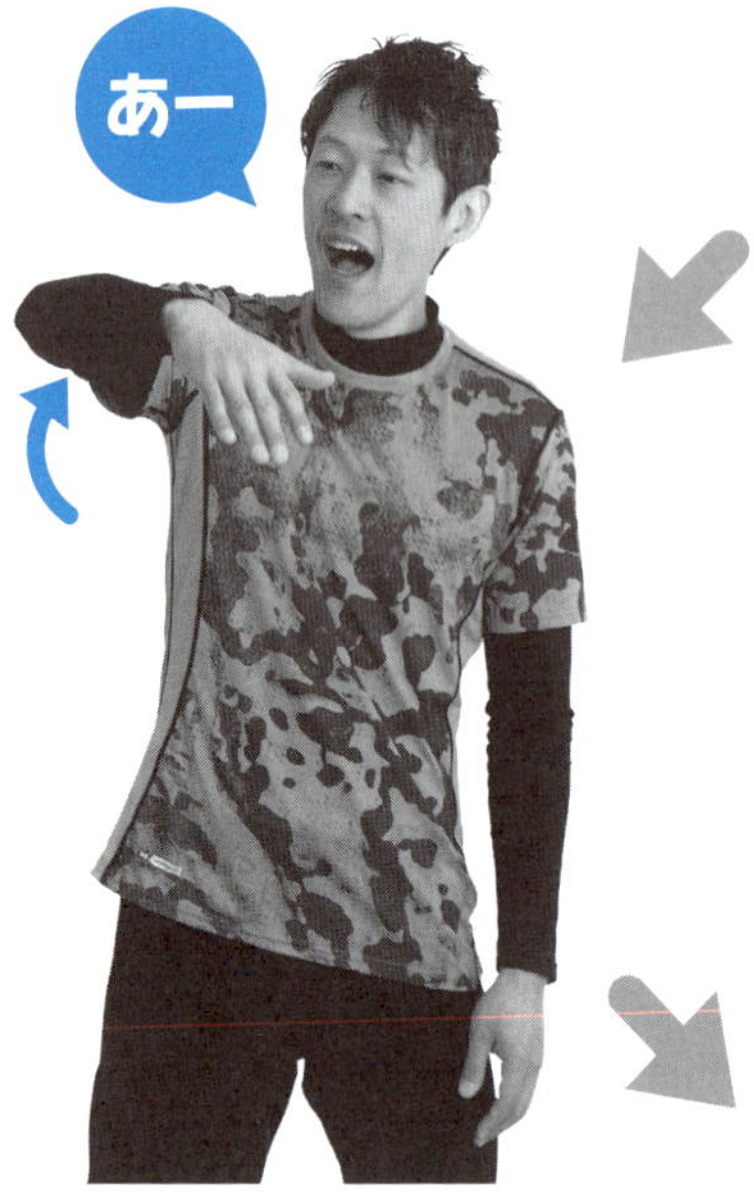

❷ 腕を上げながら、声の高さも上げる

ゆっくり声を高くしていきます。

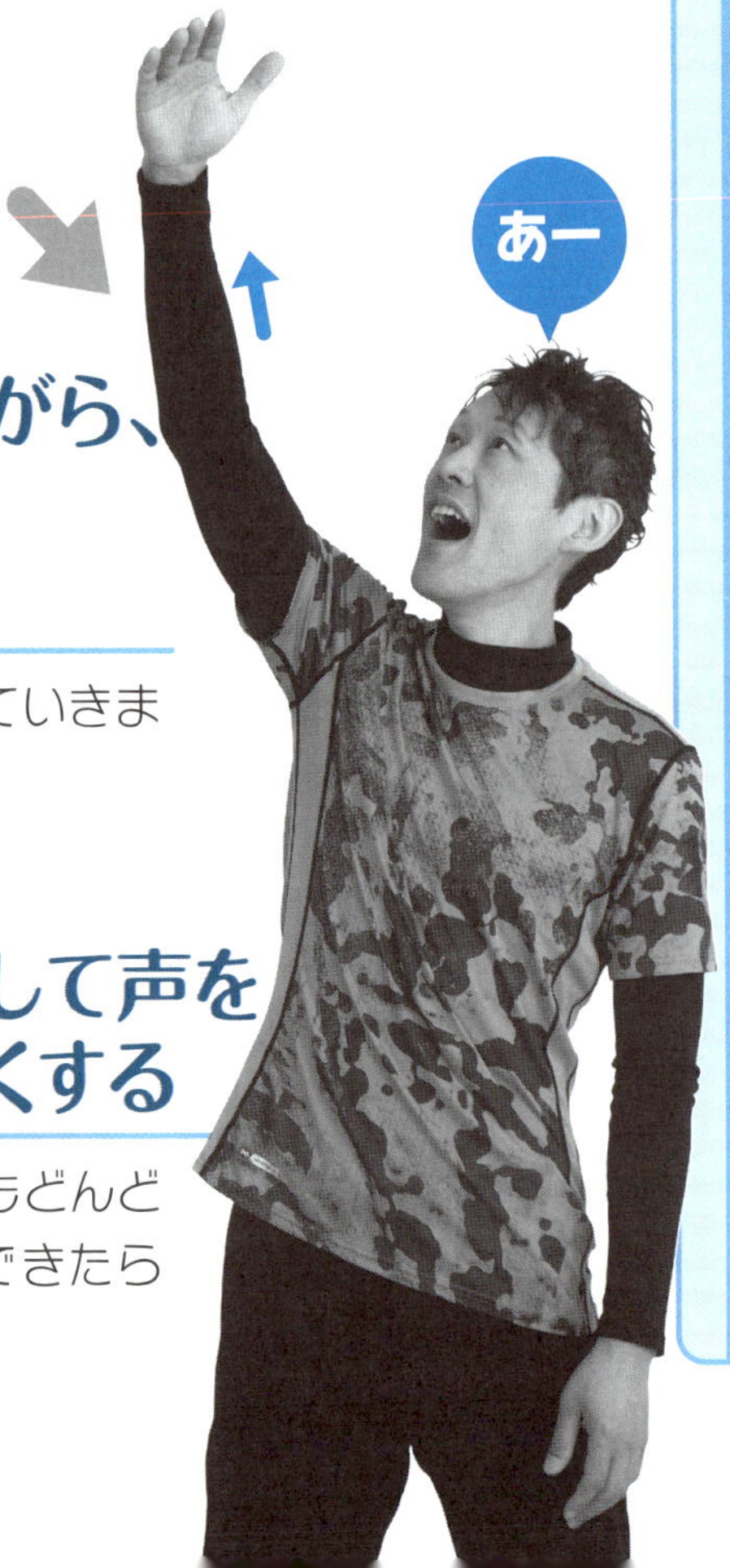

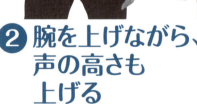

❸ 頂上をめざして声をどんどん高くする

腕の動きに合わせ声もどんどん高くしていきます（できたら裏声で）。

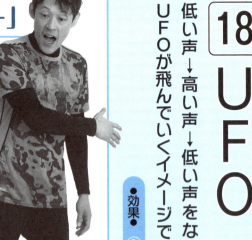

④ 頂上を越えたら下げ始める

　頂上を越えたら、ゆっくり腕と声を下げ始めます。

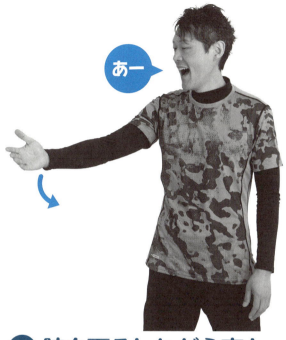

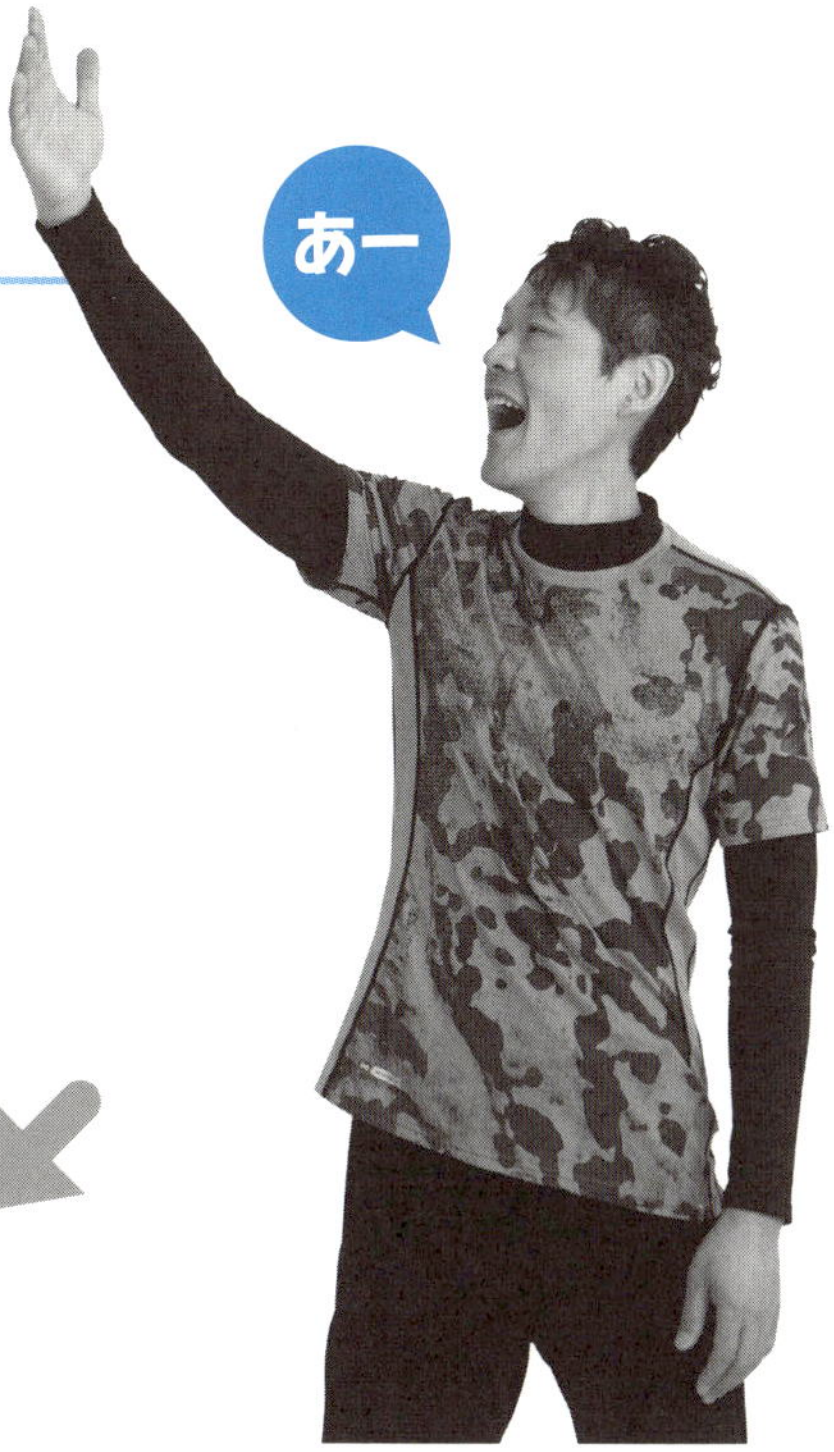

⑤ 腕を下ろしながら声も下げる

　ゆっくり腕を下ろしながら、声もだんだん低くしていきます。

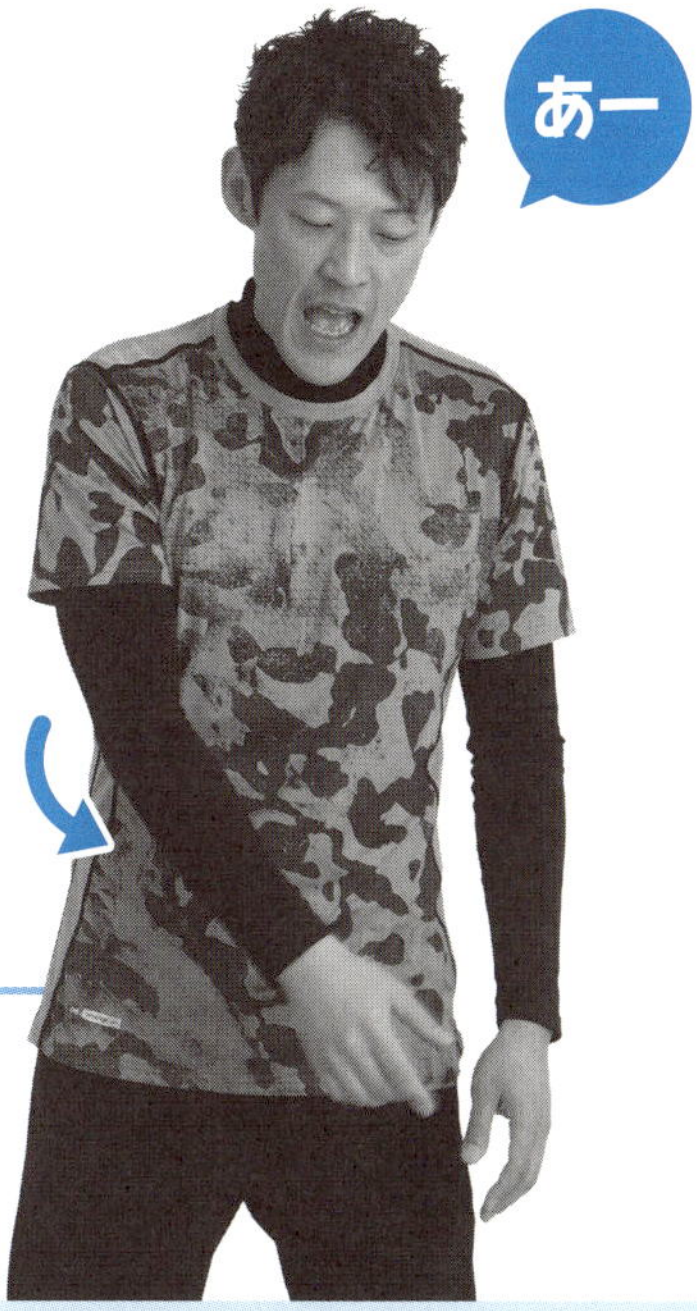

⑥ 腕を下ろして一番低い声で

　腕を下ろして一番低い声まで下げたら、「え、い、お、う」の順番で同様におこないましょう。

ポイント　声帯のストレッチが目的なので、できるだけ高い声を出しましょう。

難易度 ★★☆☆☆

19 ロケット発射

こぶしをへその下から胸まで上げていき「あー、えー、いー、おー、うー」とひと息で、発声します。そのつど肛門を締めることで、骨盤底筋を鍛えます。

●効果● ①骨盤底筋の強化 ②尿失禁予防

回数 **8回**

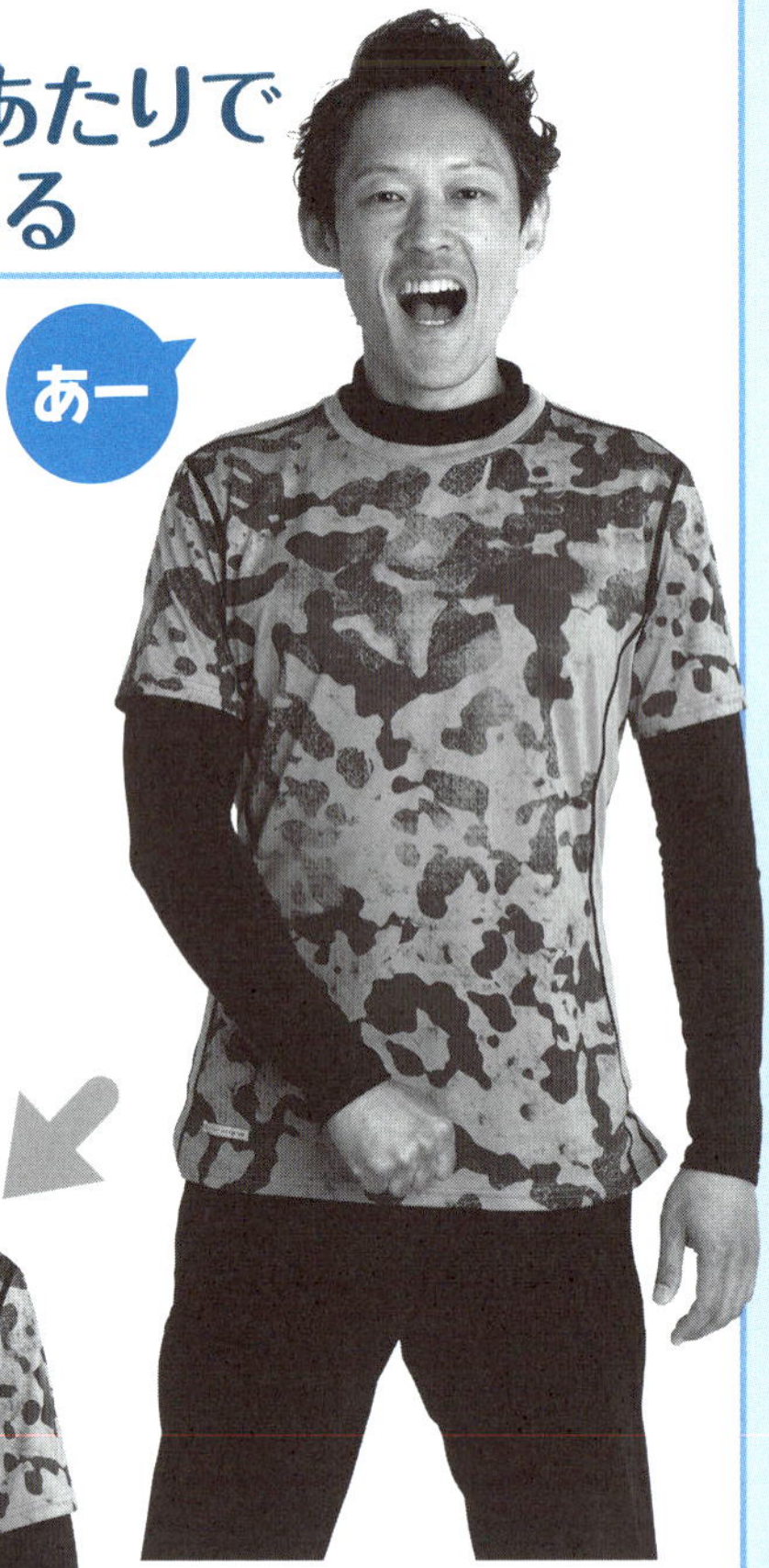

❶ おへその下あたりでこぶしをつくる

こぶしをつくりおへその下あたりにおいて、「あー」と声を出し始めます。

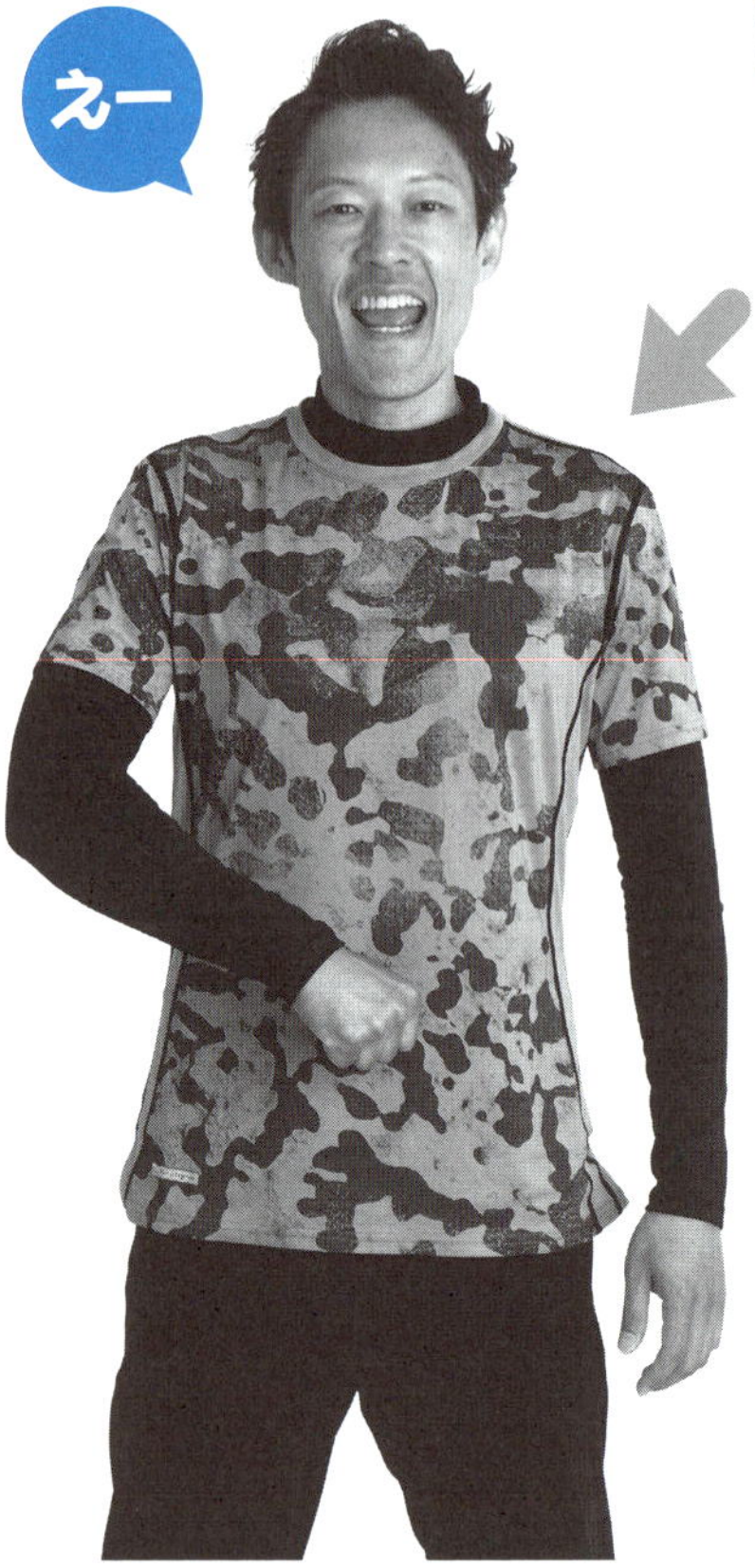

❷ こぶしをおへそのあたりまで上げて

こぶしをおへそのあたりまでゆっくり上げながら「えー」でつなげます。

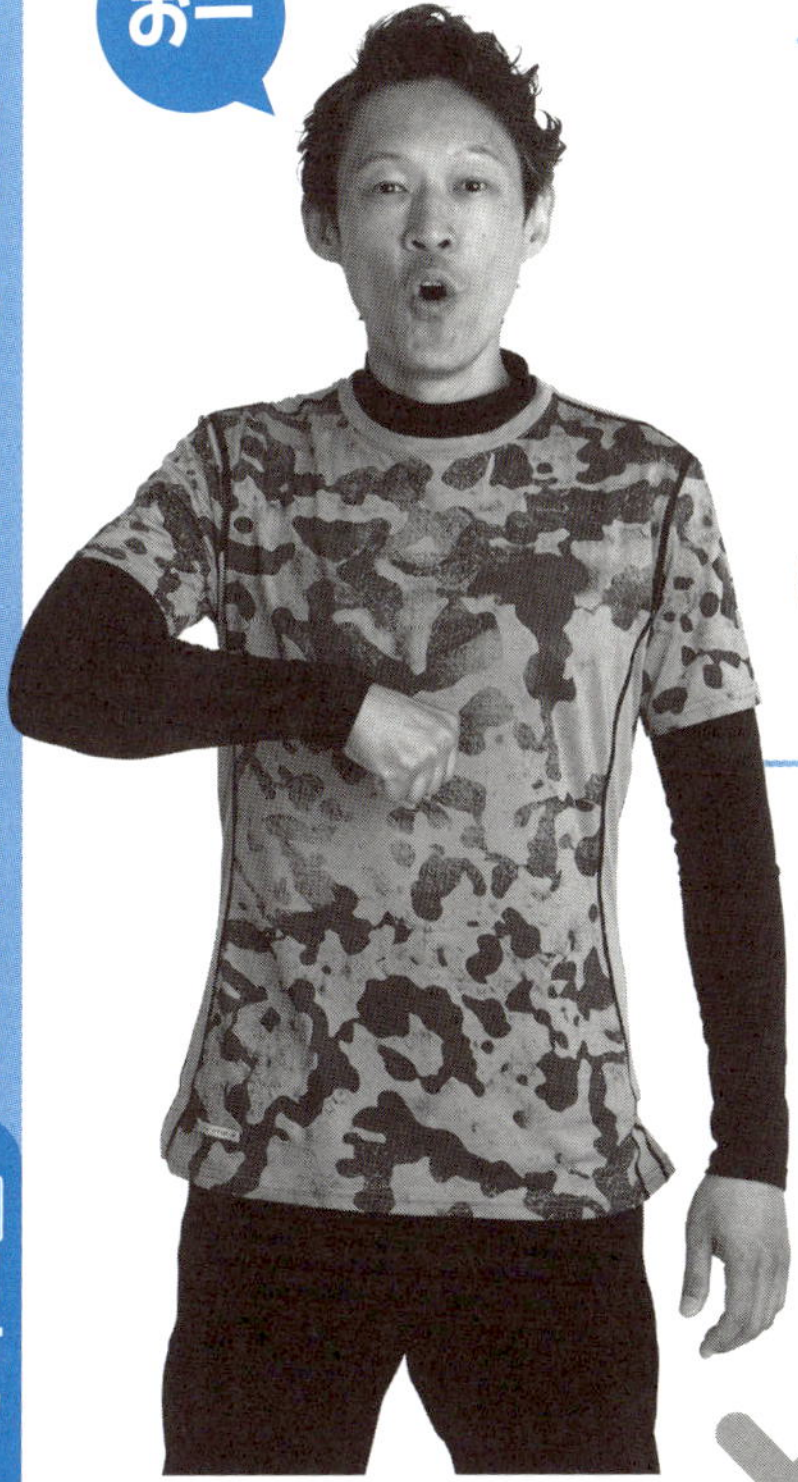

❸ おへそを超えたら「いー」

こぶしを徐々に上げて、「いー」とつなげます。

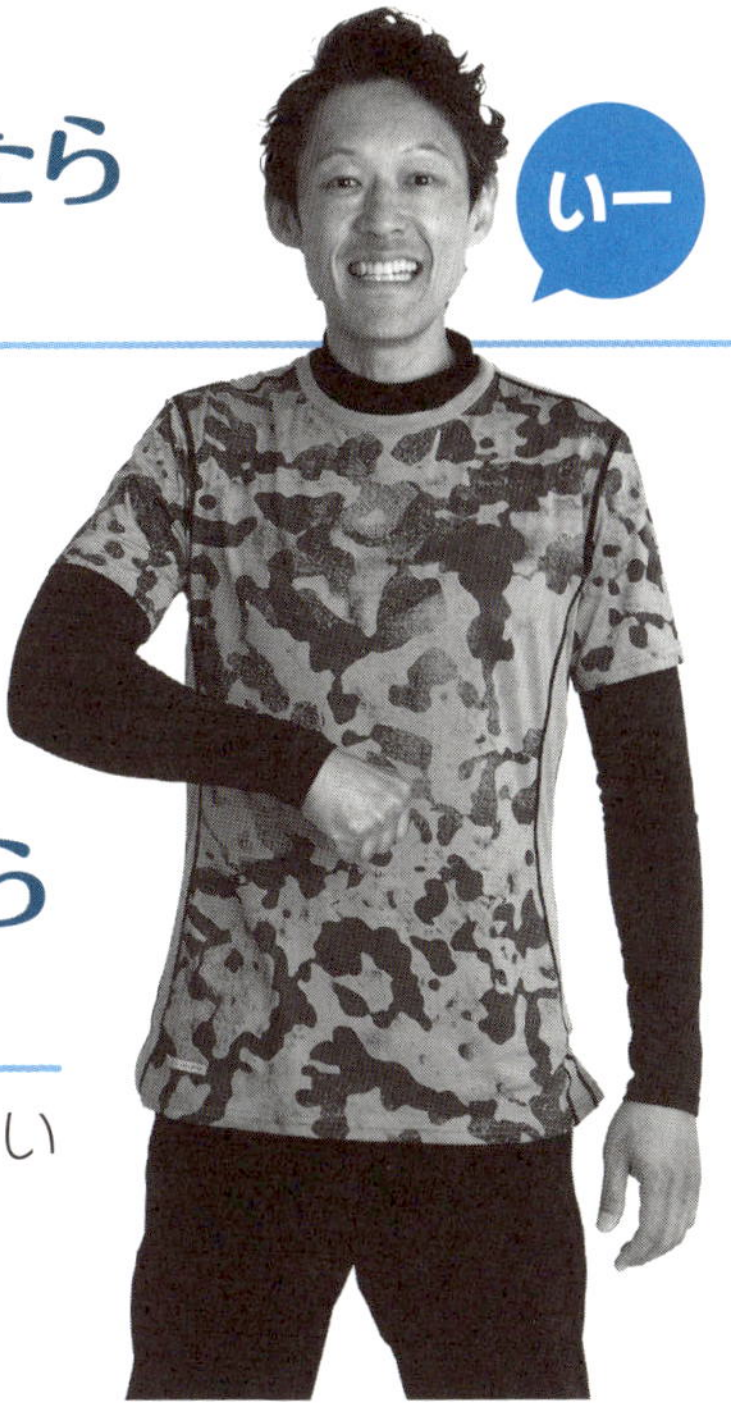

❹ 胸に近づいたら「おー」

こぶしをゆっくり上げていき、「おー」とつなげます。

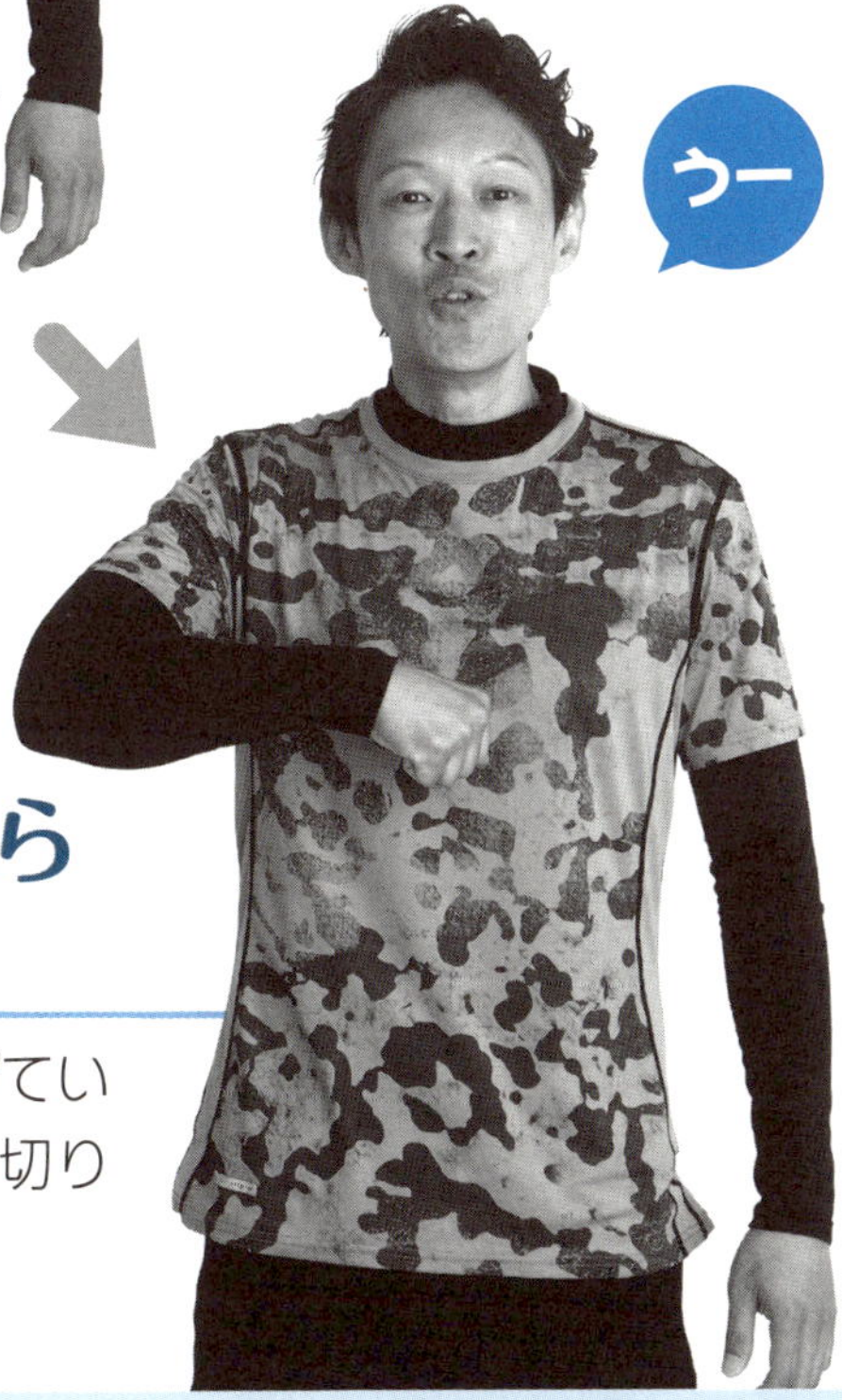

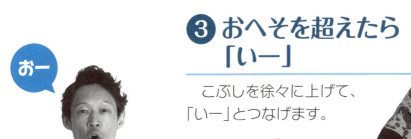

❺ 胸まできたら「うー」

こぶしを徐々に上げていき、「うー」と声を出し切ります。

●後ろから

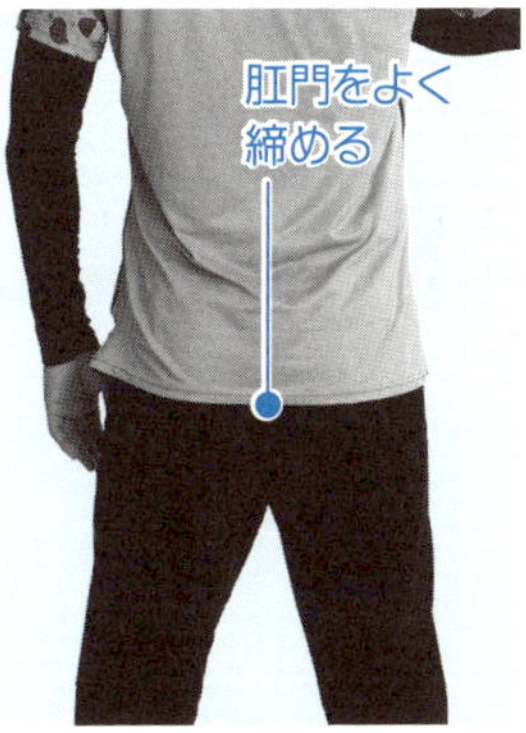

肛門をしっかり締めることで、骨盤底筋を鍛える効果があります。

ポイント 腕の動きに合わせて内臓を引き上げていくイメージです。

呼吸を改善し息切れをなおすスペシャルメニュー

最近、こんなこと感じませんか?

- 息が長く続かない
- 声が小さくなった
- すぐに息切れがする
- 歌で息継ぎがうまくできない　など

なぜ、そんなことが起きるのですか?

加齢による肺活量の低下が原因

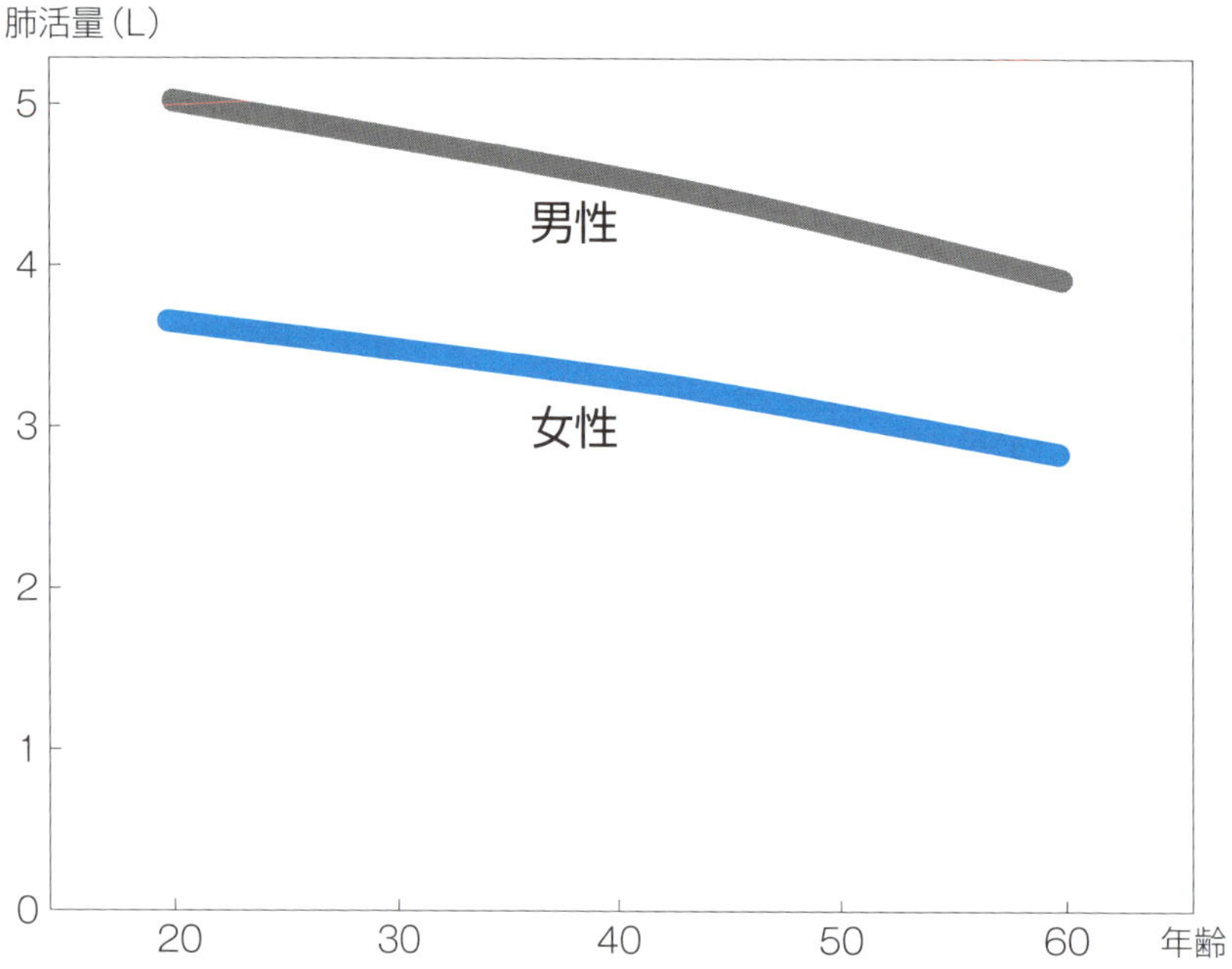

※各平均身長における正常予測式による正常値（日本呼吸器学会2001）

男女とも20代に比べて、肺活量が低下していきます。それが、息切れなどの原因になっています。

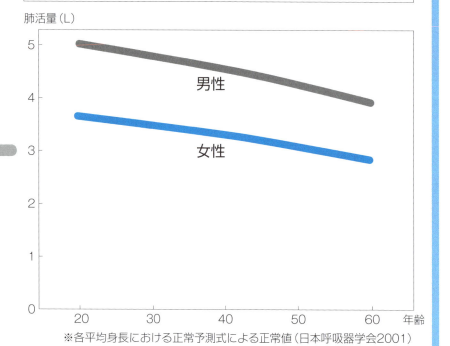

意識的な呼吸で改善！

呼吸筋を鍛える

呼吸筋は「無意識（不随意）」と「意識（随意）」の両方の神経でコントロールされています。両方のバランスで呼吸筋は鍛えることができるのです！

肺活量とは肺の中に入った空気を吐き出した量のことです。すなわち「吸い込む筋力」と「吐き出す筋力」が低下することで肺活量が減ってしまいます。

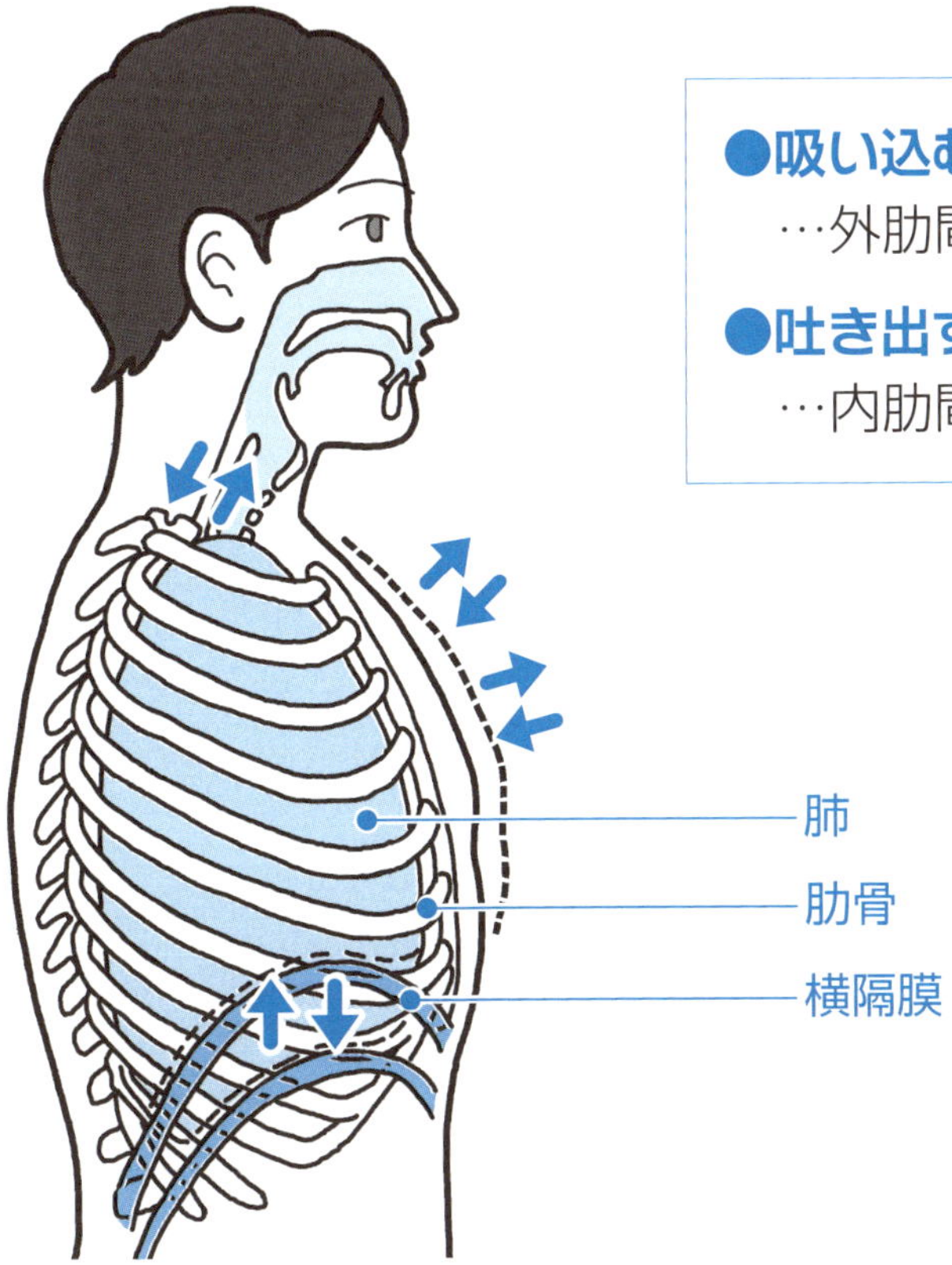

●吸い込む筋肉
…外肋間筋、横隔膜

●吐き出す筋肉
…内肋間筋、腹筋など

呼吸は1日３万回近く行っていると言われていますが、そのほとんどが「無意識」によるものです。無意識で使っている筋力は少しずつ衰えていき肺活量の低下につながります。

呼吸改善に役立つ体操は**80ページ**に

声が出やすくなるスペシャルメニュー

最近、こんなこと感じませんか?

- 声がかすれる
- 声が震える
- 声のはりがない
- 高い声が出にくい

など

なぜ、そんなことが起きるのですか?

声帯が弱くなっている

加齢による変化や声を出す機会が減ったりすると、声帯がやせて(声帯萎縮)、左右の声帯がしっかり閉じなくなります。それによって息が抜けたような『かすれ声』や、『声のはり』がなくなり、出しづらくなります。

正常な声帯と、やせた声帯の写真

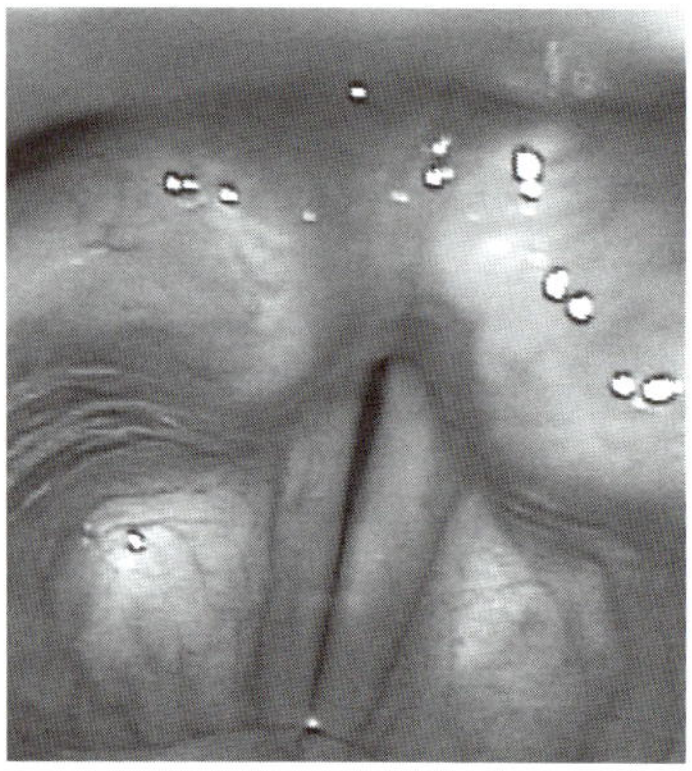

正常な声帯

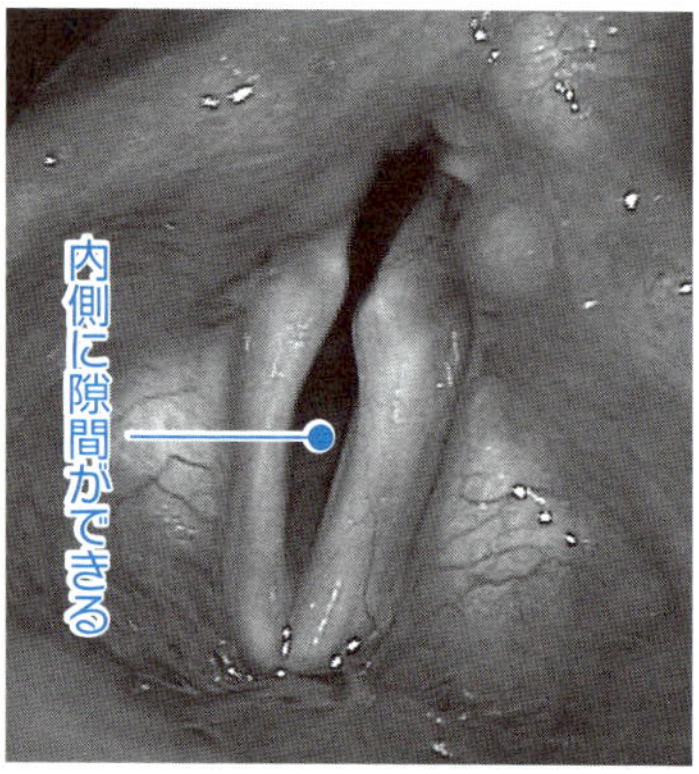
内側に隙間ができる

やせた声帯

声帯を集中的に動かすことで改善！

声帯、そして声帯を調整している筋肉を集中的に動かし、筋力を回復させることが必要です。

声帯を強くする体操

①「ムンクの叫び」

➡52ページへ

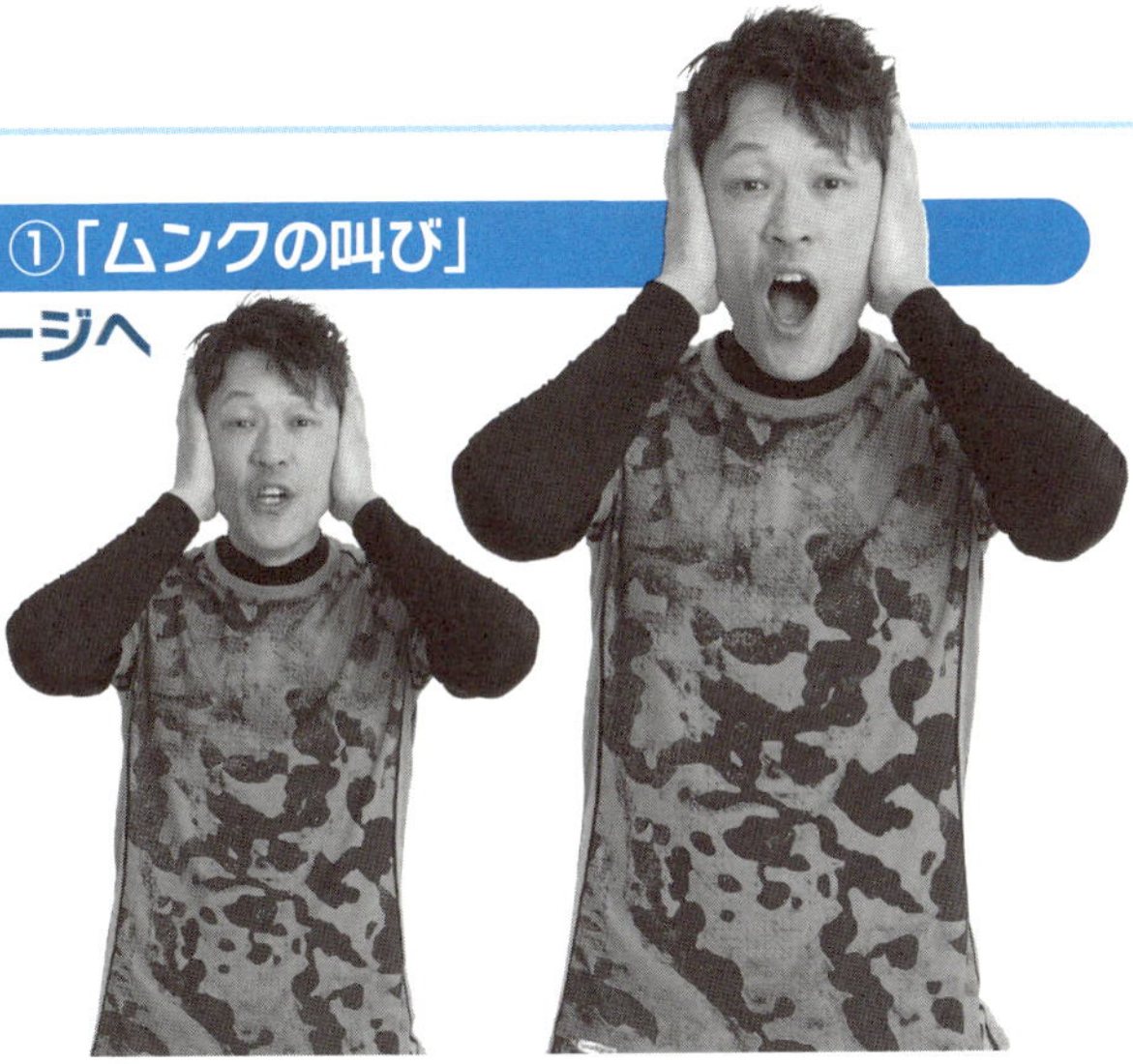

②「神様おねがい」

➡54ページへ

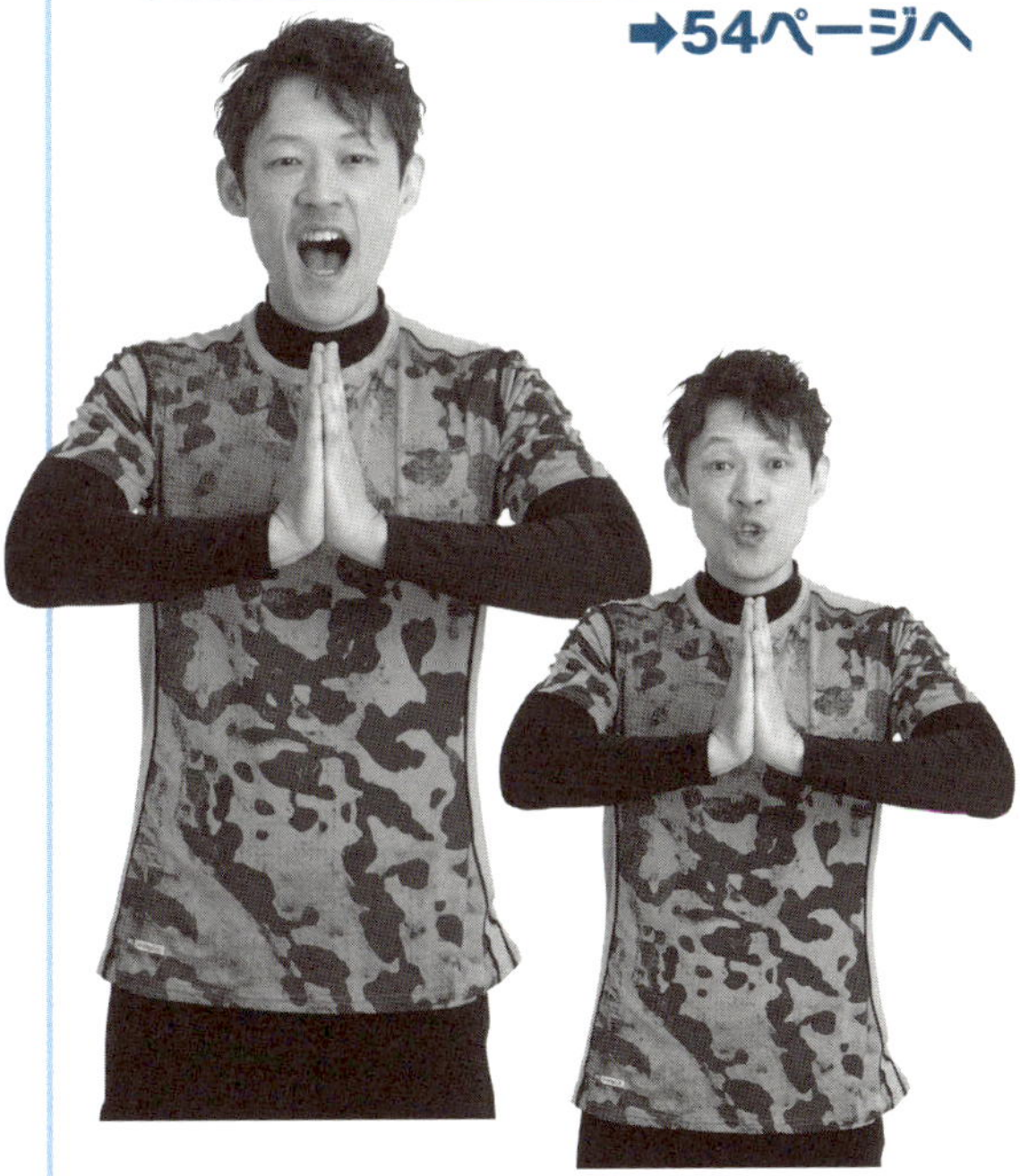

③「UFO」

➡66ページへ

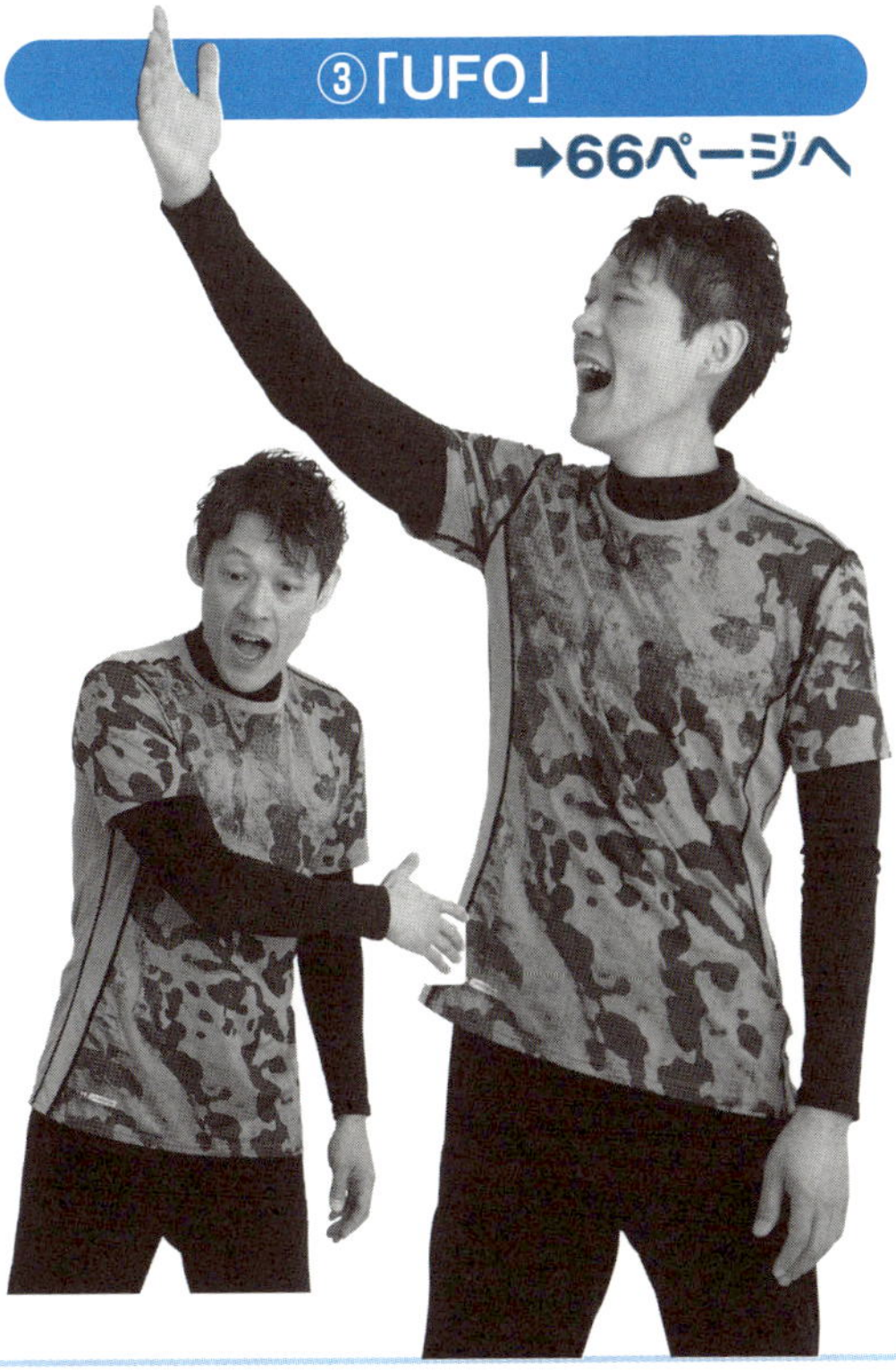

聞きとりにくい声を改善するスペシャルメニュー

最近、こんなこと感じませんか？

・滑舌が悪い
・声が聞きとりにくい
・声がこもった（暗い）感じ
・ろれつが回らない
・しゃべるのが億くうになる　など

なぜ、そんなことが起きるのですか？

くちびるや舌の筋力が低下している

唇や舌の筋力が低下しスムーズな発音ができなくなってしまうためです。さらに口の中を広げる力が弱くなると、響きのない暗い声になってしまいます。特に男性の人は加齢によりのどが下がりやすく、こもった声になりがちです。毎日、声を出していても筋力は少しずつ低下しています。それを防ぐためには、負荷をかけたトレーニングをおこなうことが大切です。

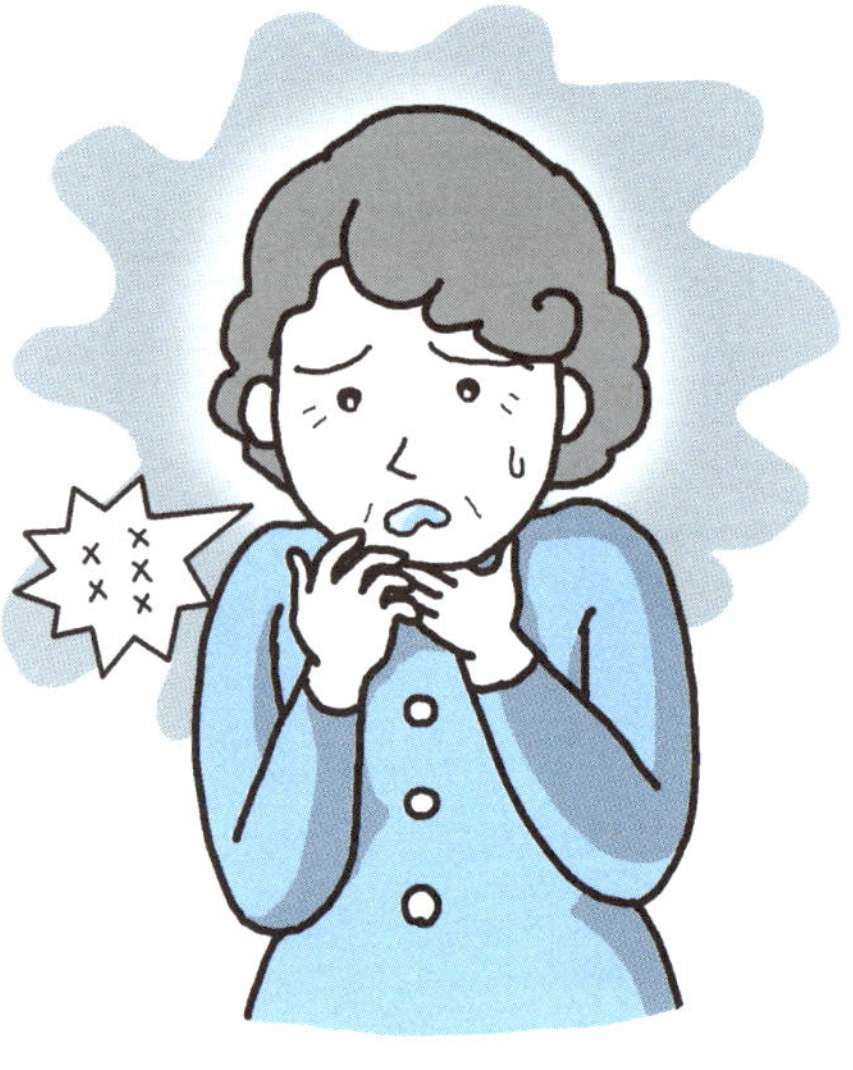

くちびると舌を鍛えて改善！

くちびるや舌の筋肉を集中的に鍛えて、きれいな滑舌にしましょう。そして鼻腔共鳴（鼻の響き）を意識し明るくつやのある声にしましょう。

くちびるや舌の筋肉を鍛える体操

①「チューチューリップ」

➡56ページへ

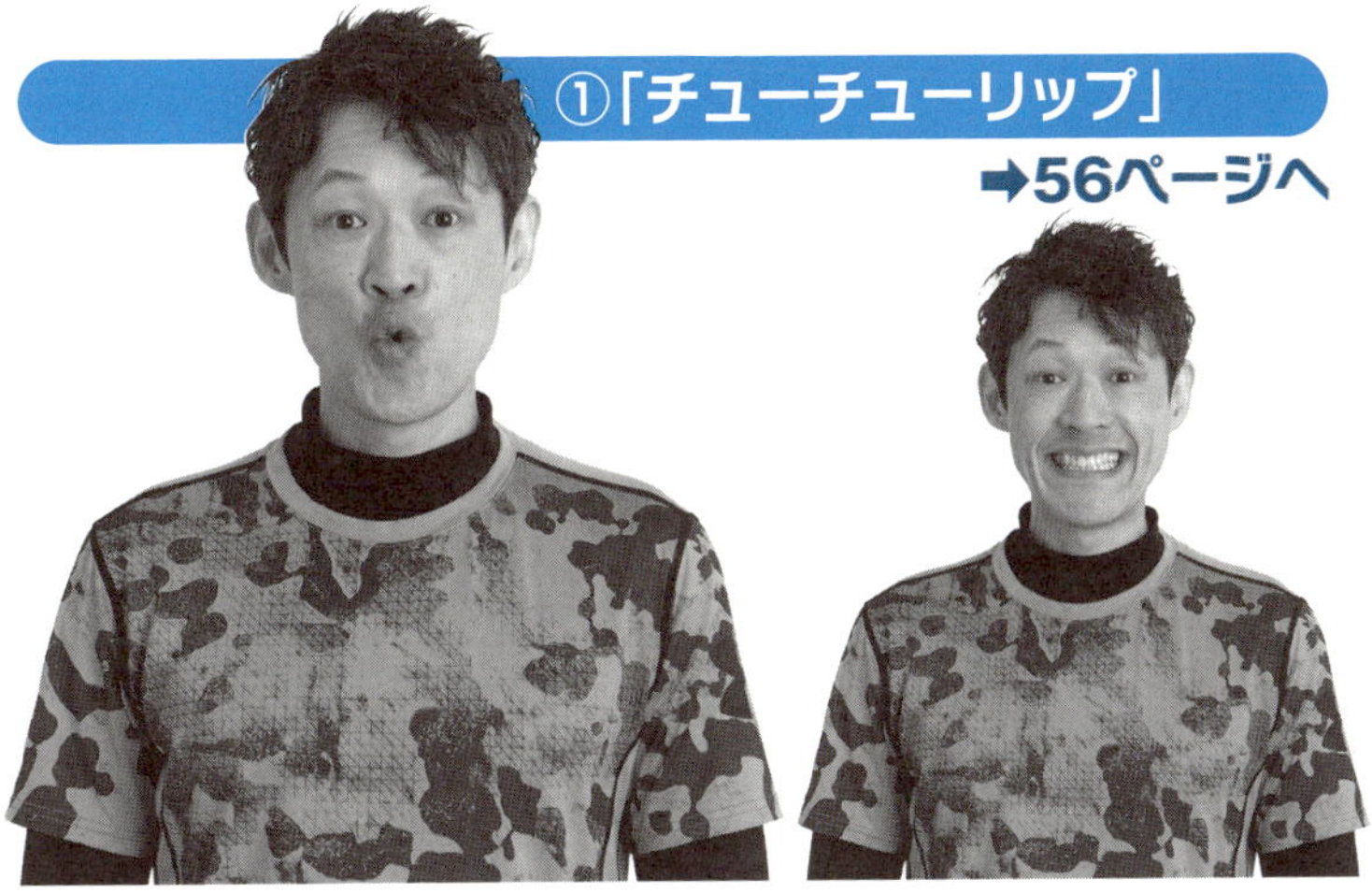

②「ブルブルリップ」

➡58ページへ

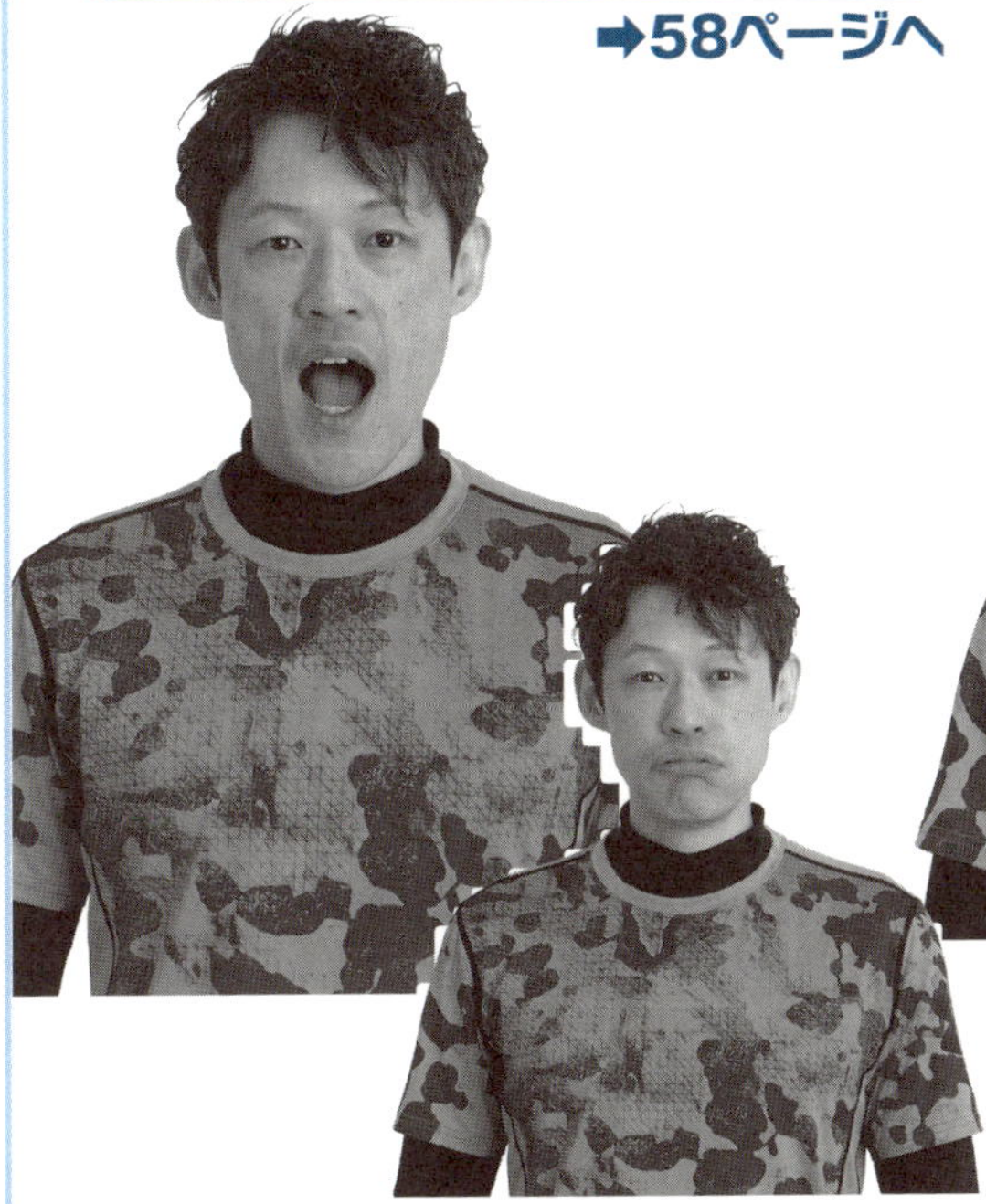

③「ラレリロール」

➡60ページへ

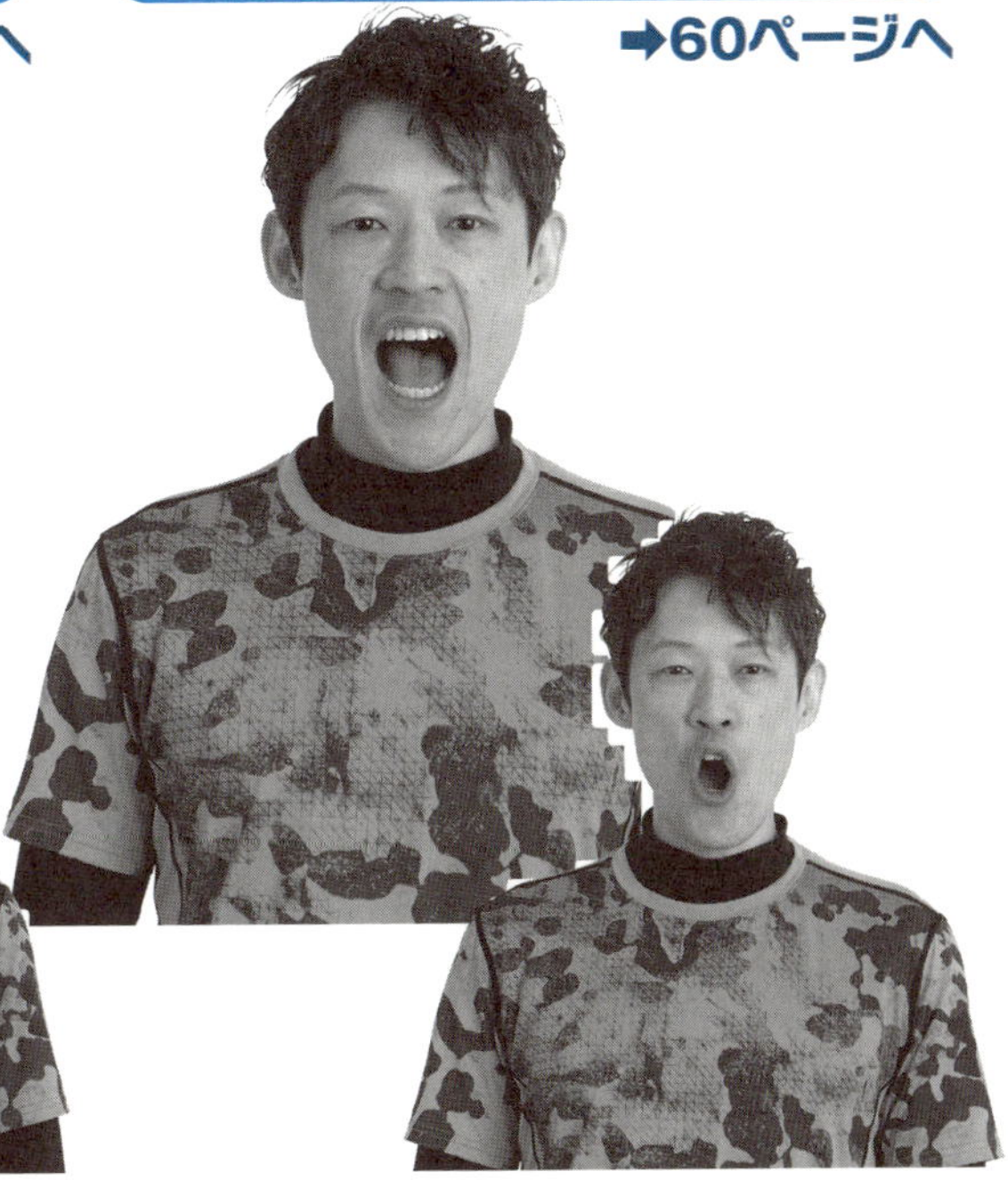

トイレが近くなった人が おこないたいスペシャルメニュー

最近、こんなこと感じませんか?

・ぽっこりお腹　・トイレが近くなった
・残尿感を感じる　など

なぜ、そんなことが起きるのですか?

内臓を支える力が弱くなるため

ぽっこりお腹や尿漏れの原因は、内臓を支える腹筋や骨盤底筋が弱くなることが一つの原因として考えられます。特に女性は出産の影響で骨盤底筋が緩みやすいため、内臓が下がり、膀胱を圧迫してトイレも近くなりがちです。

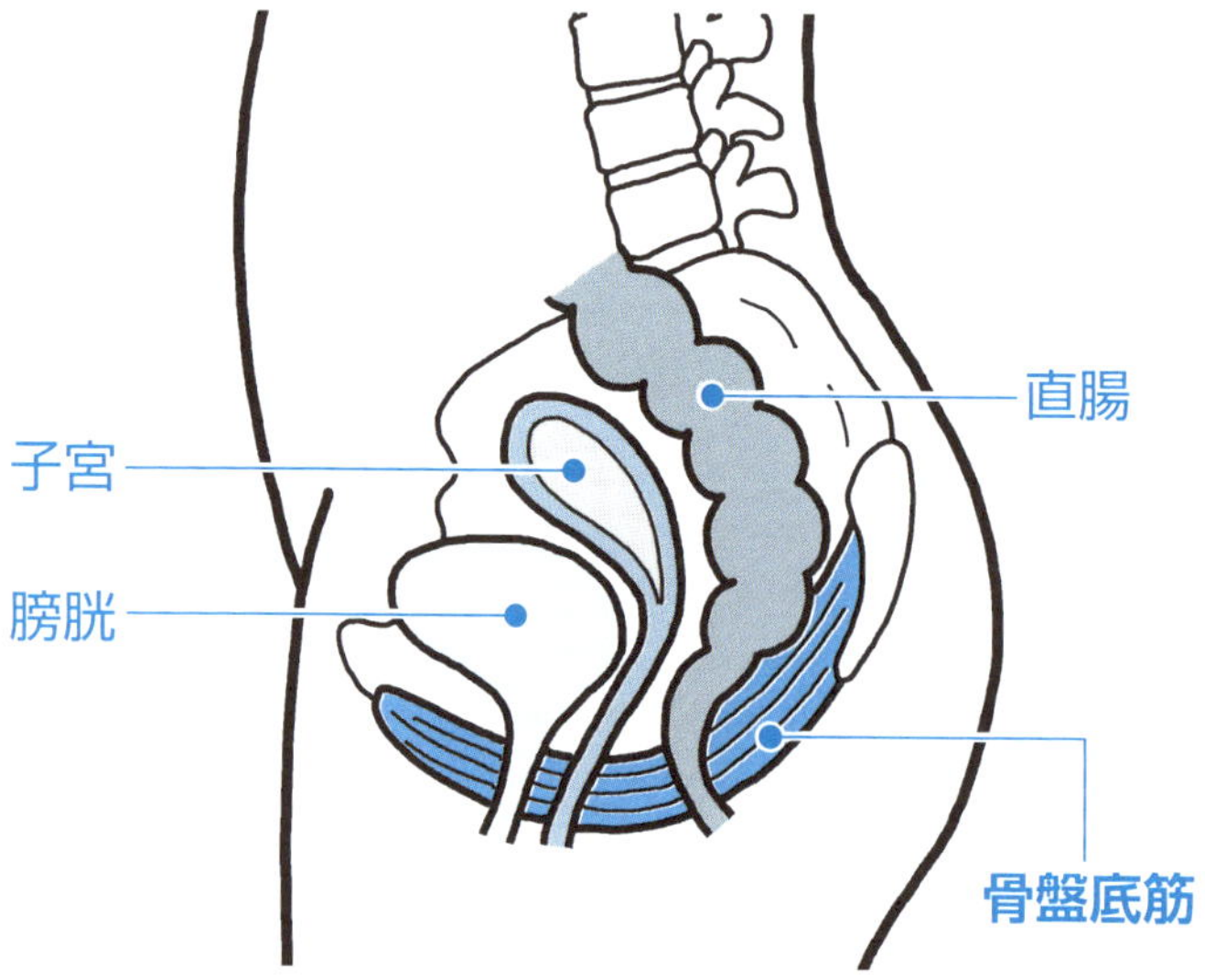

内臓を支える壁を強化して改善！

腹筋、骨盤底筋に意識的に力を入れ、内臓を支える壁や土台をしっかり鍛えましょう。

骨盤底筋を鍛える体操

①「へそリズム」

➡62ページへ

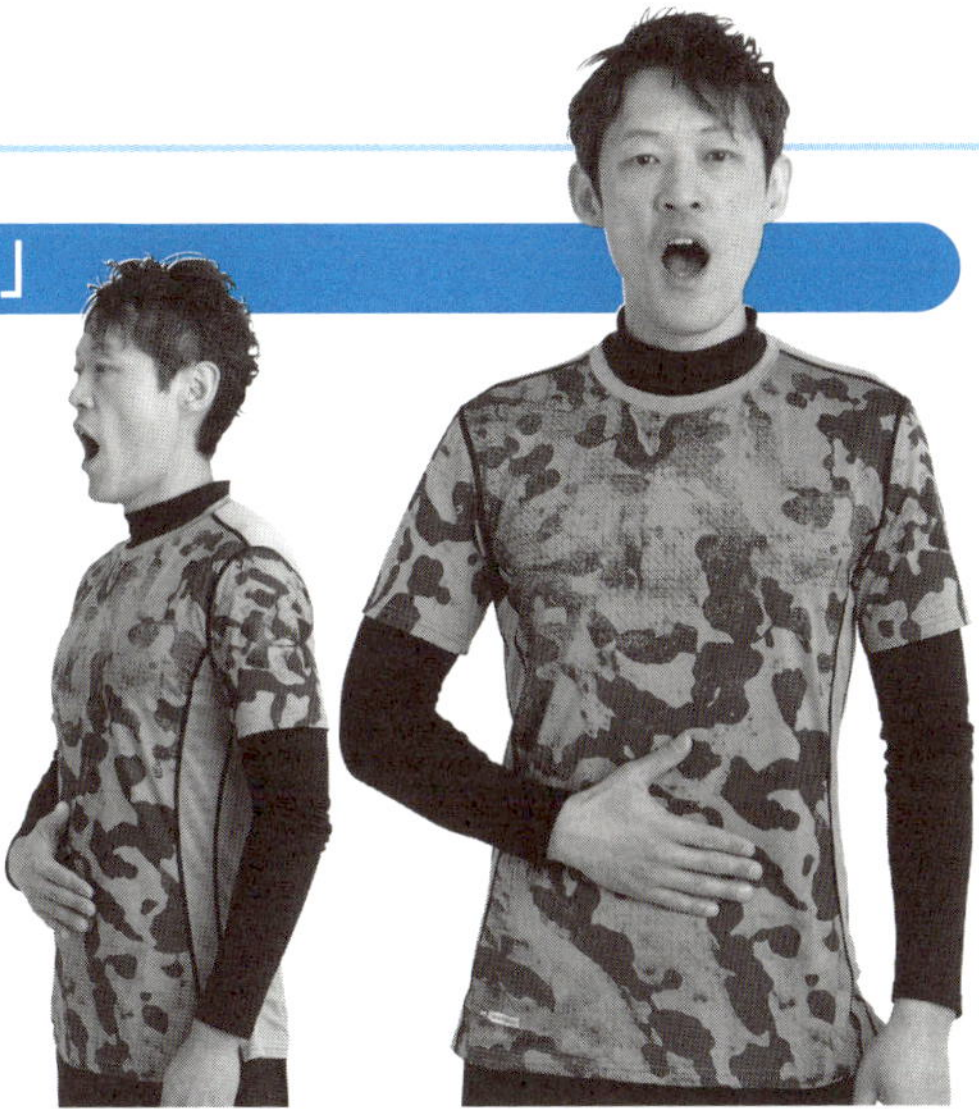

②「ながいき」

➡64ページへ

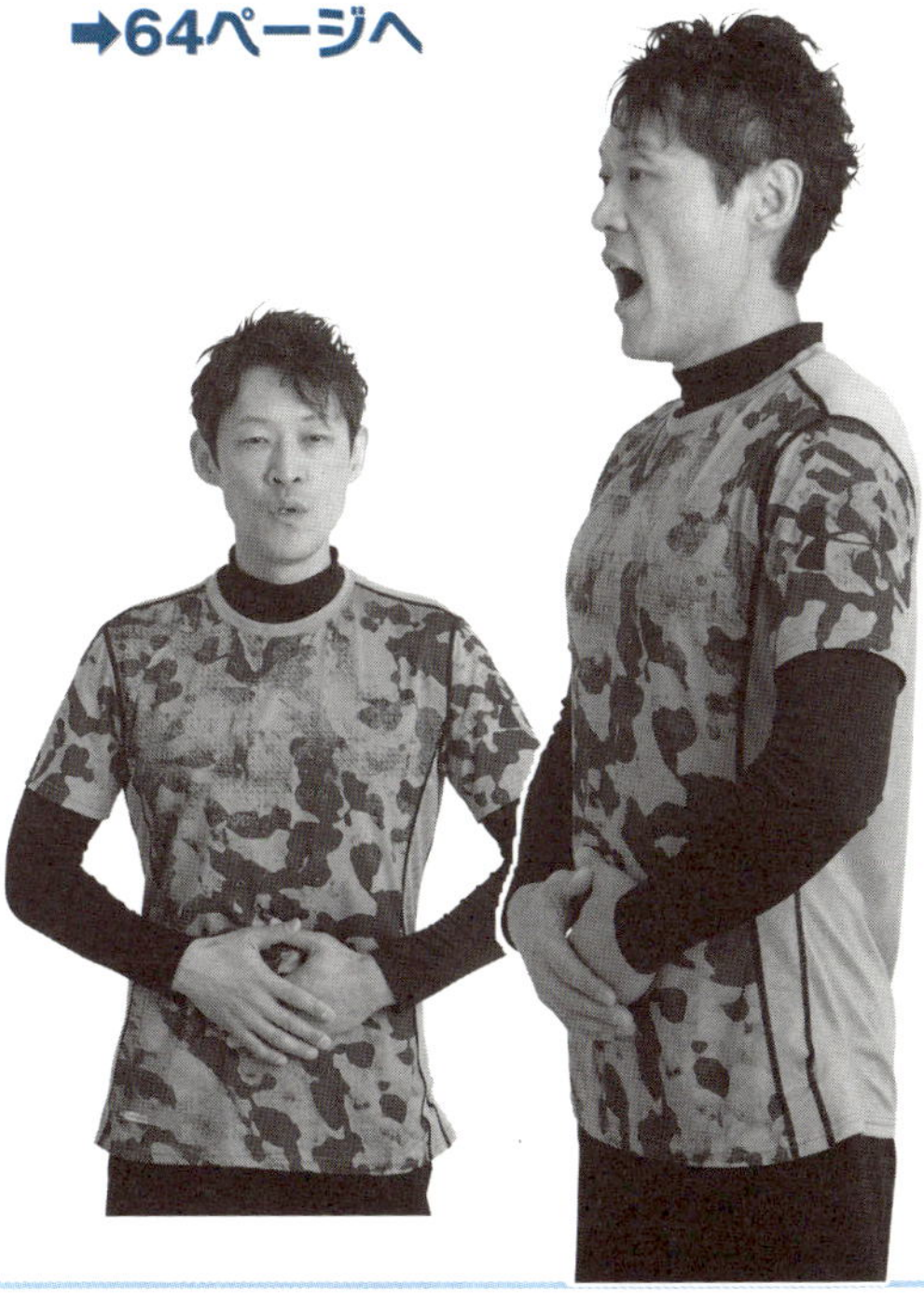

③「ロケット発射」

➡68ページへ

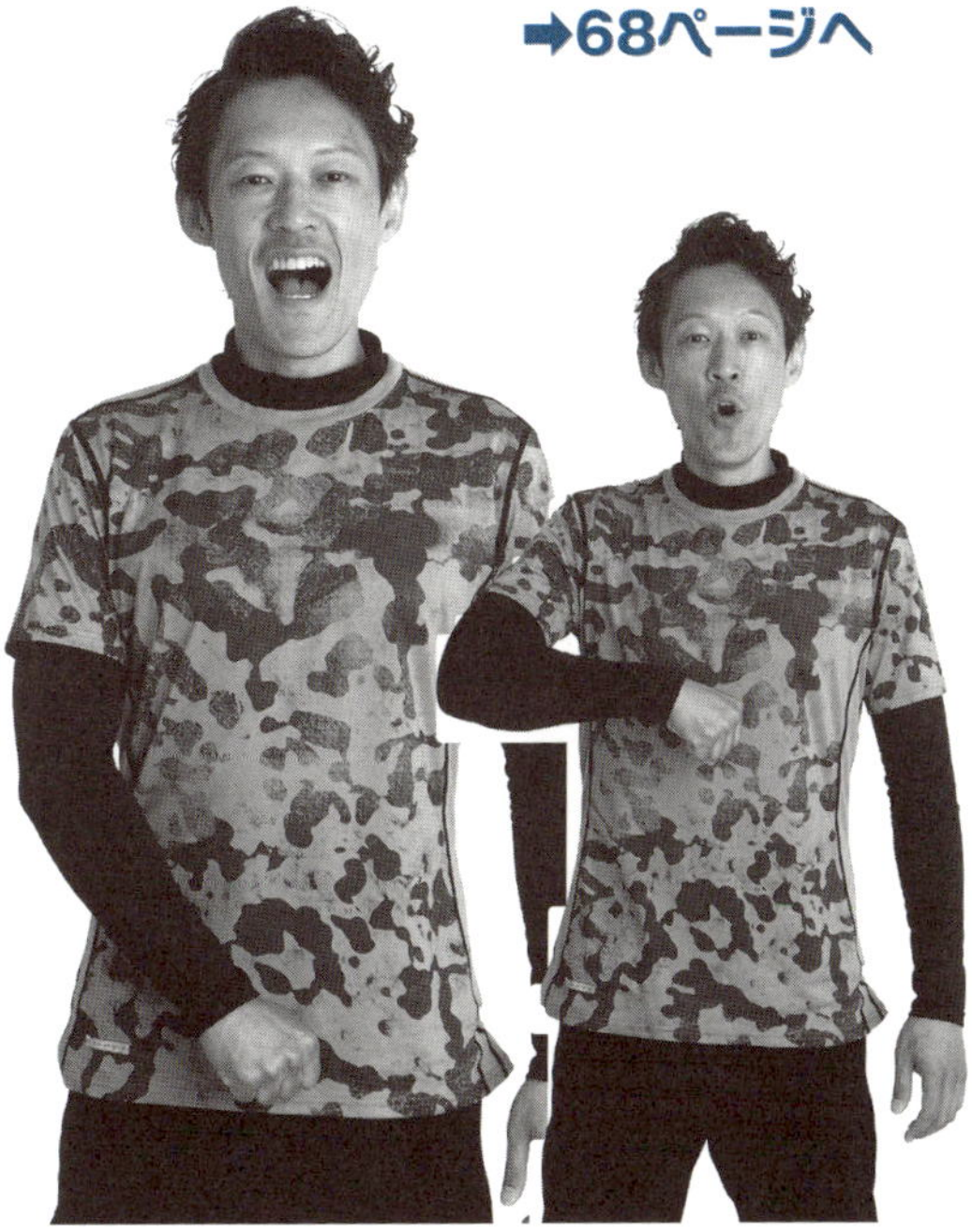

最近、むせることが多くなった人のスペシャルメニュー

最近、こんなこと感じませんか？

・食事中にむせやすい
・食べ物がのどに引っかかる
・飲み込んでも口の中に残る
・寝ているときに咳き込む　など

なぜ、そんなことが起きるのですか？

飲み込む力が弱くなっているため

飲み込む力も腕や足と同じように筋肉の働きなので次第に衰えてきます。のど仏を触りながら飲み込んでみると、のどが上に動くのがわかります。その上に動く力が落ちることで飲食物をうまく食道へ運べなくなるのです。

のどを上に動かし飲み込みをよくしよう！

舌を出したり、高い声を出したりしながら、のどを上に動かしてみましょう。間接的な運動が飲み込みのサポートをします。のどの動きがよくなると、飲み込みもよりスムーズになります。

飲み込む力を鍛える体操

①「アイン舌イン」

➡59ページへ

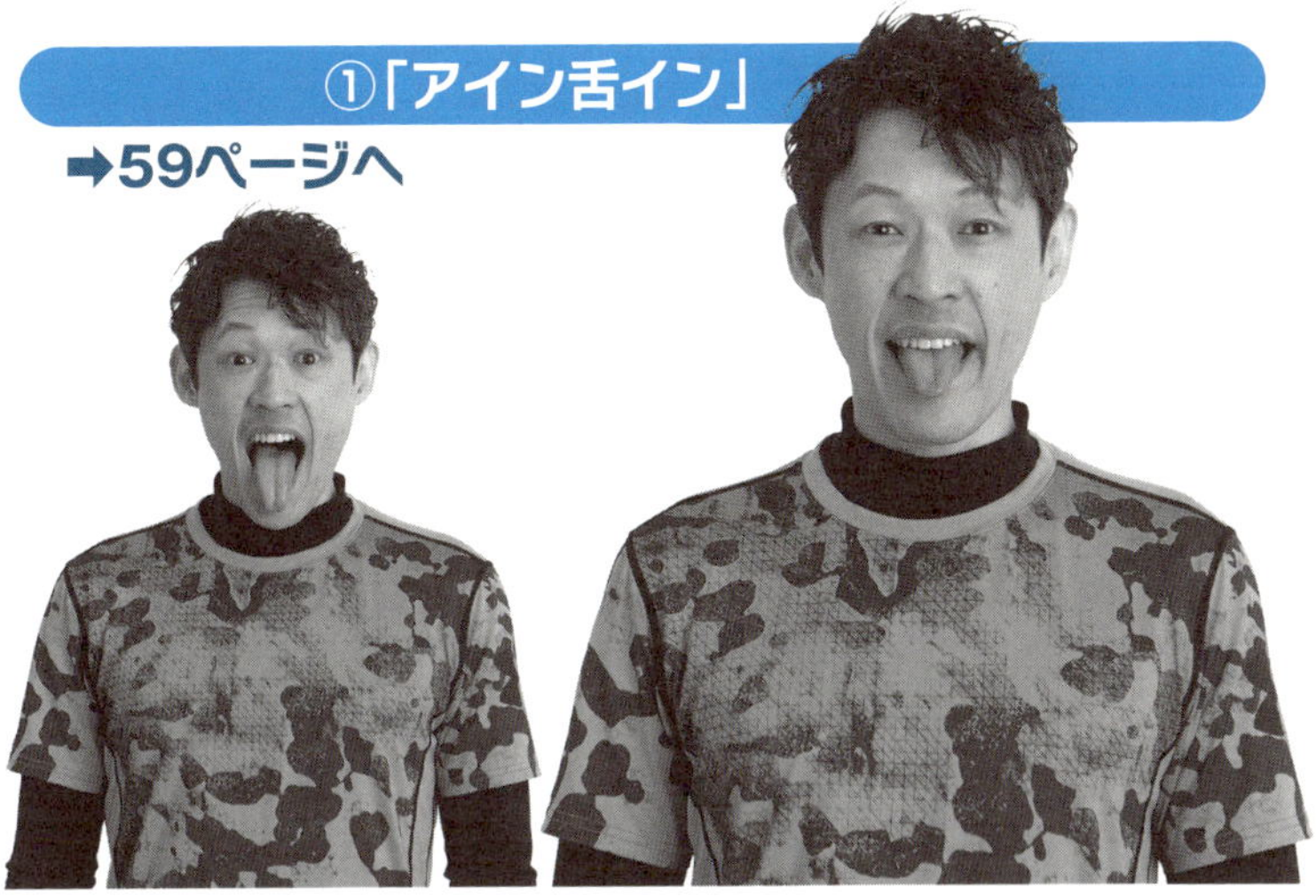

②「ラレリロール」

➡60ページへ

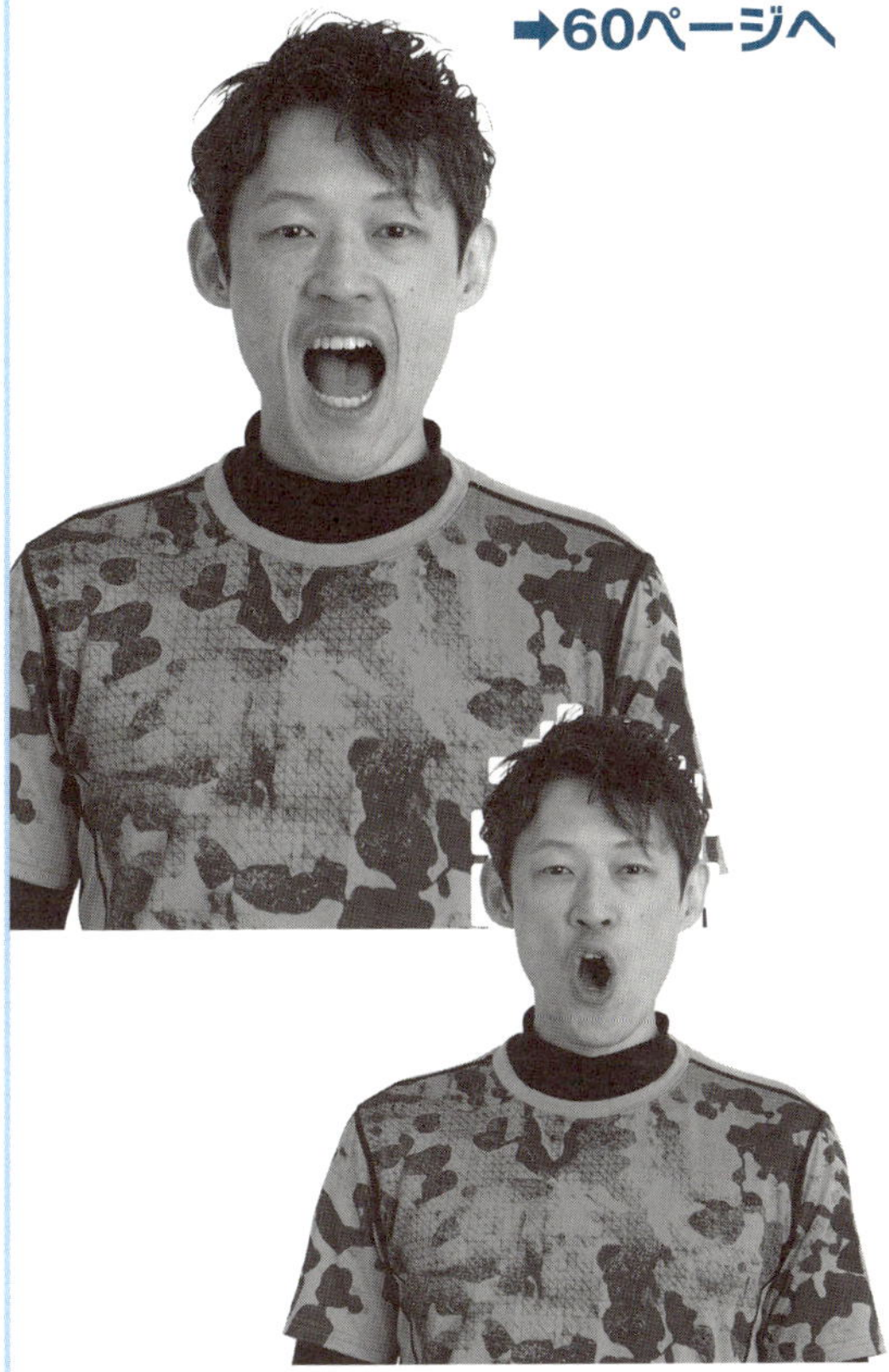

③「UFO」

➡66ページへ

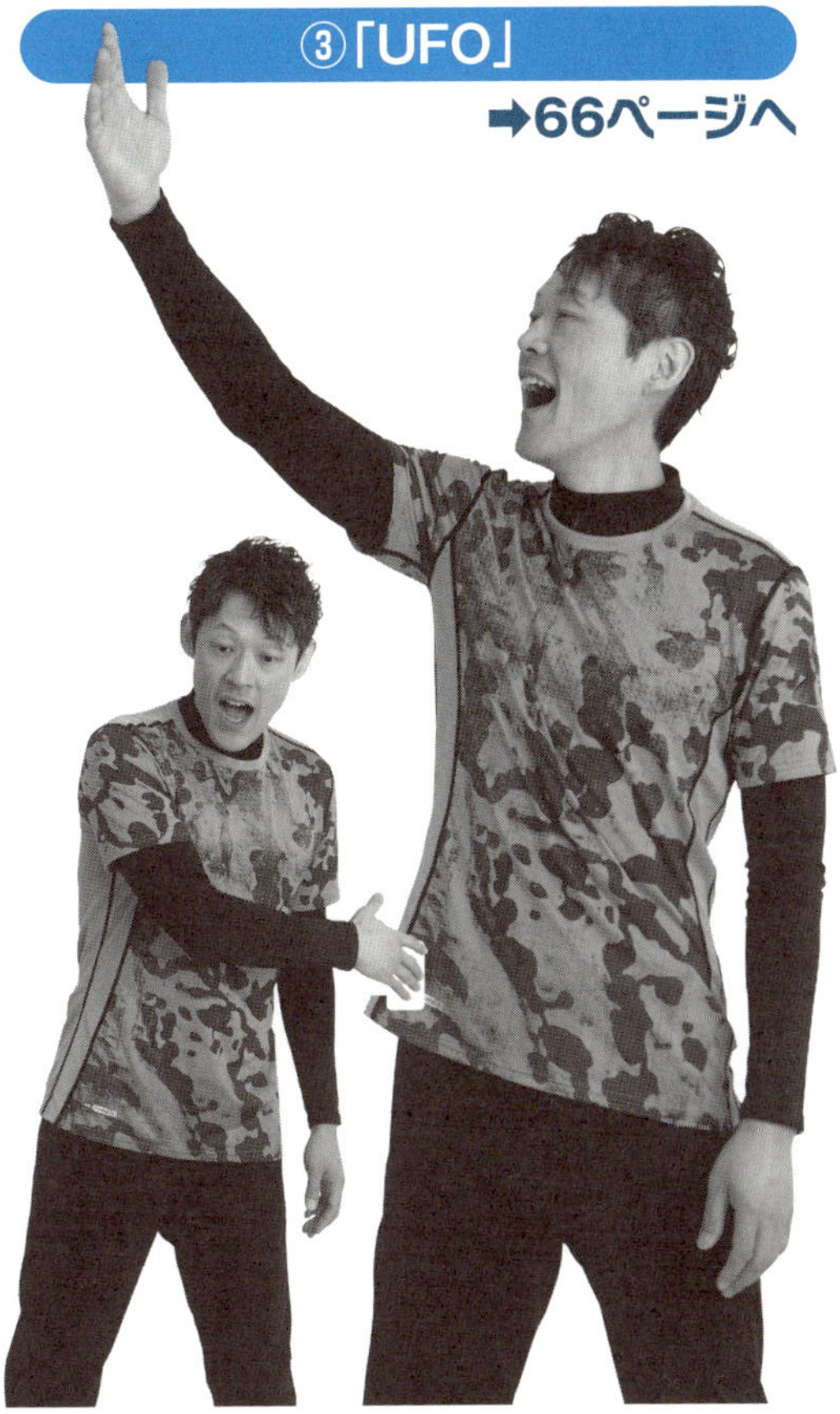

呼吸改善に役立つ体操

①「スカイツリー」

➡38ページへ

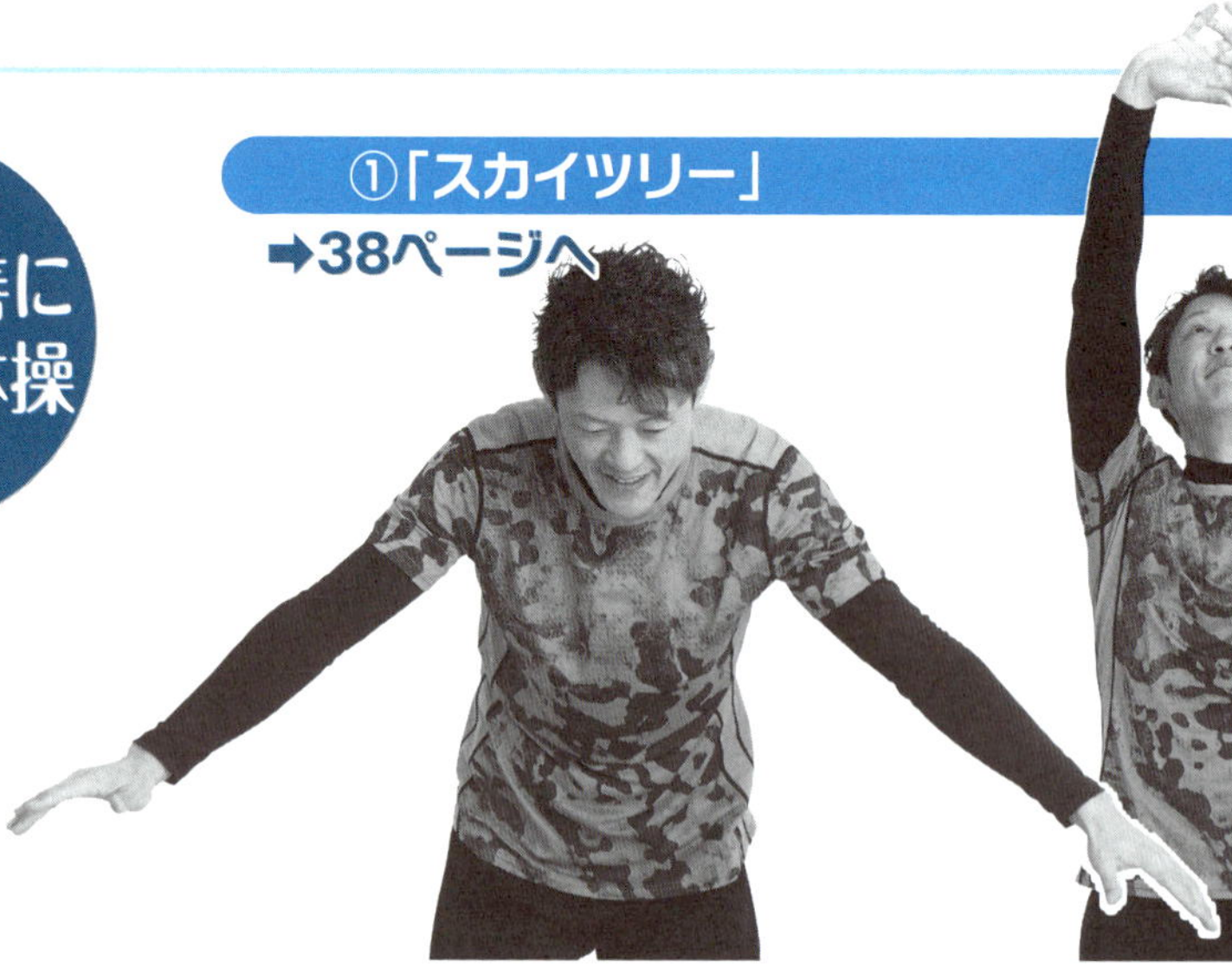

②「へそリズム」

➡62ページへ

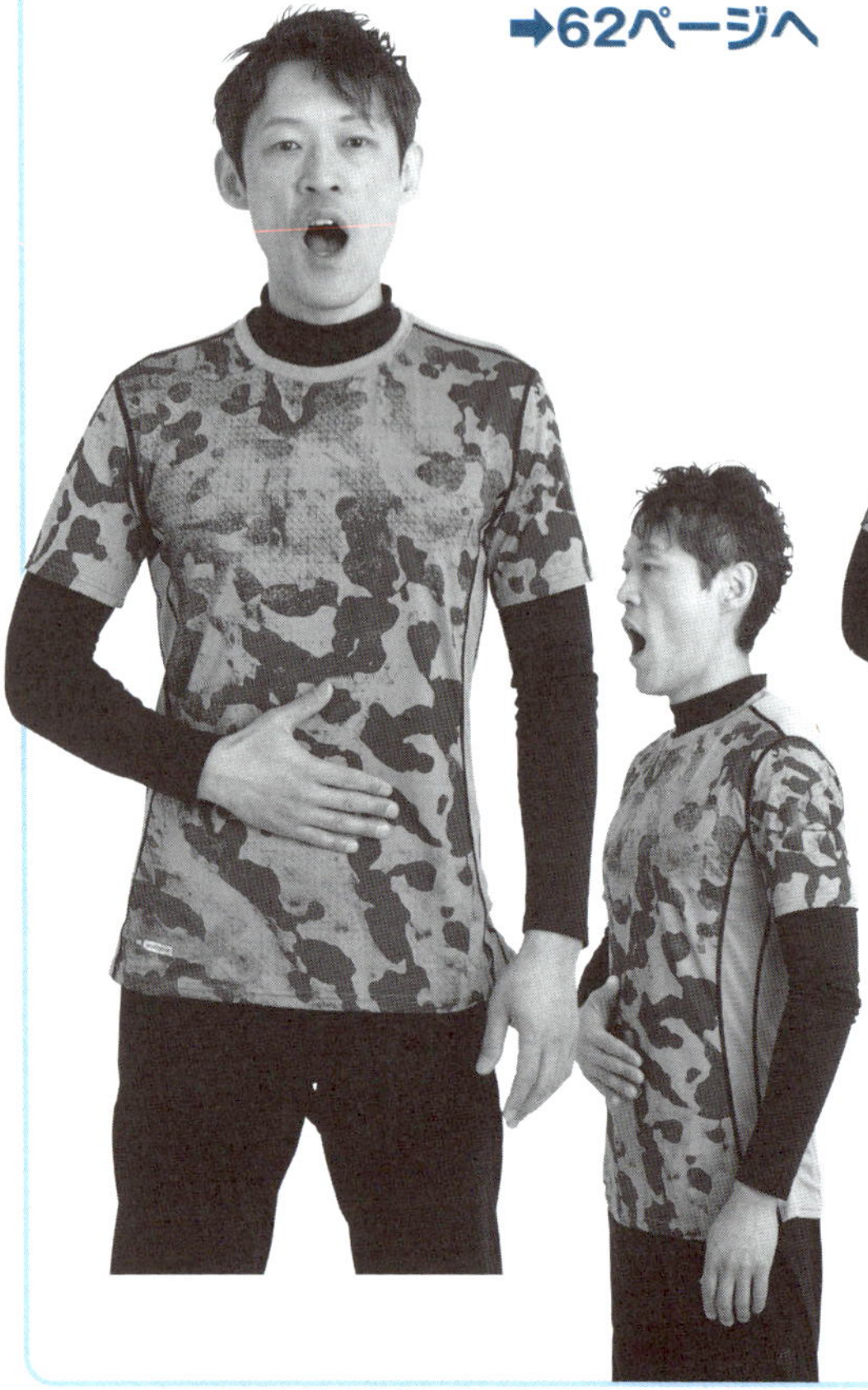

③「ながいき」

➡64ページへ

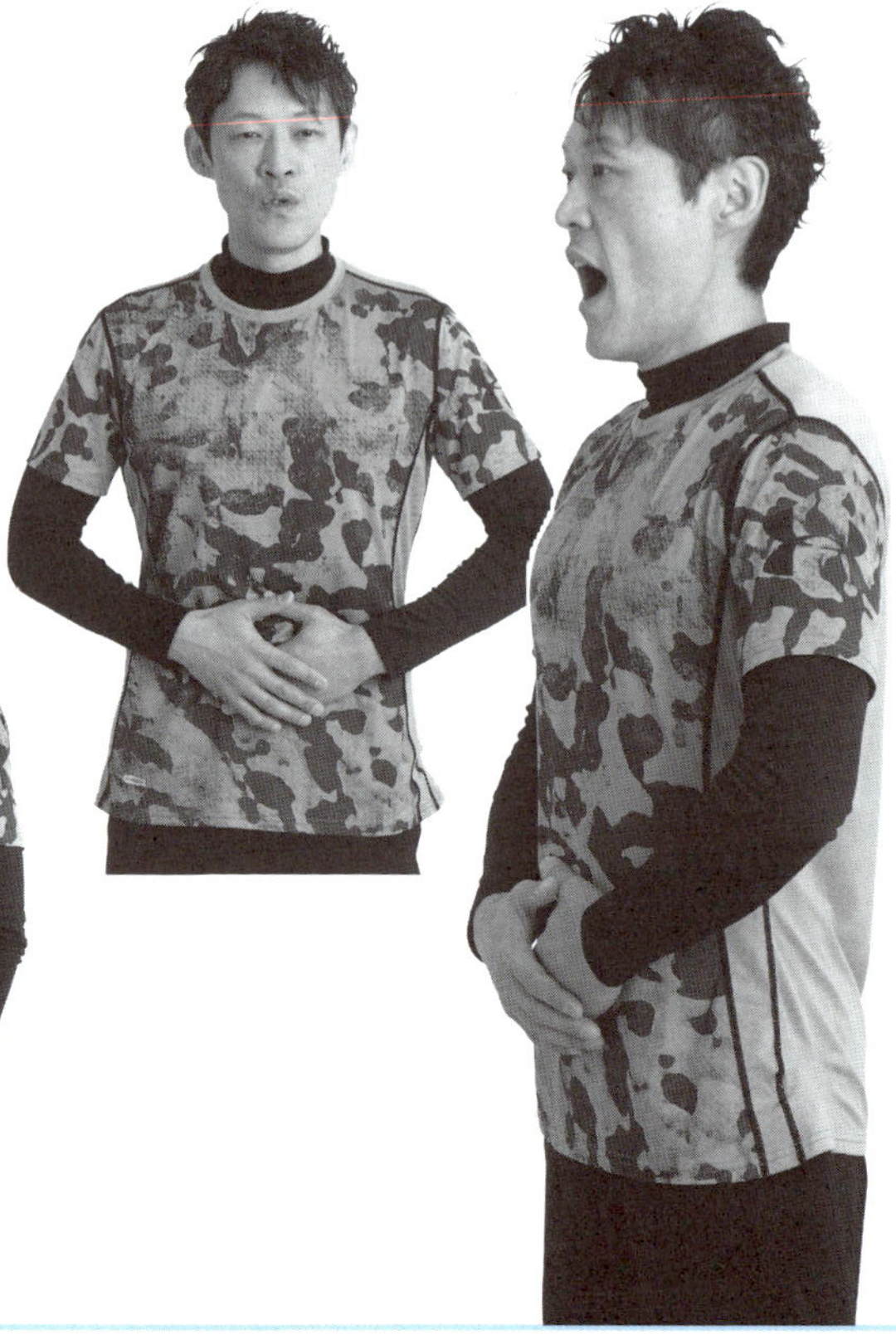

第3章

お口の中から健康に
スマイルごっくん体操

難易度 ★★★

1 ぐるぐるジュワッシュ

親指で顎関節の周りをゆっくり2周し、そのまま「あご」の裏へ指を入れ、舌の裏側をなぞるように唾液腺をマッサージしましょう。

●効果●
①唾液分泌の促進

回数 **4回**

❶ 親指を顎関節(耳の前)にあてる

スタートの位置が大切。両手の親指をあごの関節（耳の前あたり）にあてます。

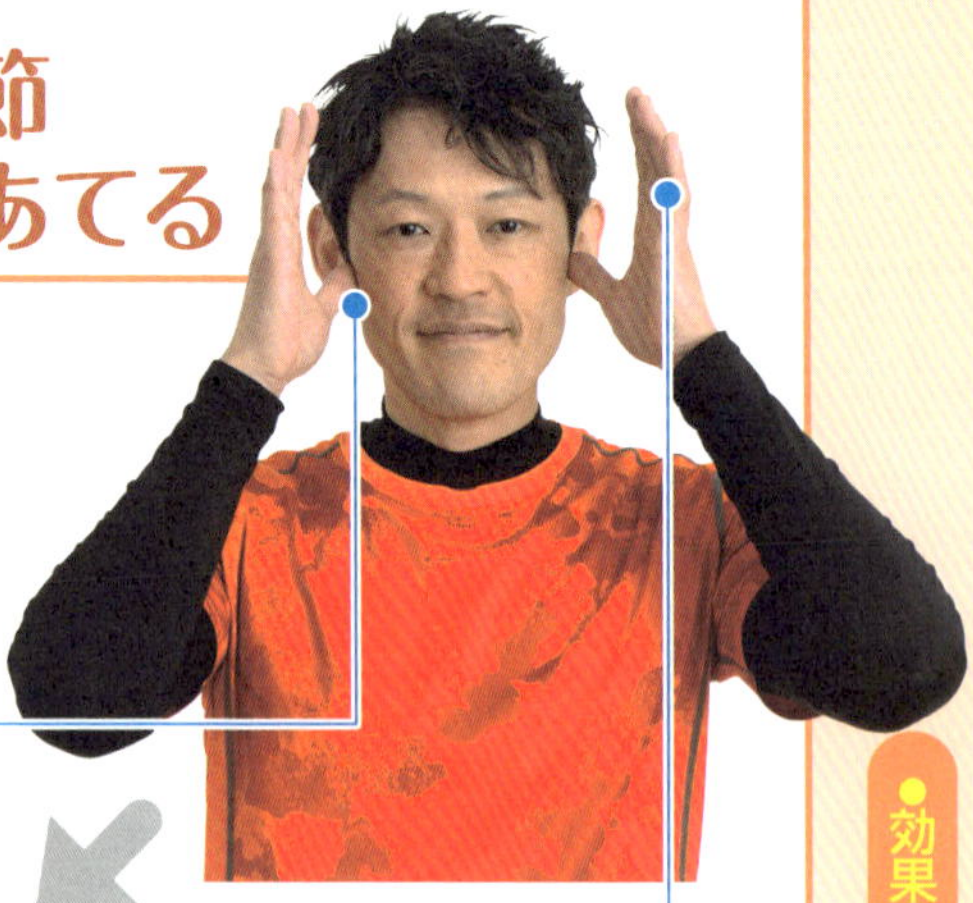

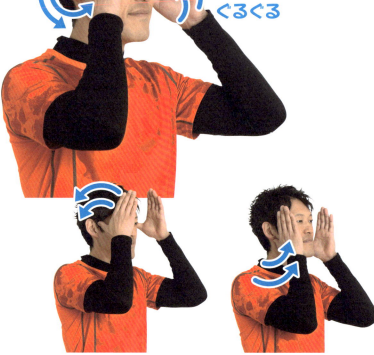

耳の前に親指をあてる
ほかの指はまっすぐ立てる

❷ 顎《がく》関節の周囲を2周する

顎関節の周りを2周してなぞるようにぐるぐるマッサージ。

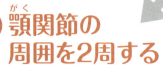

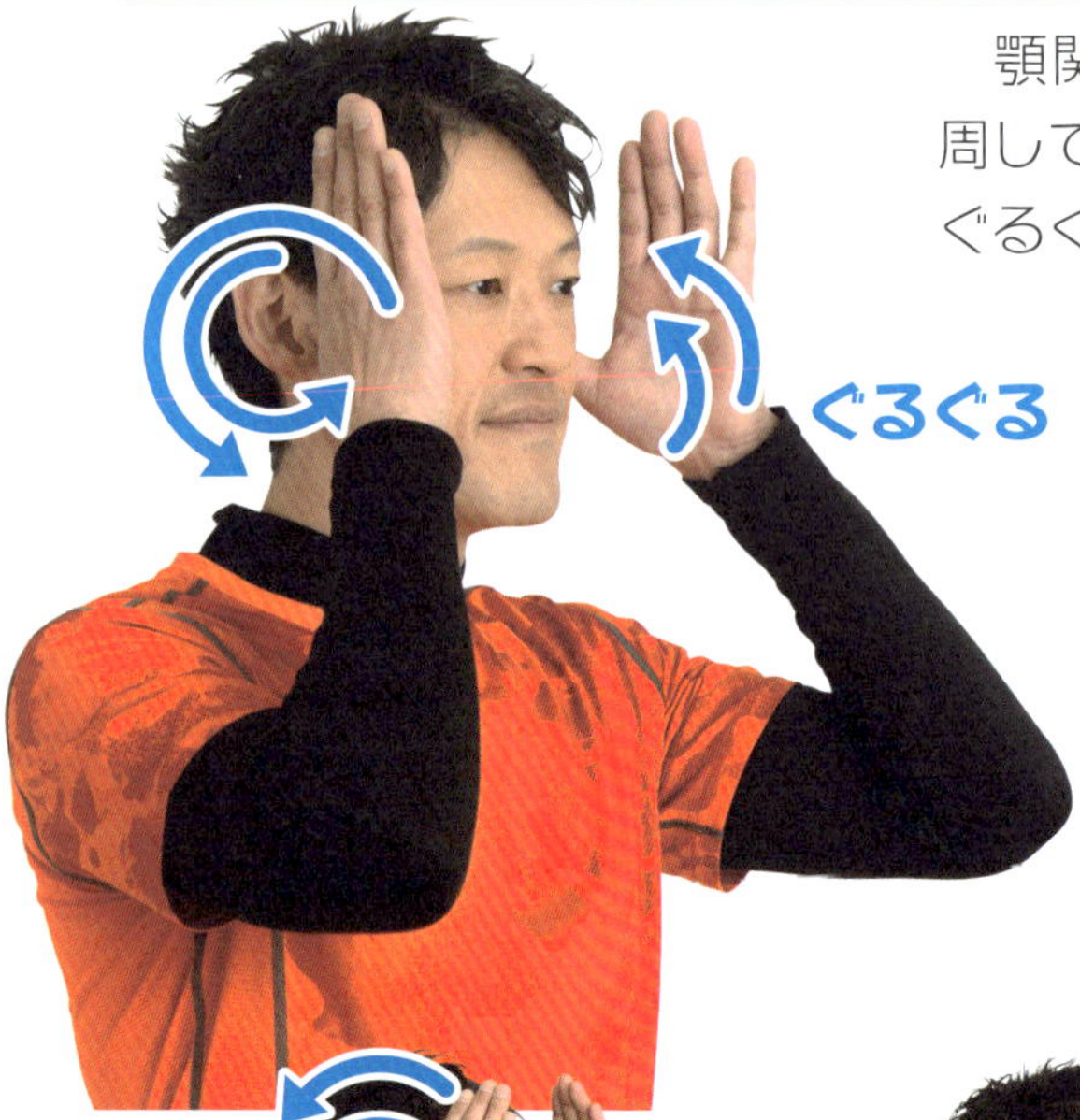

ぐるぐる

③ あごの裏に親指を入れる

あごの裏に親指を入れ、やさしくなぞっていきます。

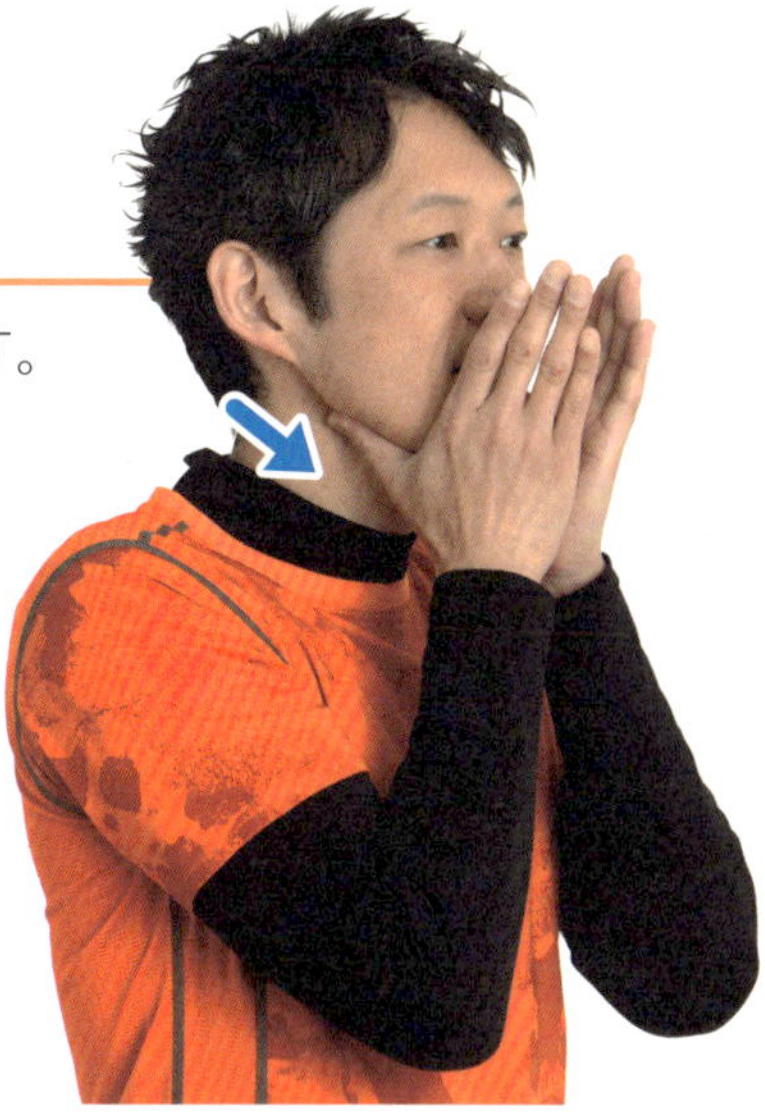

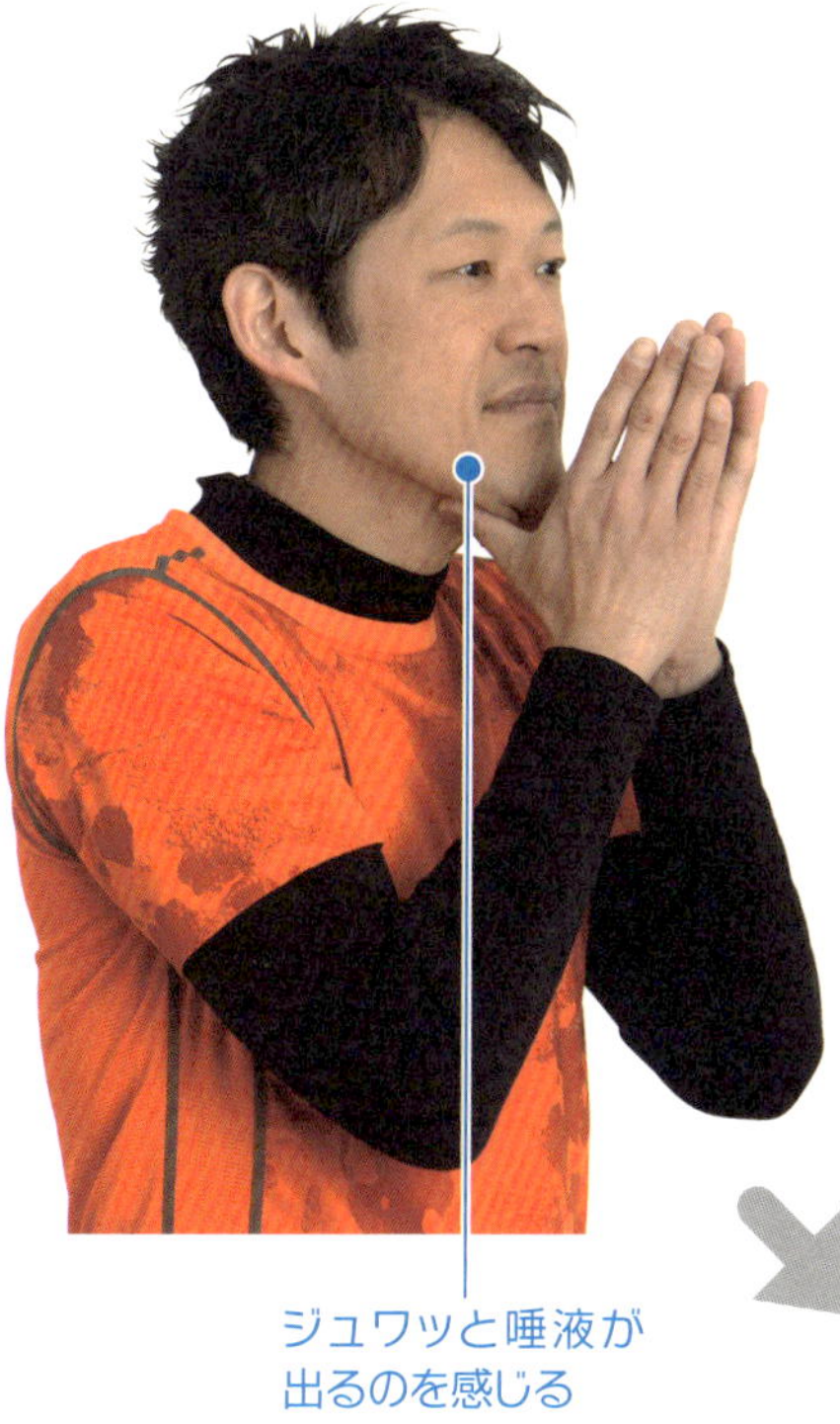

④ 舌を裏側からなぞる

舌を裏側からやさしくなぞり、唾液がジュワッと出るのを感じます。

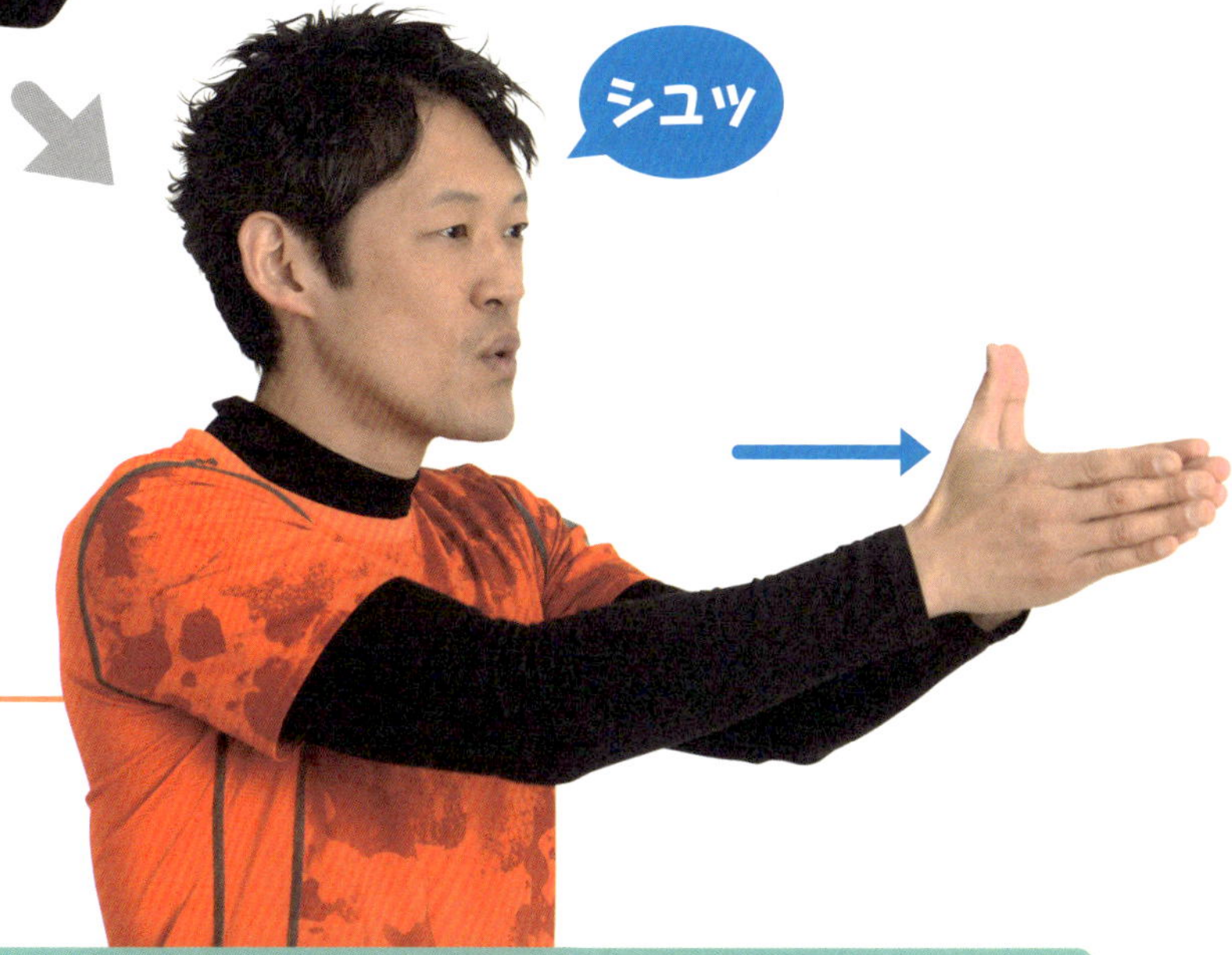

⑤ シュッと手を前に出す

シュッと言い両手を前に出します。

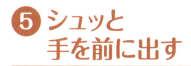

ポイント 親指のぬくもりを与えるマッサージで、唾液をたくさん出しましょう。

難易度★

2 大あくび

あくびは、のどを広げる有効な運動です。口を自然な「あ」の形にして、両手を上げて、のびのびと大きなあくびをしましょう。脳幹を刺激し、脳の活性化も期待できます。

●効果●
①のどを広げる効果　②脳の活性化

回数 4回

1 両手を上げて大あくび

両手を上げ、のどの奥を大きく広げましょう。

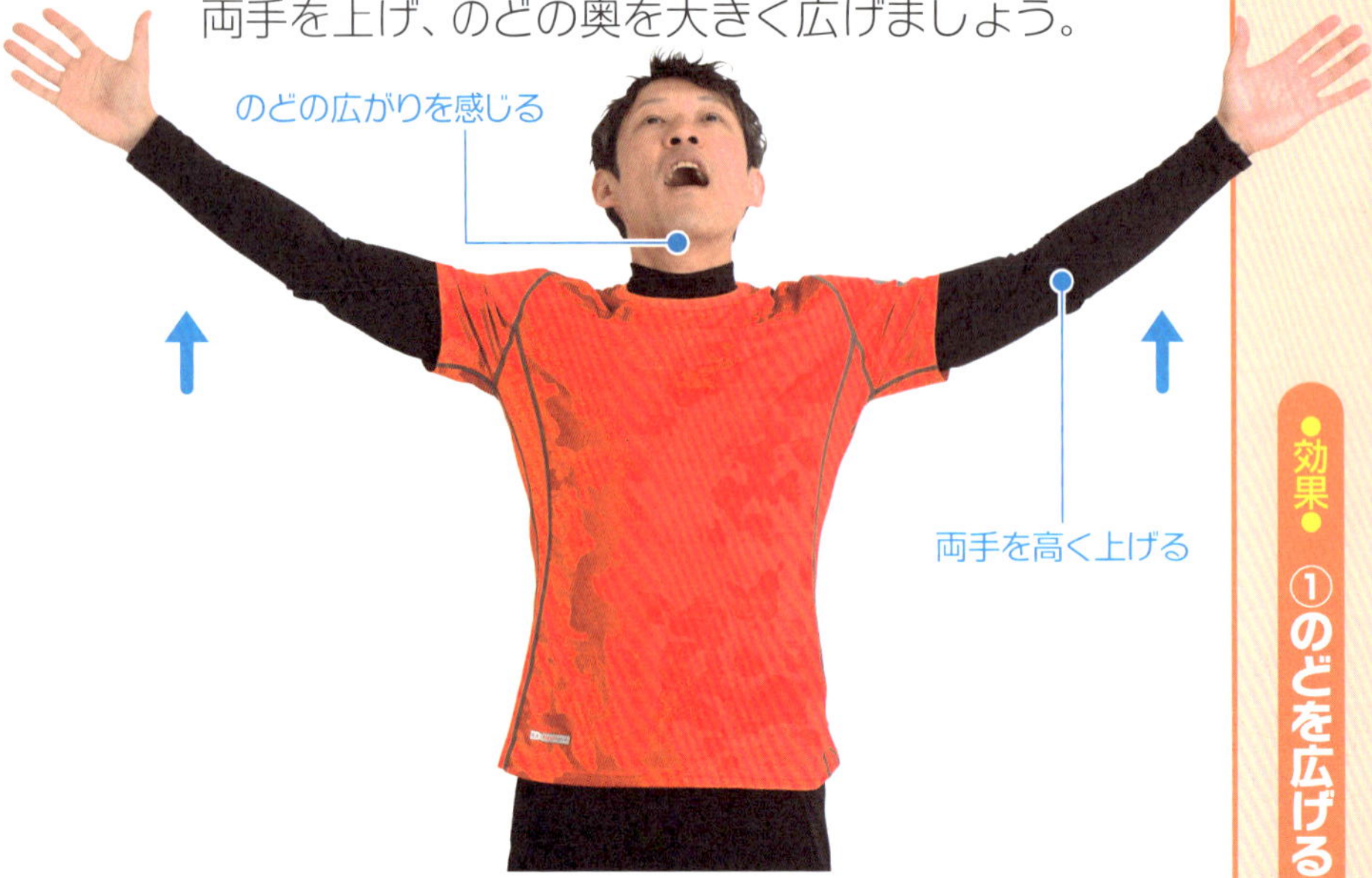
のどの広がりを感じる
両手を高く上げる

2 胸いっぱいに息を吸い込む

胸いっぱいに息を吸い込み、のどの奥をゆったり広げます。体のすみずみまで酸素を行き渡らせるイメージで。

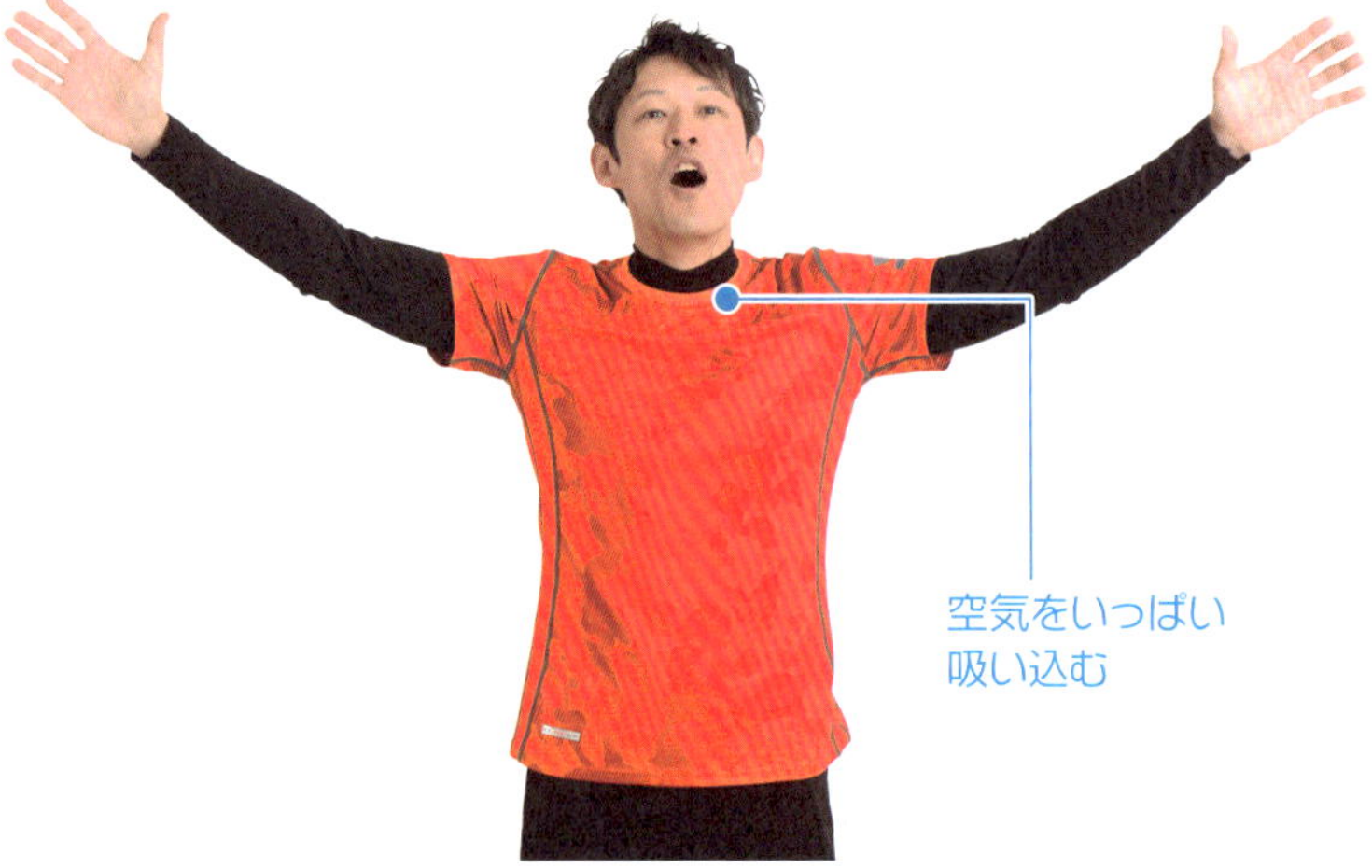
空気をいっぱい
吸い込む

③ 息を吐き出す

両手を下げながら気持ちよくゆっくり吐き出します。

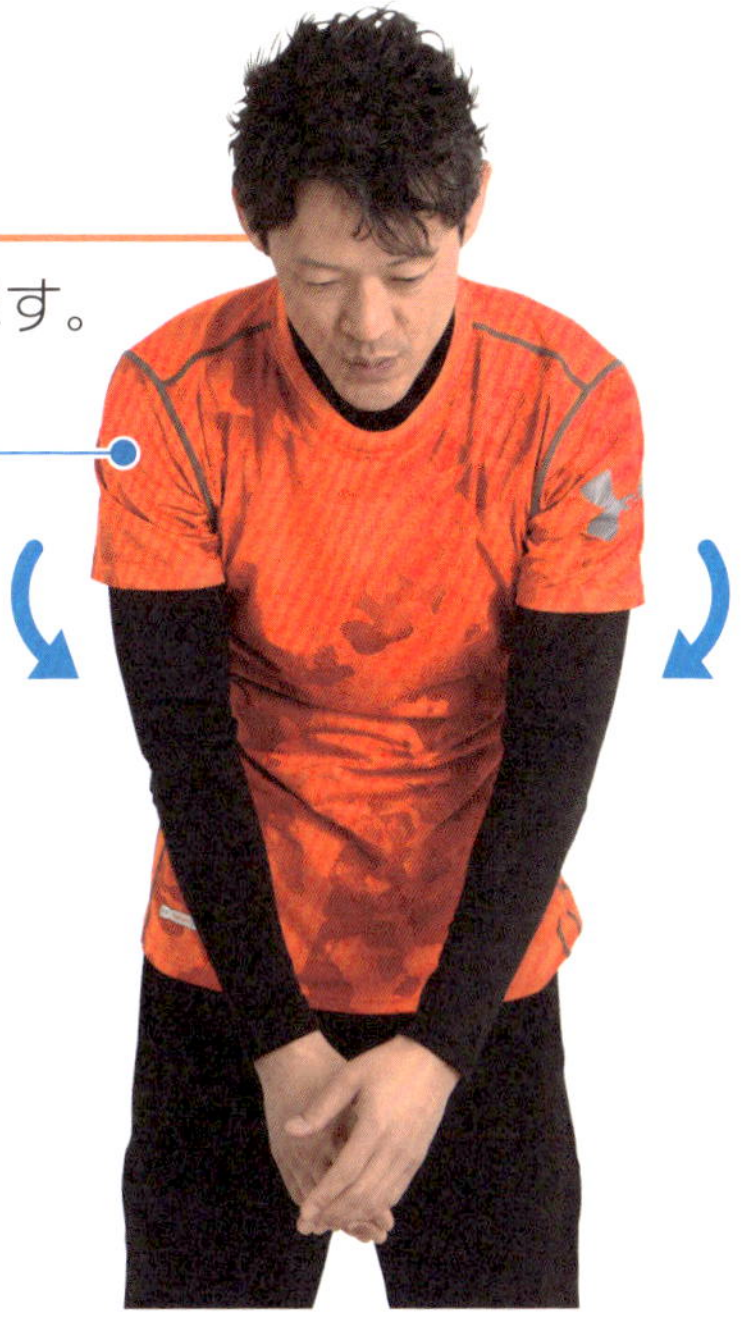

④ 吐き切ったらもう一度

吐き切ったら、もう一度吸い込みます。

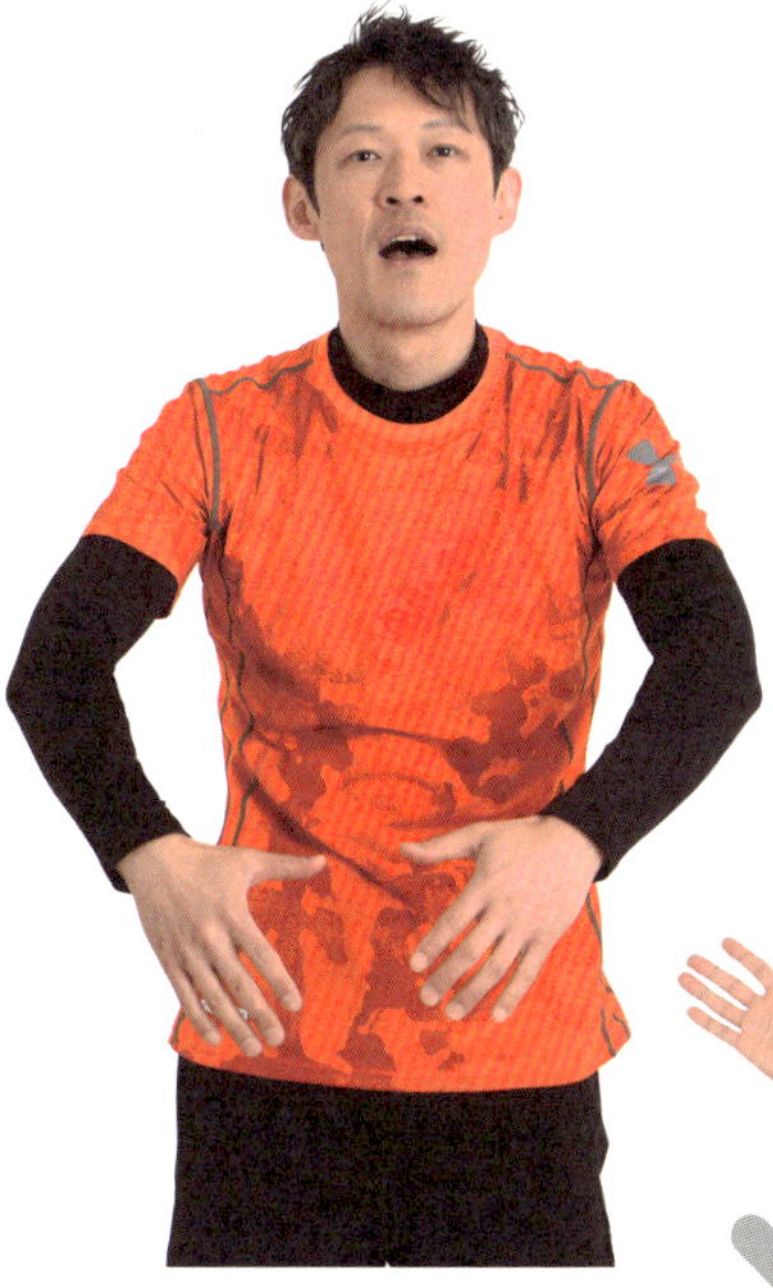

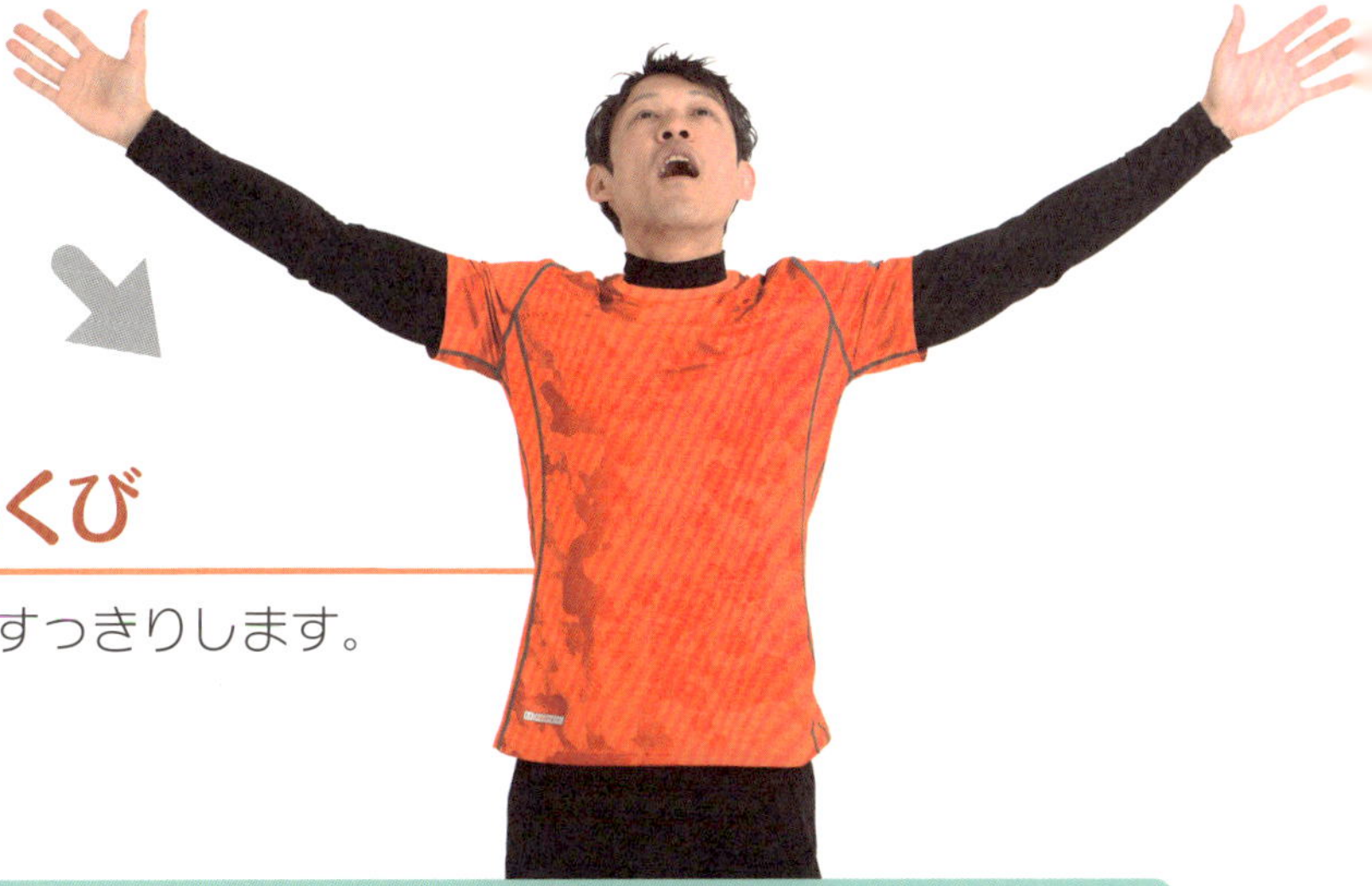

⑤ 気持ちよく大あくび

これを4回くり返すと脳がすっきりします。

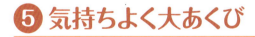

ポイント のどと胸の広がりを感じながらおこないましょう。

難易度 ★★★

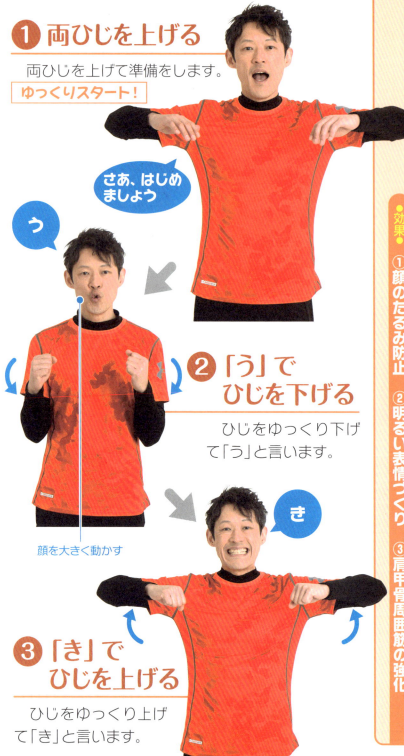

3 うきうき

腕を「う」で下ろし「き」で肩の高さまで上げます。声と動作を合わせて、「う・き・う・き」と声にしましょう。口角が上がり明るい表情になります。

●効果●
①顔のたるみ防止 ②明るい表情づくり ③肩甲骨周囲筋の強化

回数 だんだん速く30秒間

❶ 両ひじを上げる

両ひじを上げて準備をします。

ゆっくりスタート！

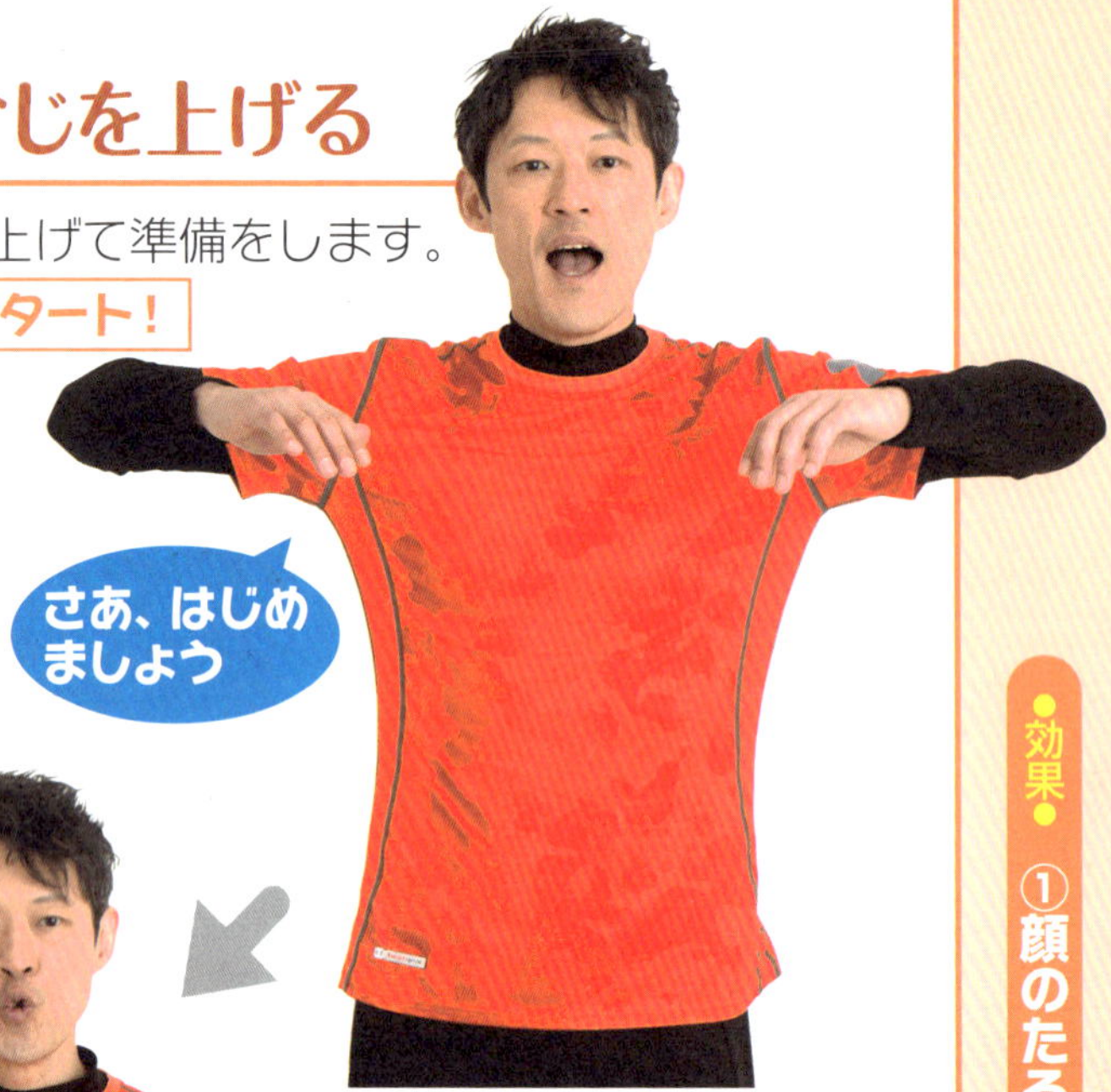

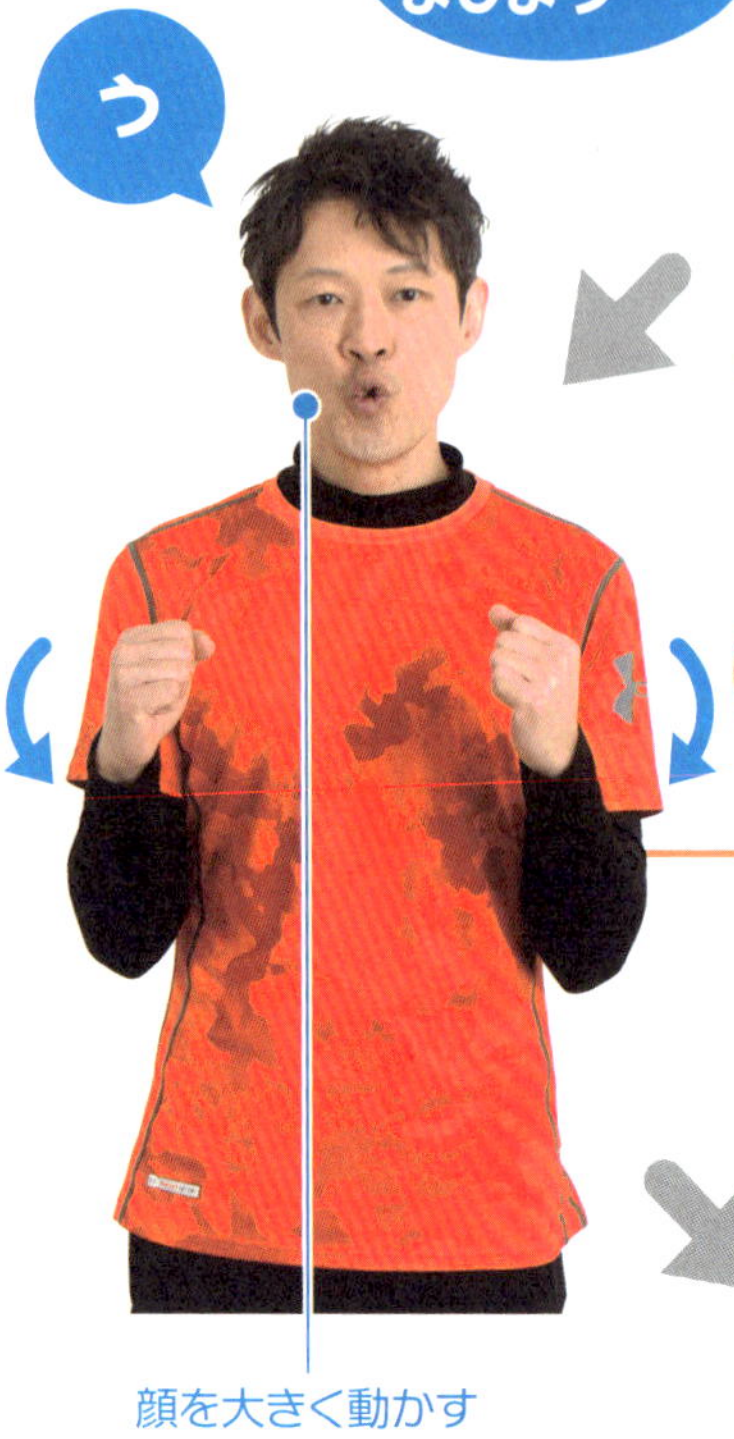

❷「う」でひじを下げる

ひじをゆっくり下げて「う」と言います。

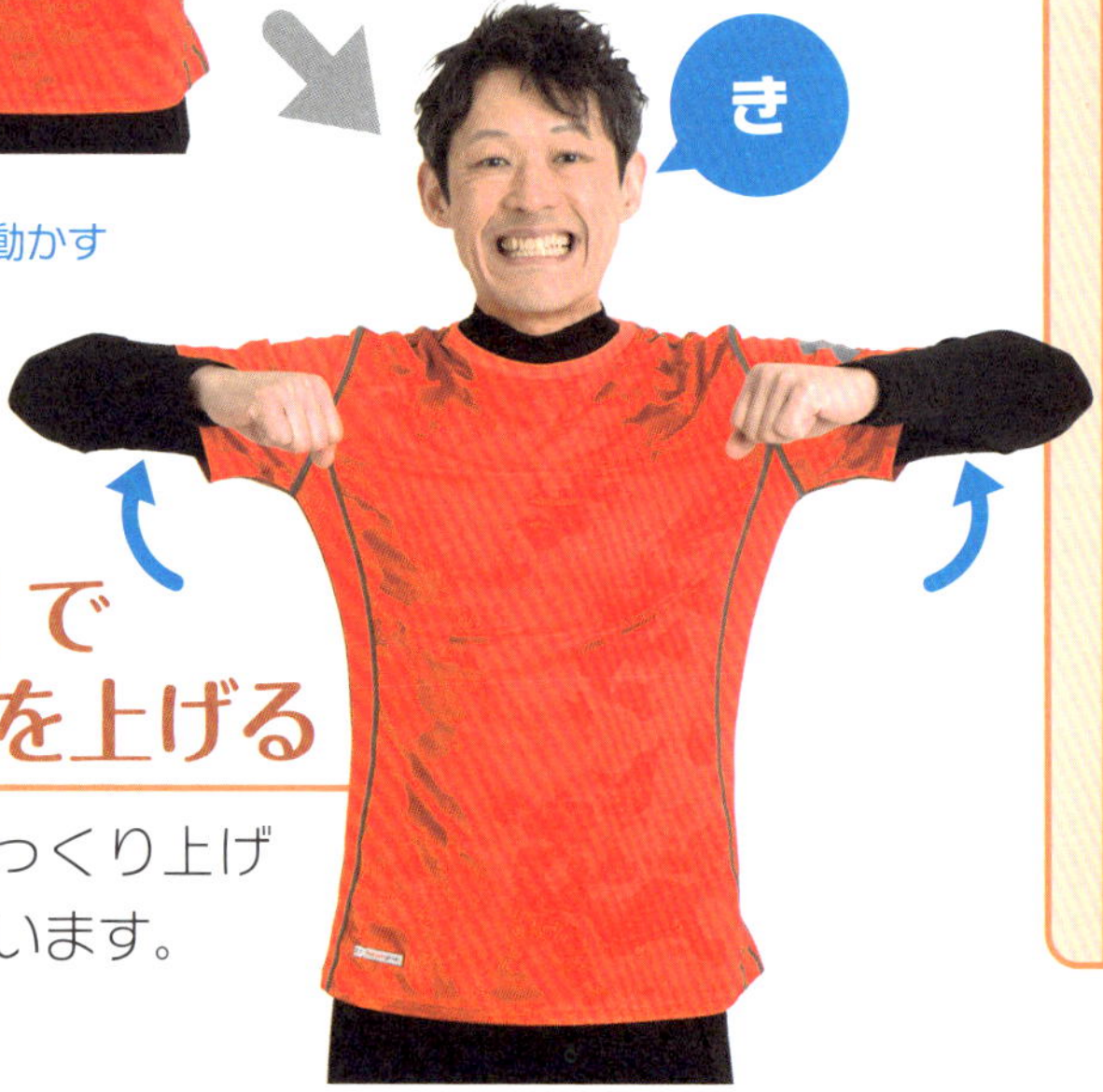

❸「き」でひじを上げる

ひじをゆっくり上げて「き」と言います。

4 「う」でひじを下げる

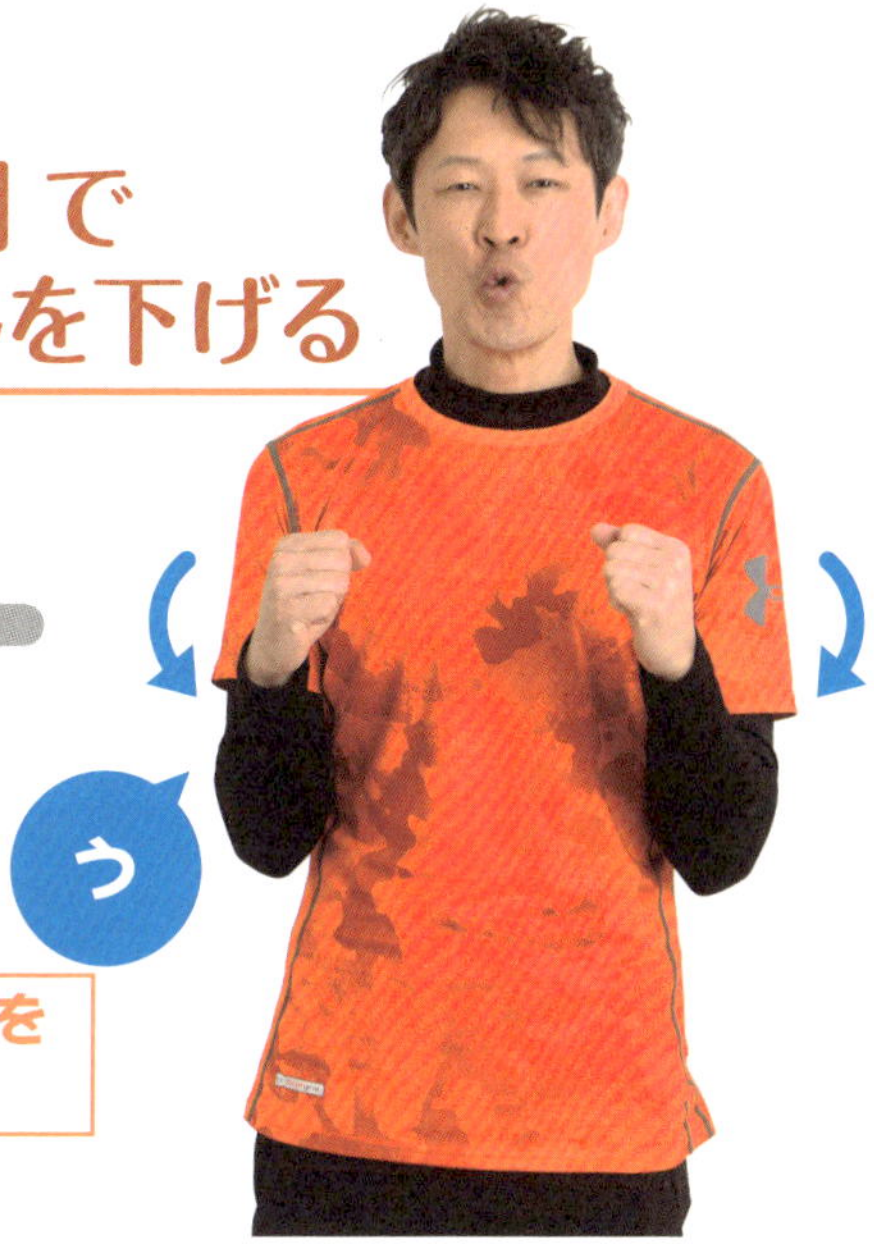

だんだんスピードを上げていく!

5 「き」でひじを上げる

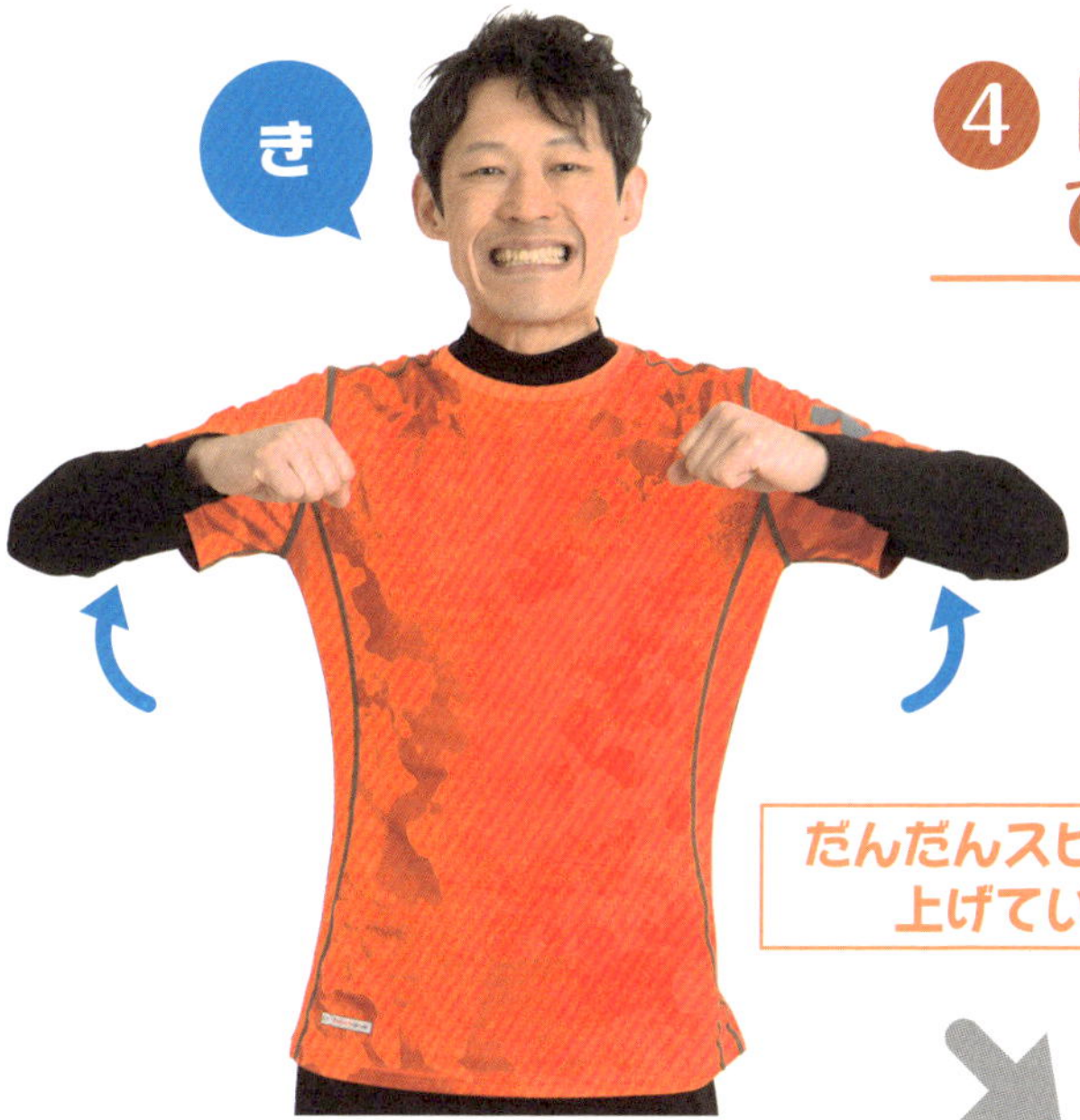

6 「う」でひじを下げる

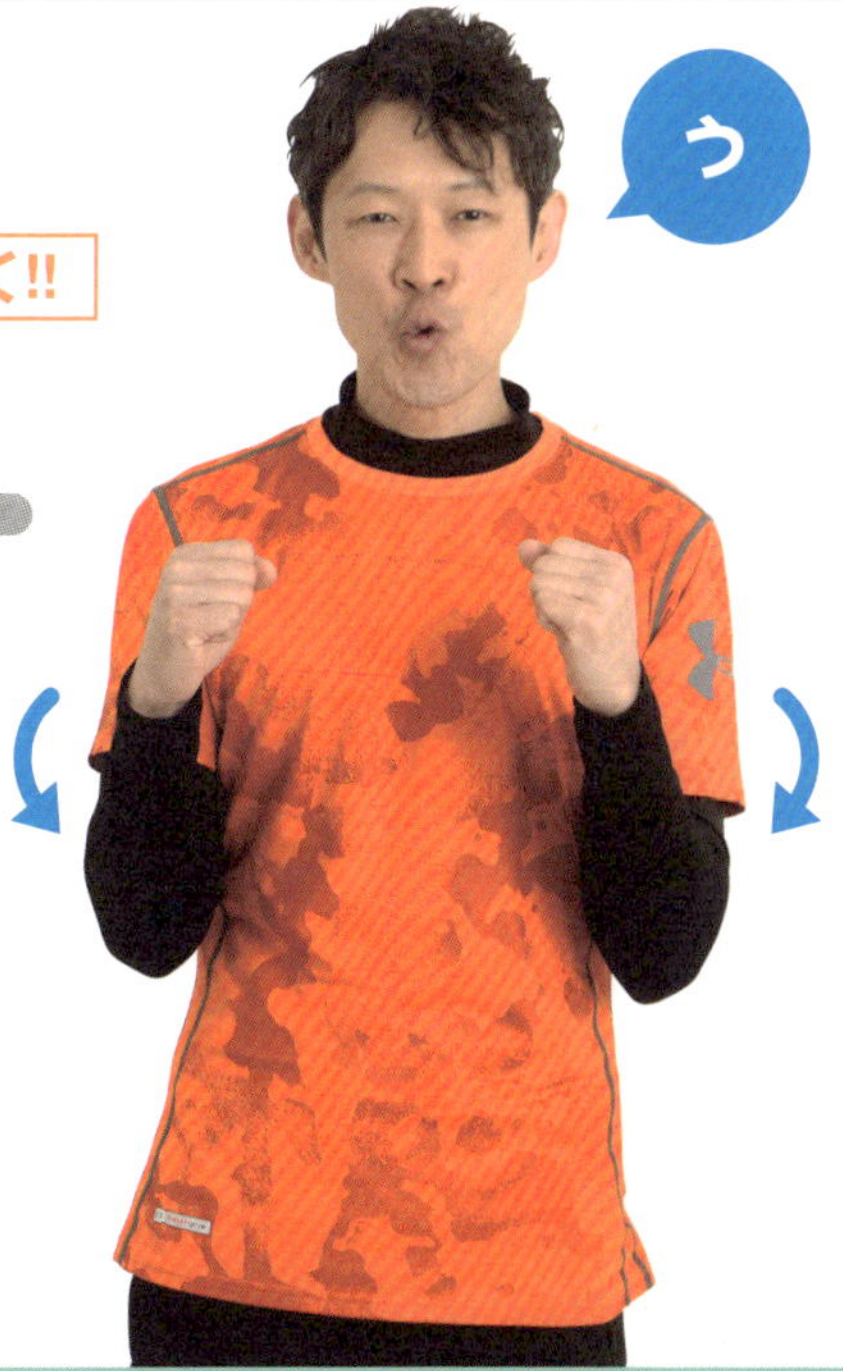

最後はできるだけ速く!!

7 「き」でひじを上げる

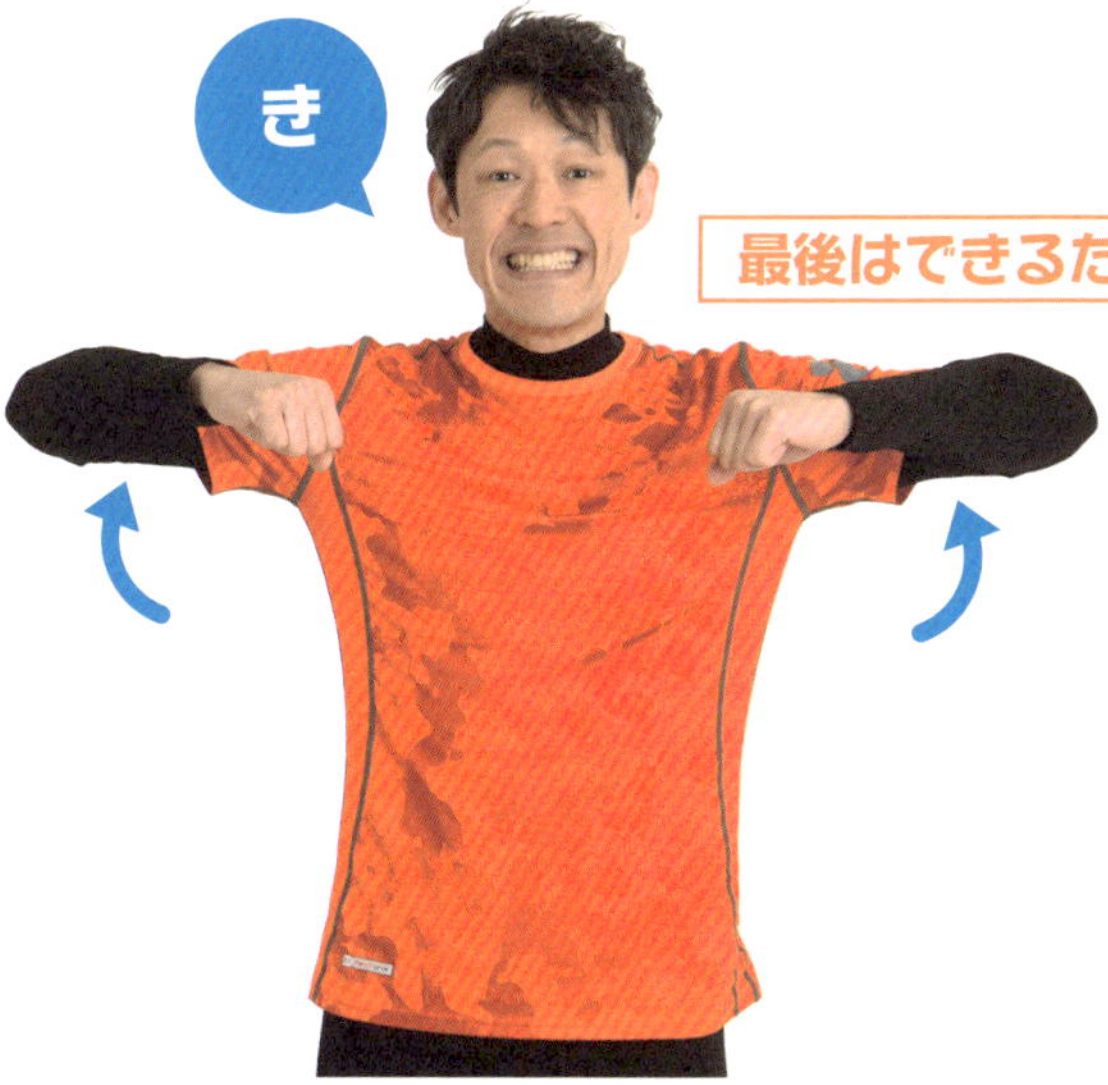

ポイント 表情筋が疲れるくらい大きくやってみましょう。

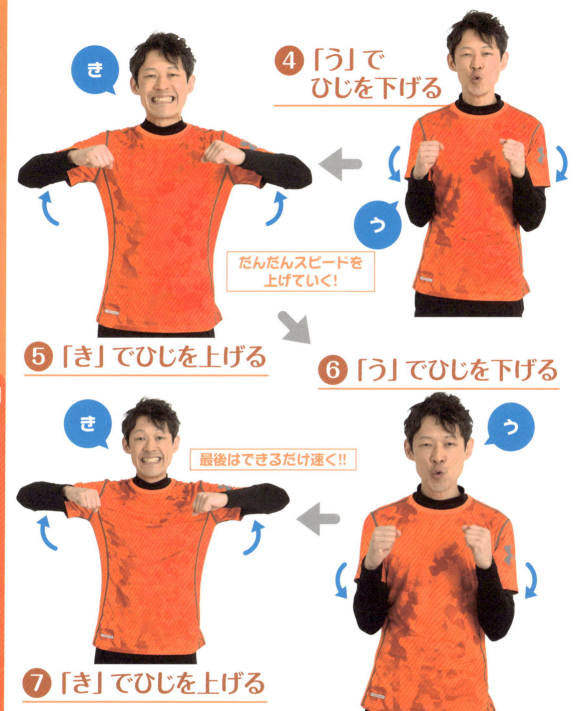

難易度 ★★

4 コケコッコー

両手をほおにあて、あごが動かないように「ケッコー、ケッコー、コケコッコー」と発声します。「か行」の発音は、のどを持ち上げる効果があります。

●効果●
①口腔周辺の筋力を強化
②嚥下動作の補助的効果

回数 **8回**

1 口を大きく開け 両手をほおにあてる

両手を両ほおにあてて、あごが動かないように「ケッ」と発声します。

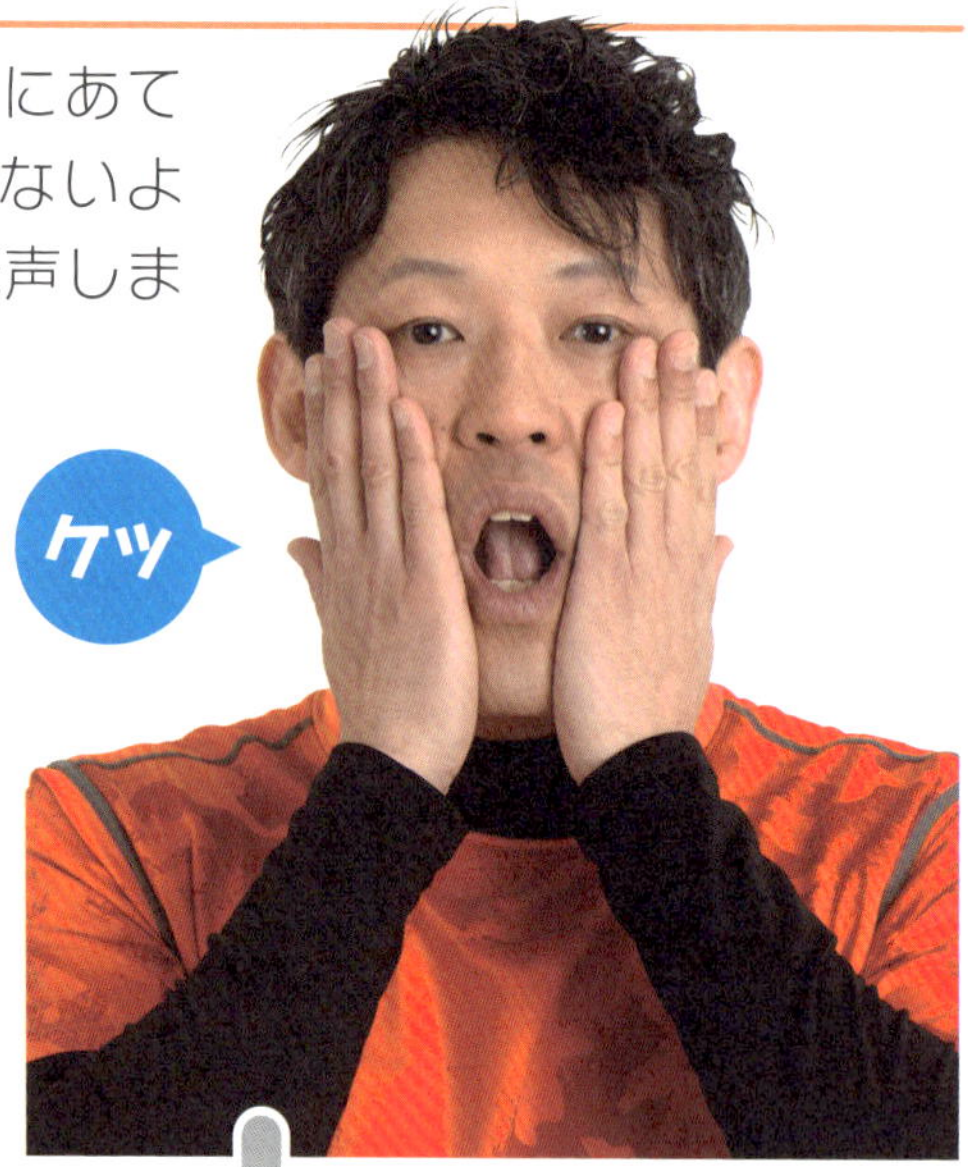

2 あごが動かないように「コー」

あごが動かないように両手で軽く押しながら「コー」。

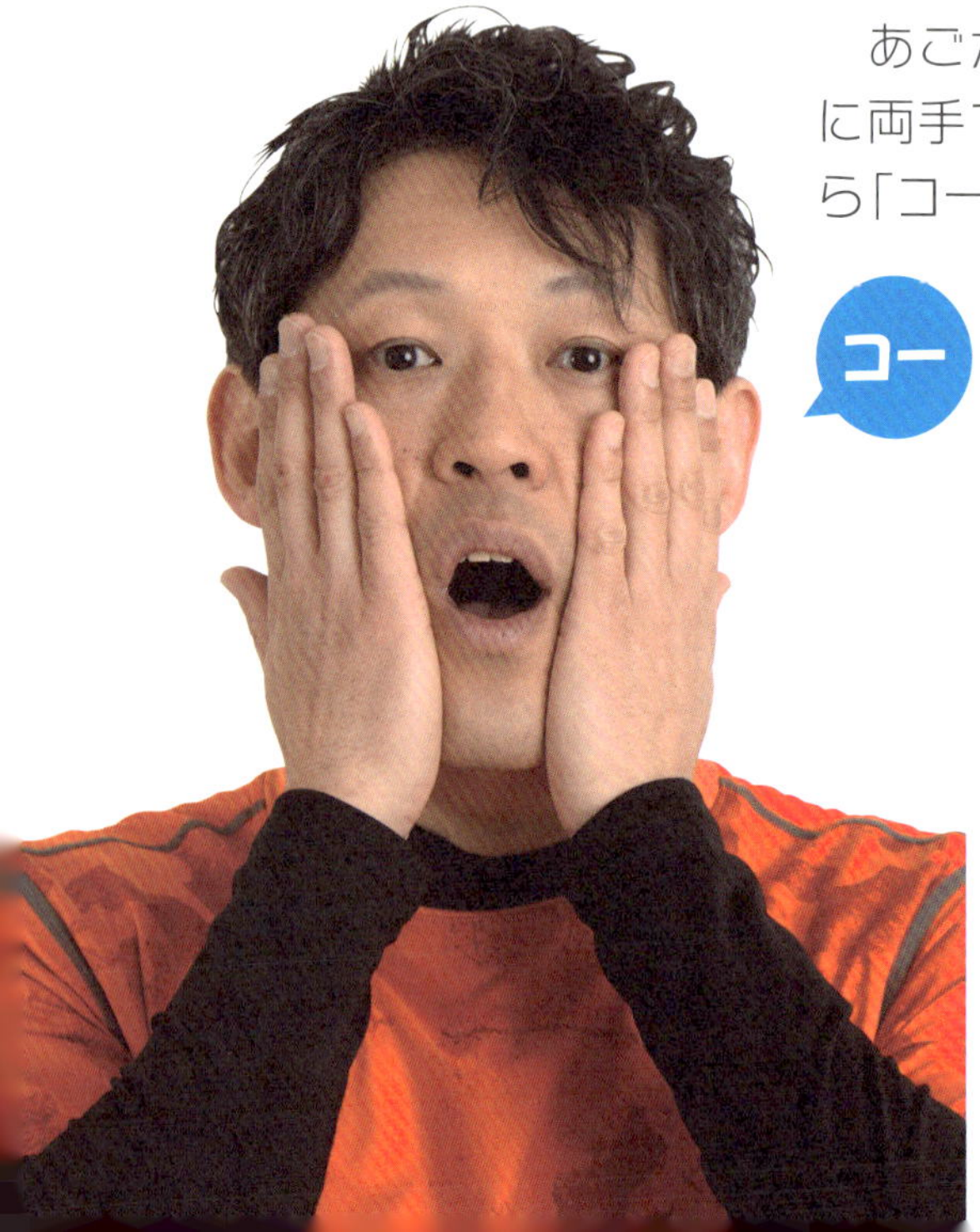

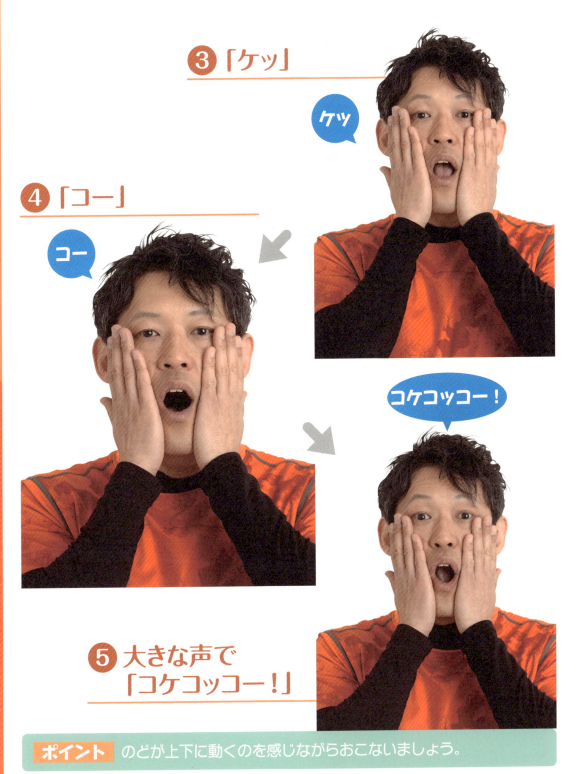

❸「ケッ」

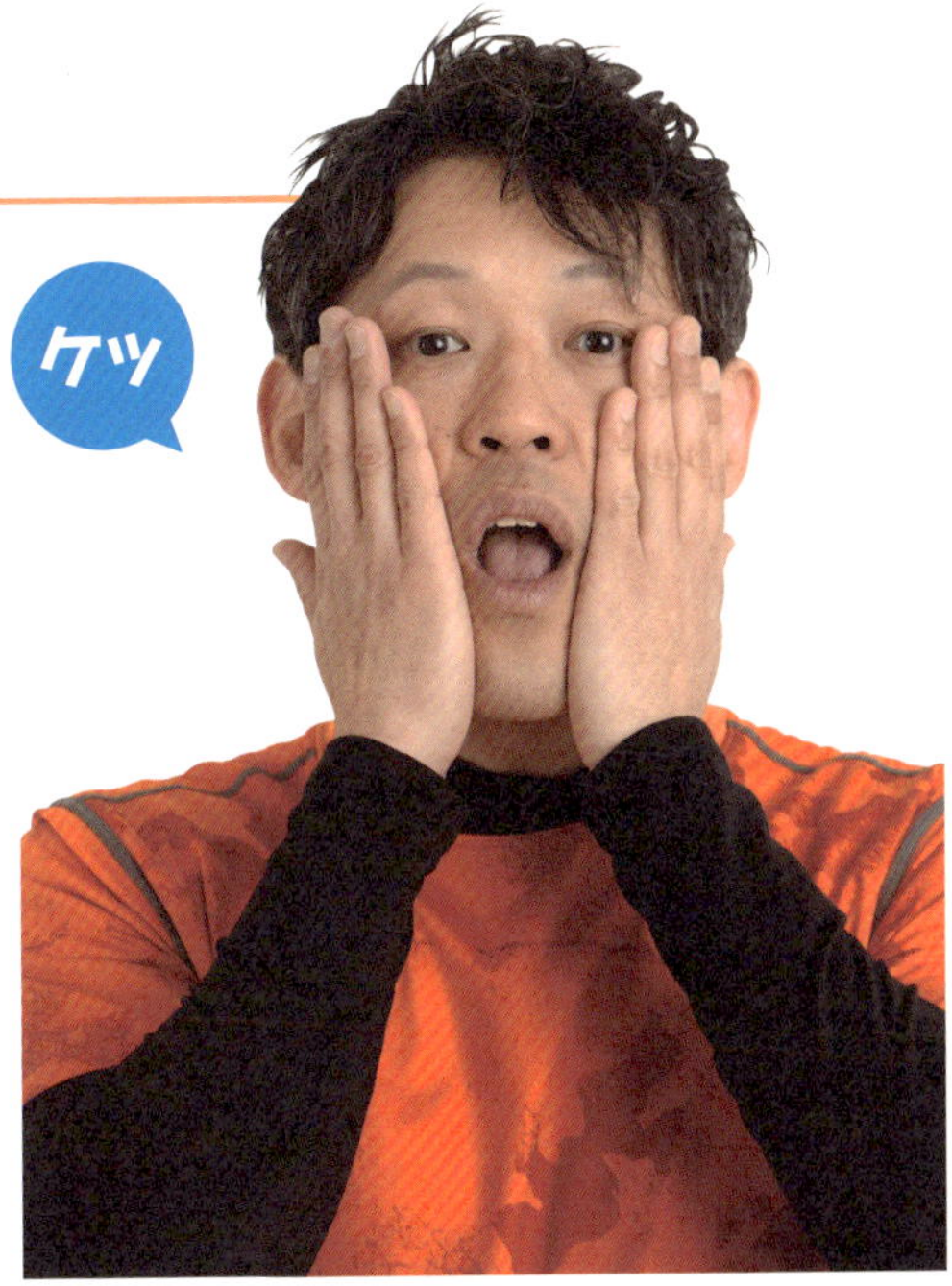

❹「コー」

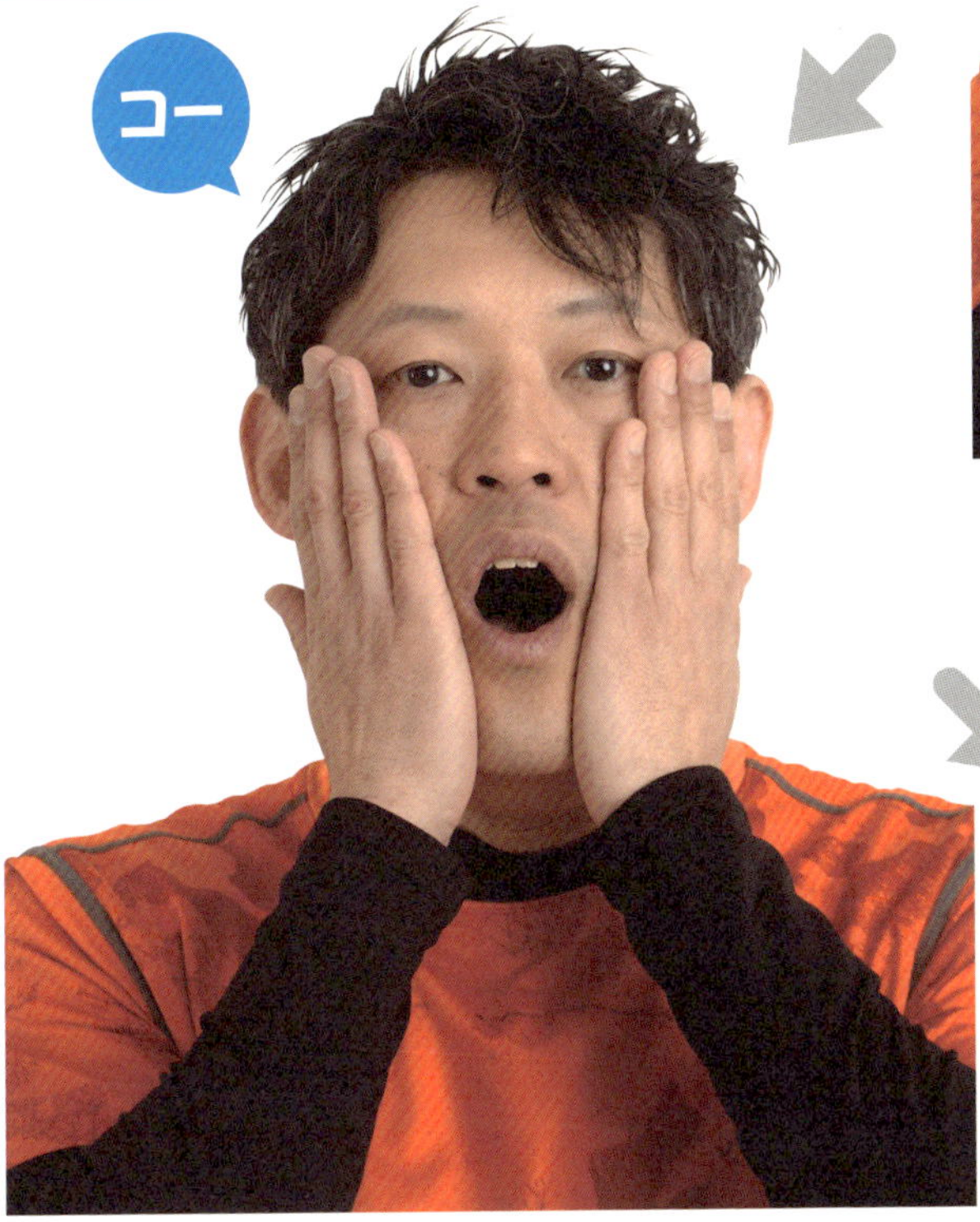

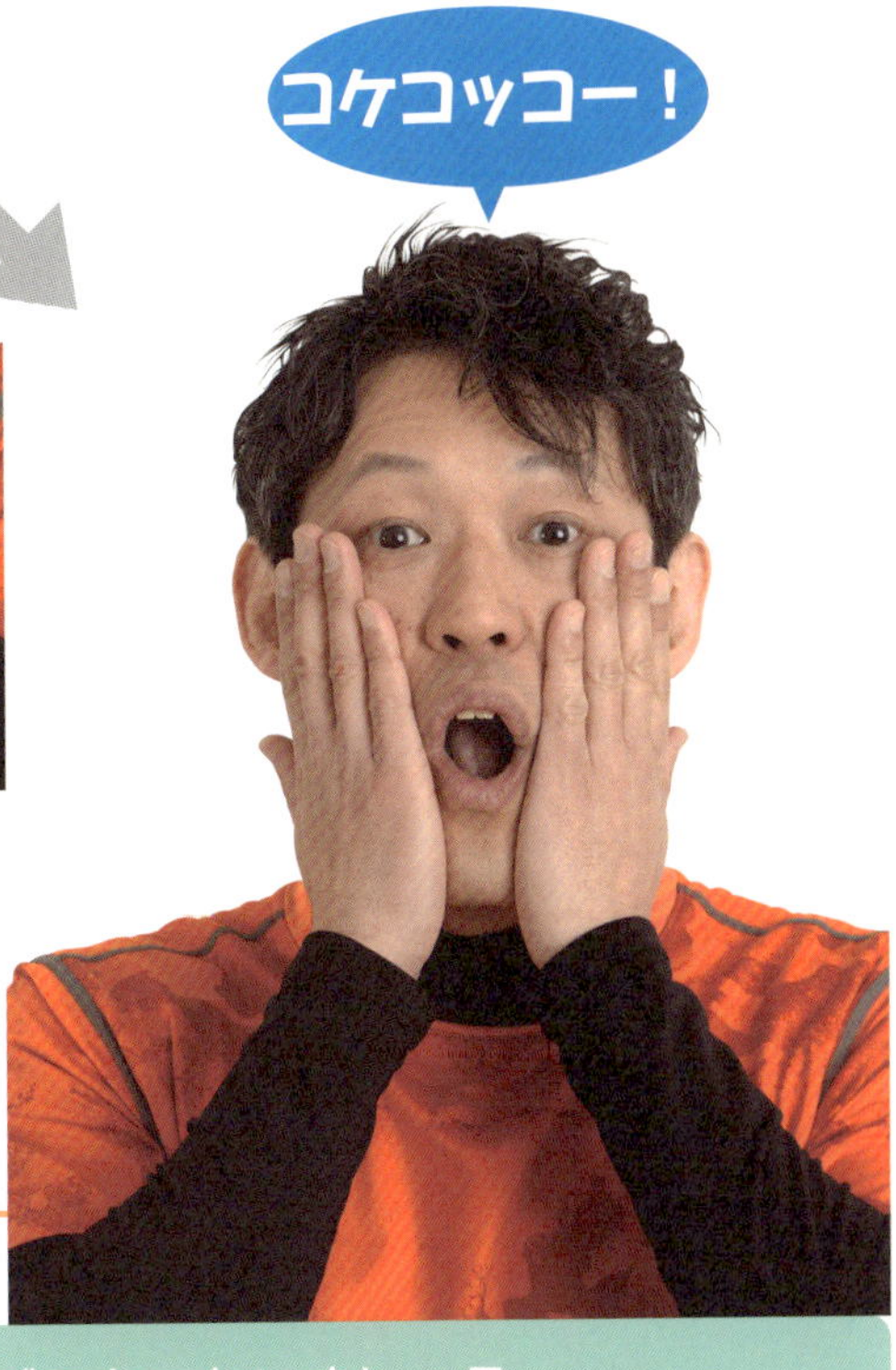

❺大きな声で「コケコッコー！」

ポイント のどが上下に動くのを感じながらおこないましょう。

難易度 ★★★★☆

5 カメレオン

舌先で虫などの獲物を捕らえるカメレオンをイメージし、舌をすばやく出し入れします。舌の瞬発性を高め、誤嚥予防に効果的な運動です。

●効果● ①舌筋の強化 ②誤嚥予防

回数 すばやく15秒間

❶ 大きく口を開いて

大きく口を開いて準備します。

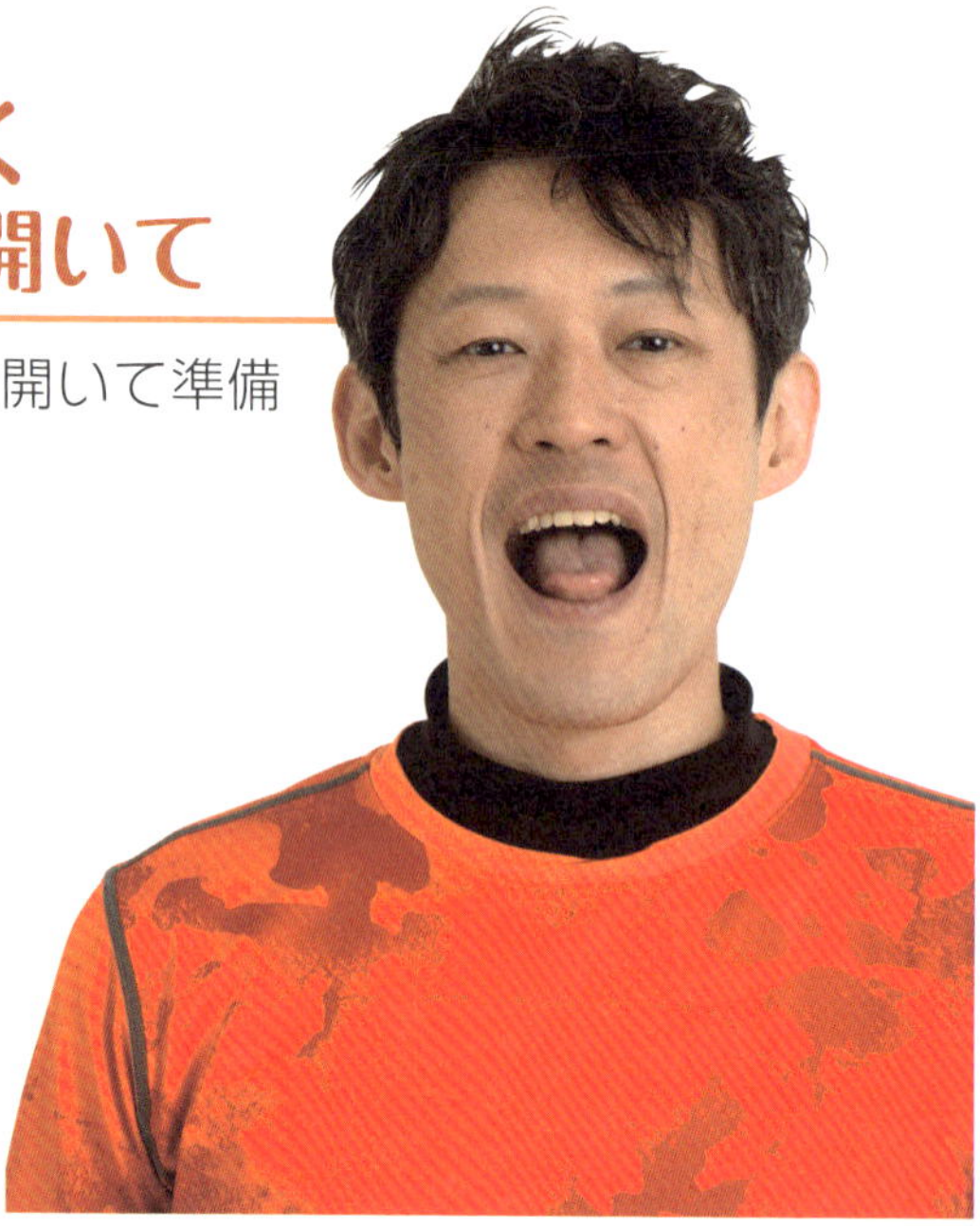

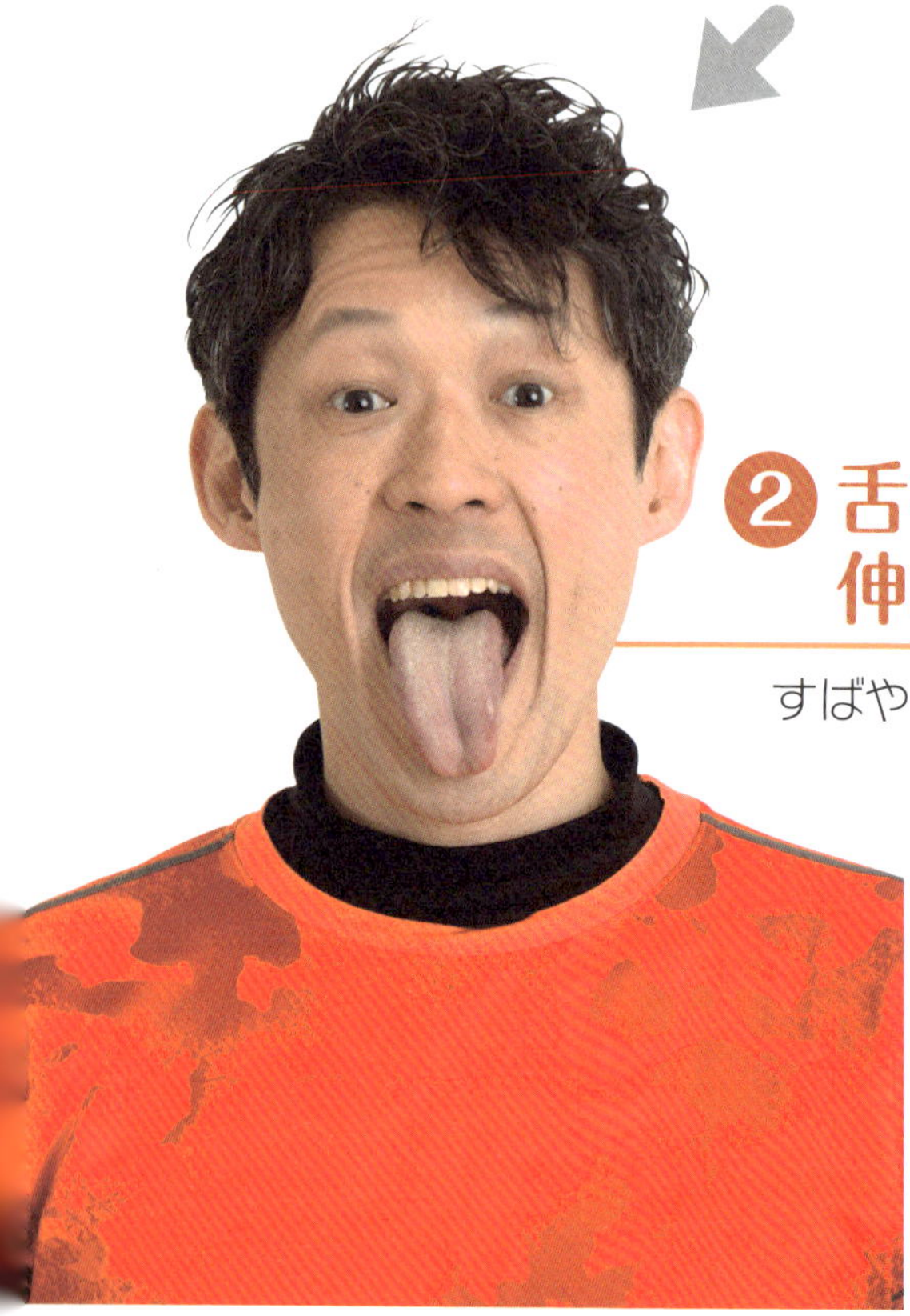

❷ 舌を思いきり伸ばす

すばやく舌を出します。

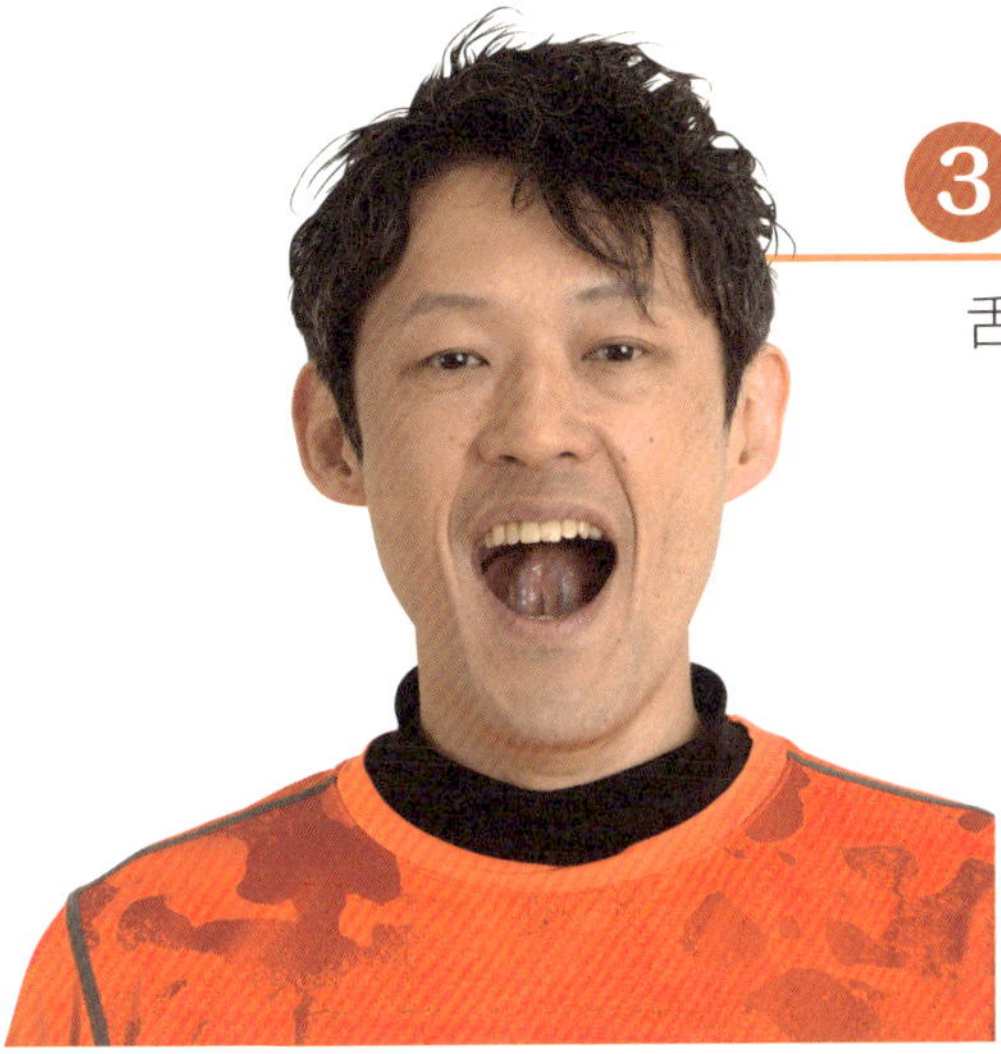

③ 舌を引っ込める

舌をすばやく引っ込めます。

④ あごまで舌を伸ばす

さあ、カメレオンのように舌を伸ばします。

●横から見たポーズ

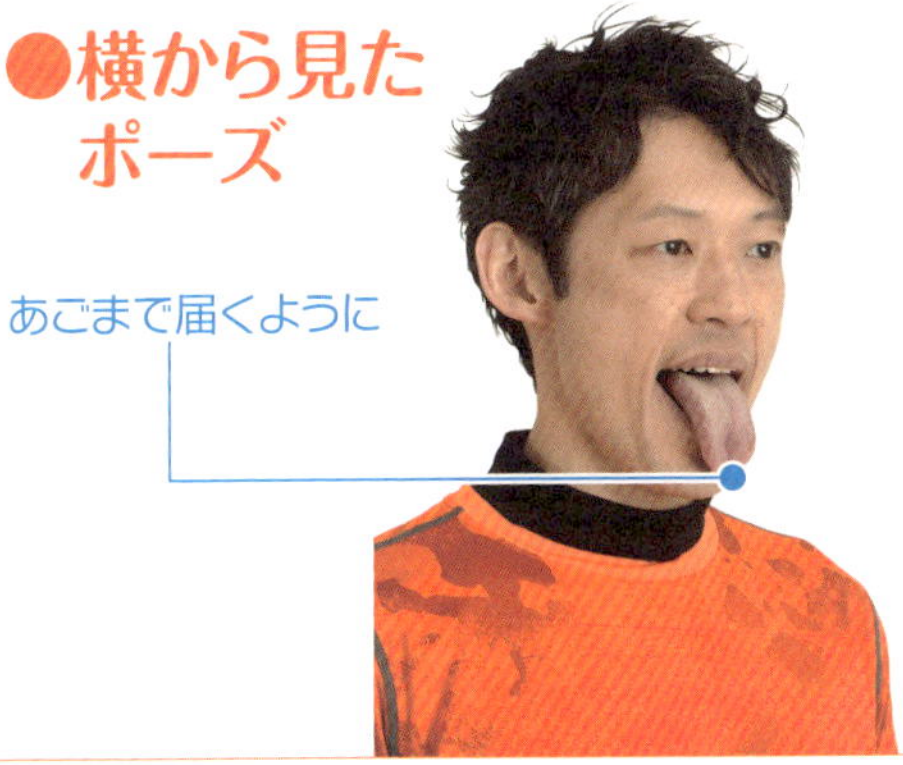

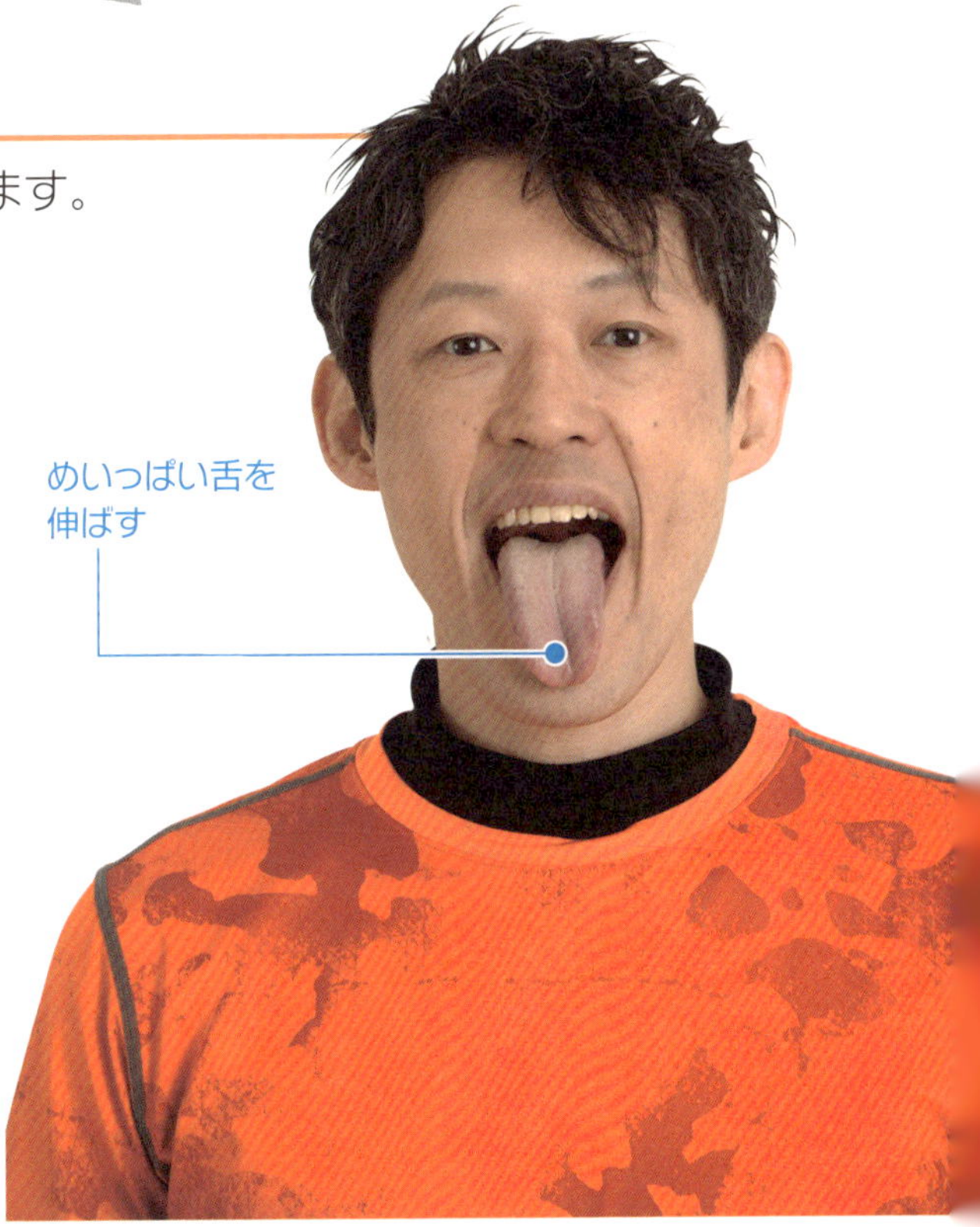

ポイント 舌の瞬発力を高める運動なので、可能な限りすばやく出し入れします。

⑥ ペロペロリン

難易度 ★★

舌を上・下・左・右の順番で大きく伸ばしましょう。そのとき目も同じ方向を見ます。

舌全体を大きく動かすことにより舌根を鍛える効果があり、誤嚥予防になります。

●効果●　①舌筋の強化　②誤嚥予防

回数　上下左右4回

❶ 正面を向いて準備

さあ、舌の体操をはじめましょう。

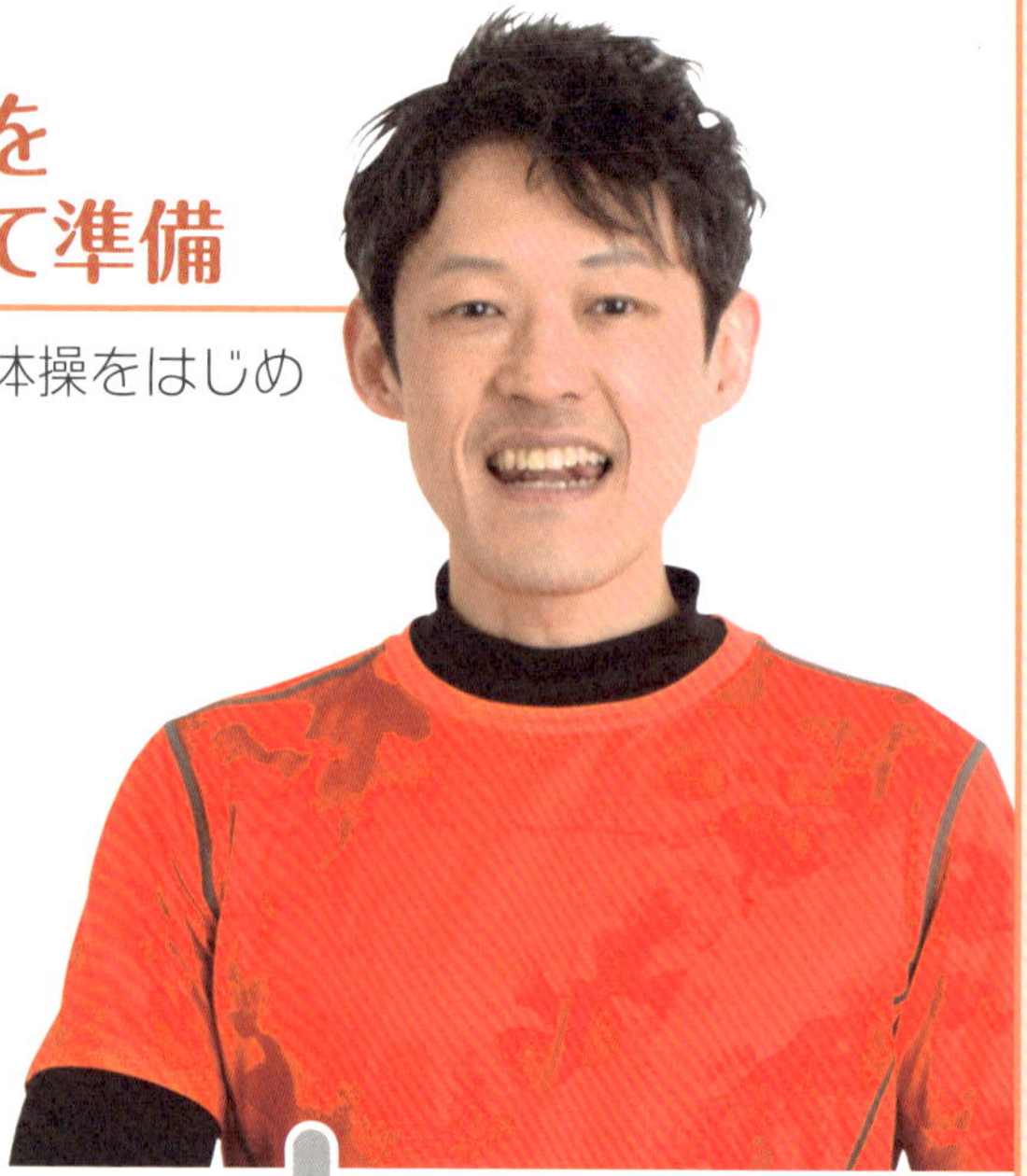

❷ 舌を上に伸ばす

鼻に着けるイメージで、舌をめいっぱい上に伸ばします。

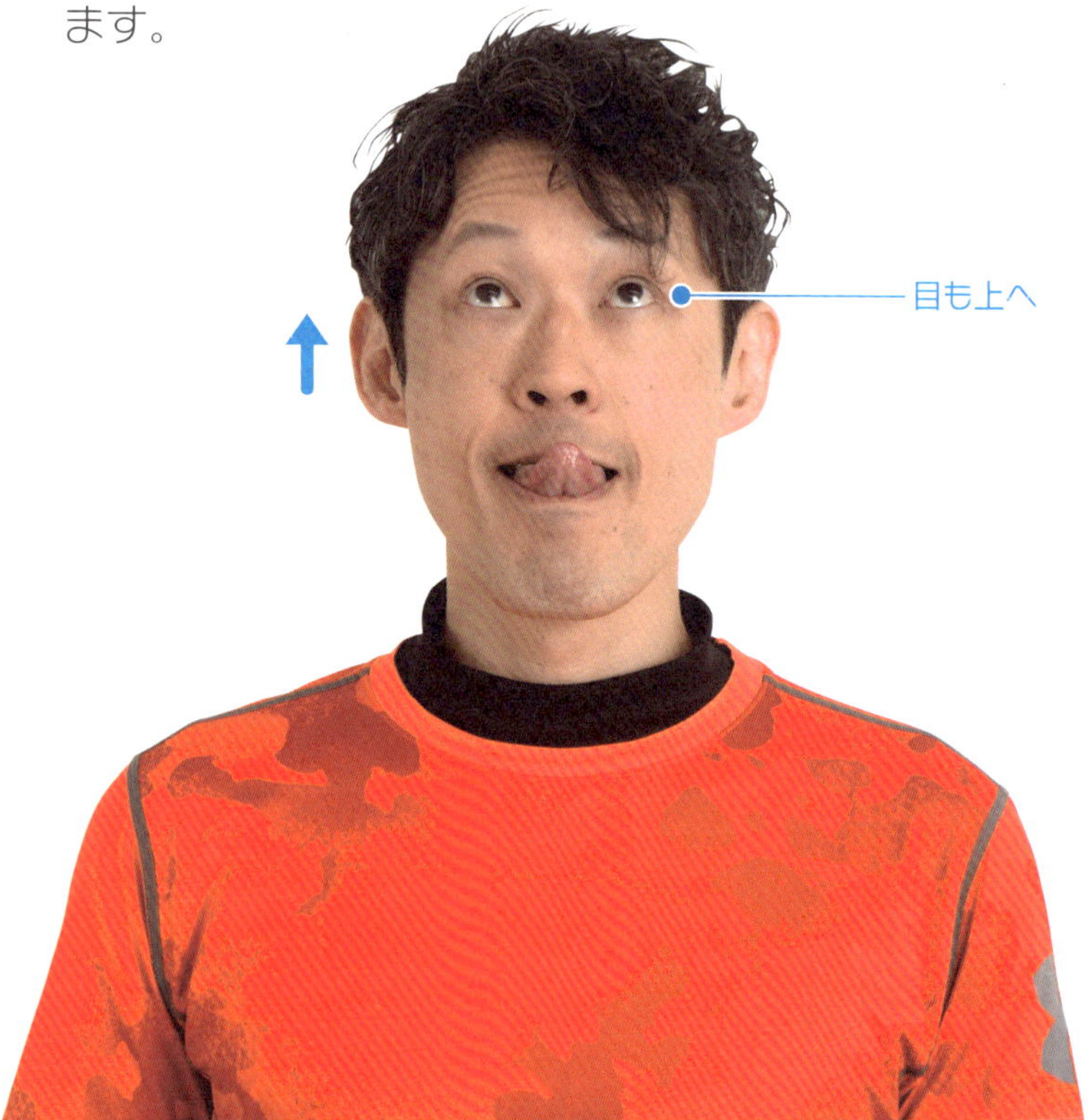

③ 舌があごに着くくらい伸ばす

舌をできるだけ長く思い切り伸ばしましょう。

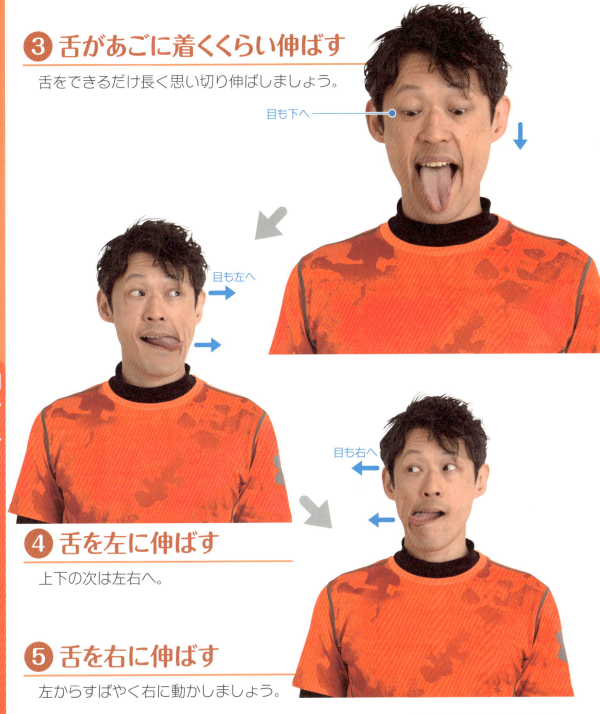

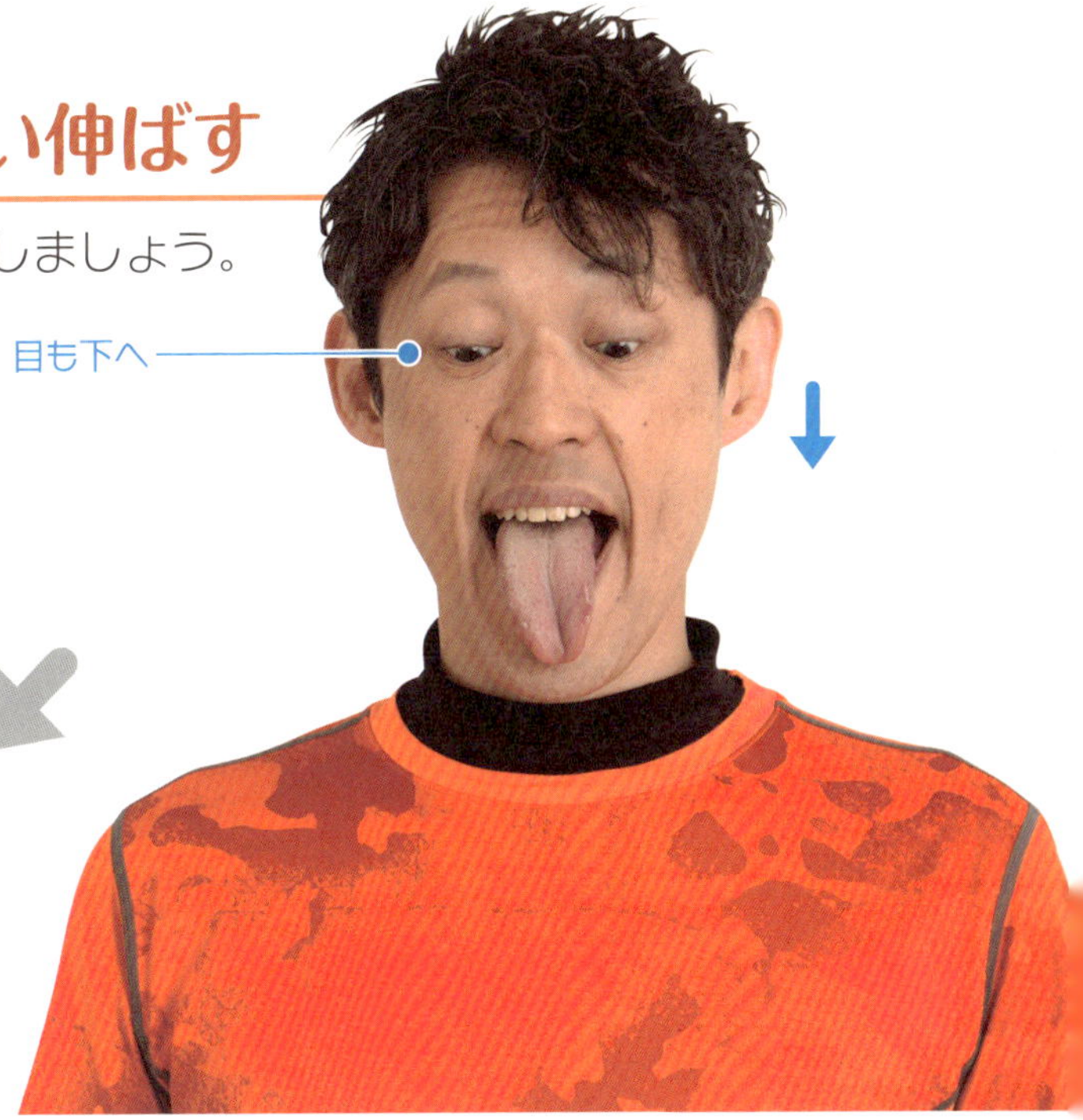

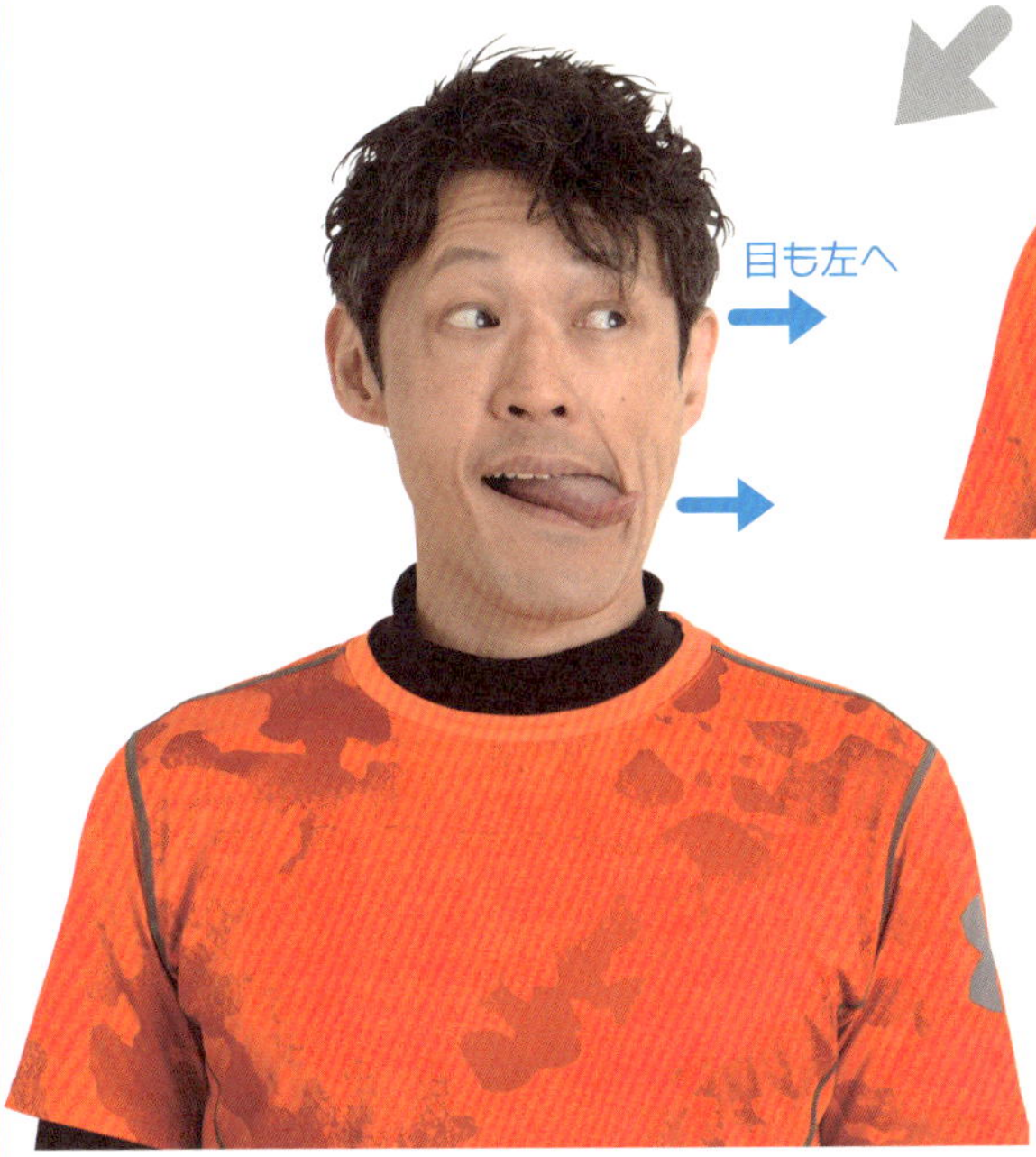

④ 舌を左に伸ばす

上下の次は左右へ。

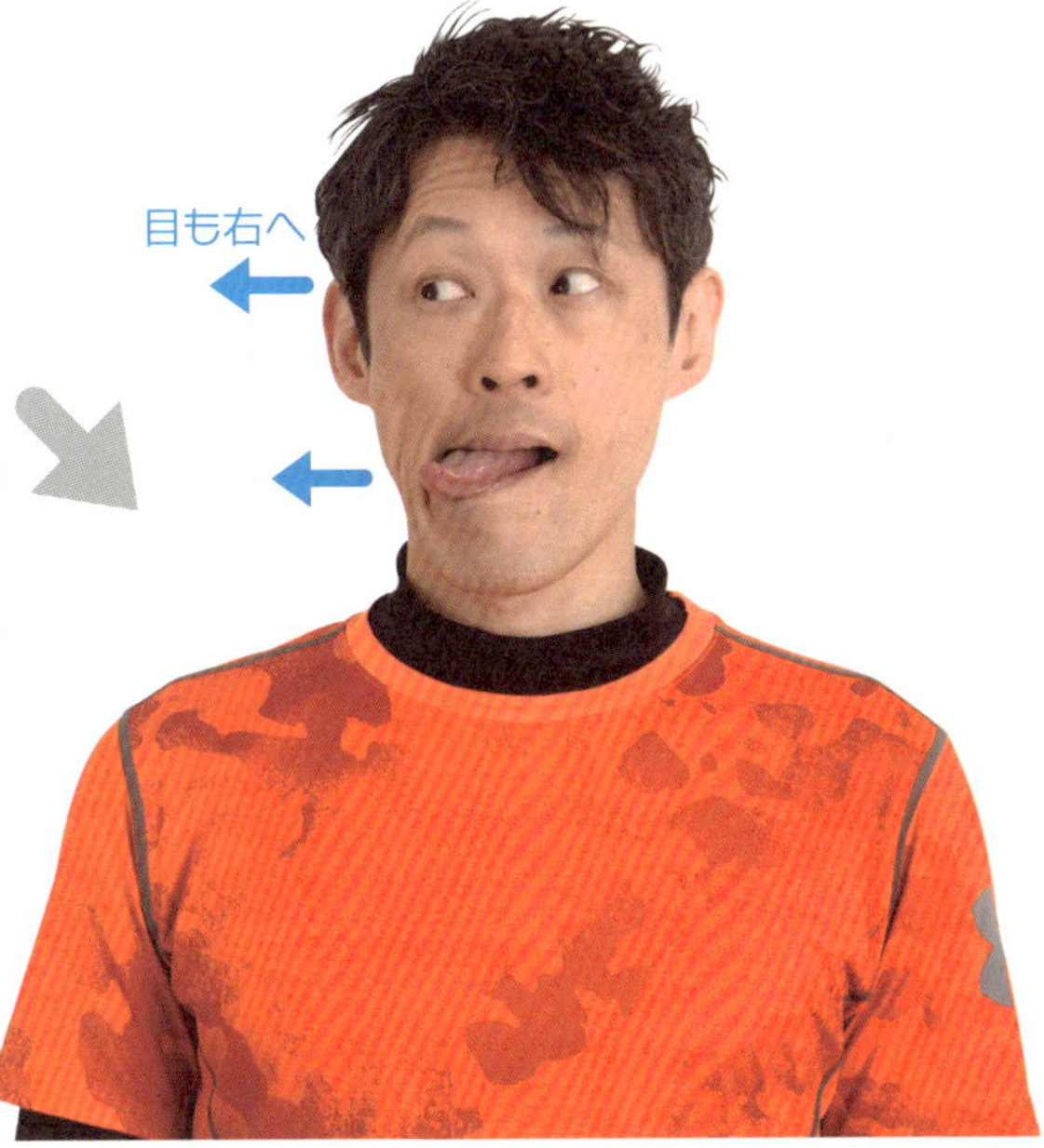

⑤ 舌を右に伸ばす

左からすばやく右に動かしましょう。

ポイント 慣れてきたら目と舌を逆に動かしてみましょう。

難易度 ★★

7 あめ玉コロコロ

口のなかであめ玉を転がすように、舌で「ほお」を内側から力強く押す運動です。途中から手で押し返しながらおこなうと、より負荷がかかり効果的です。

●効果● ①舌筋の強化 ②唾液分泌の促進 ③誤嚥予防

回数 ほお4回 手をあて4回

❶ 舌でほおを内側から押す

舌でほおを内側から強く押し舌先をコロコロ動かします。

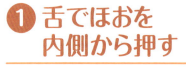

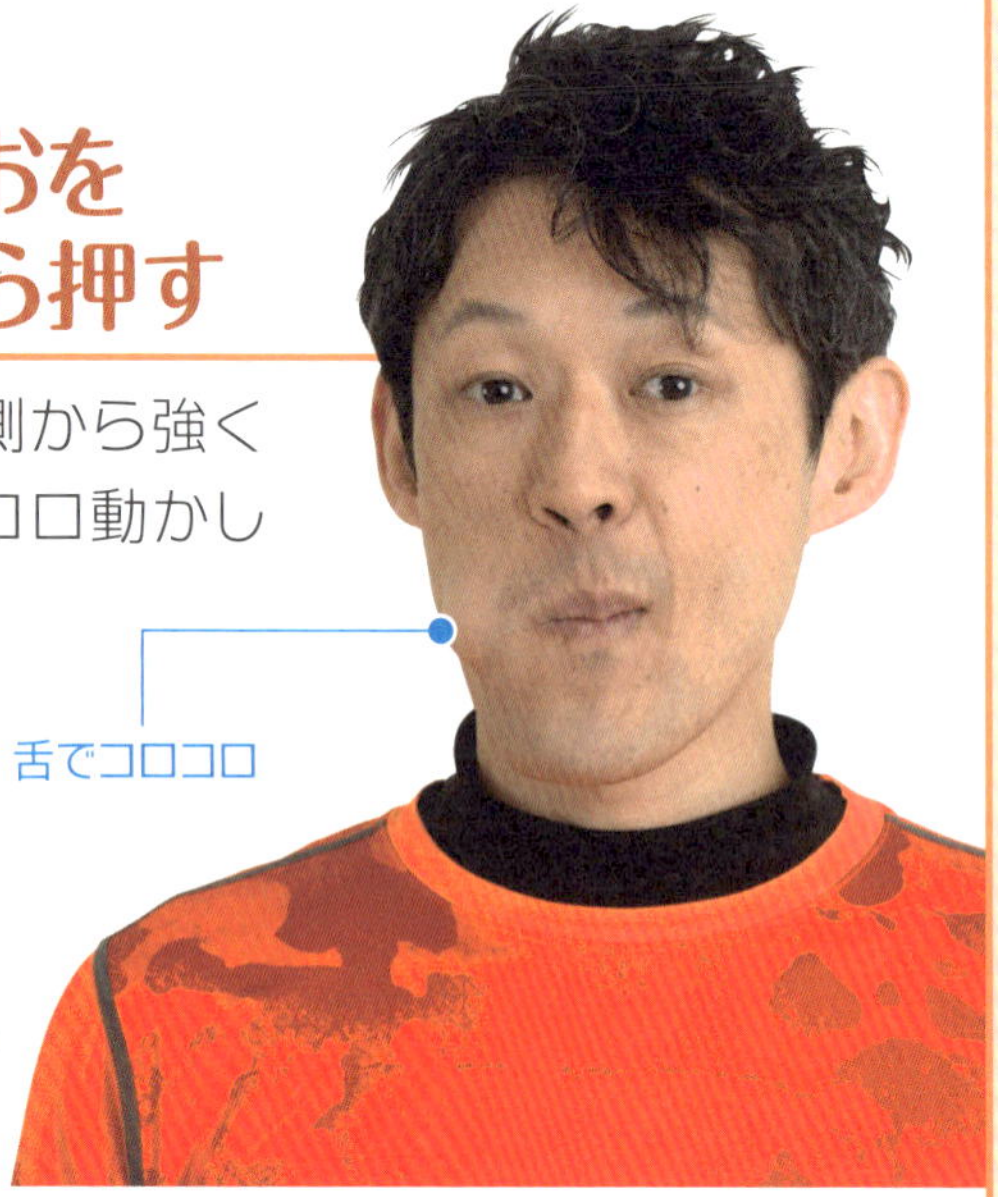

❷ 反対も同じように押す

反対も同じようにコロコロ押しましょう。

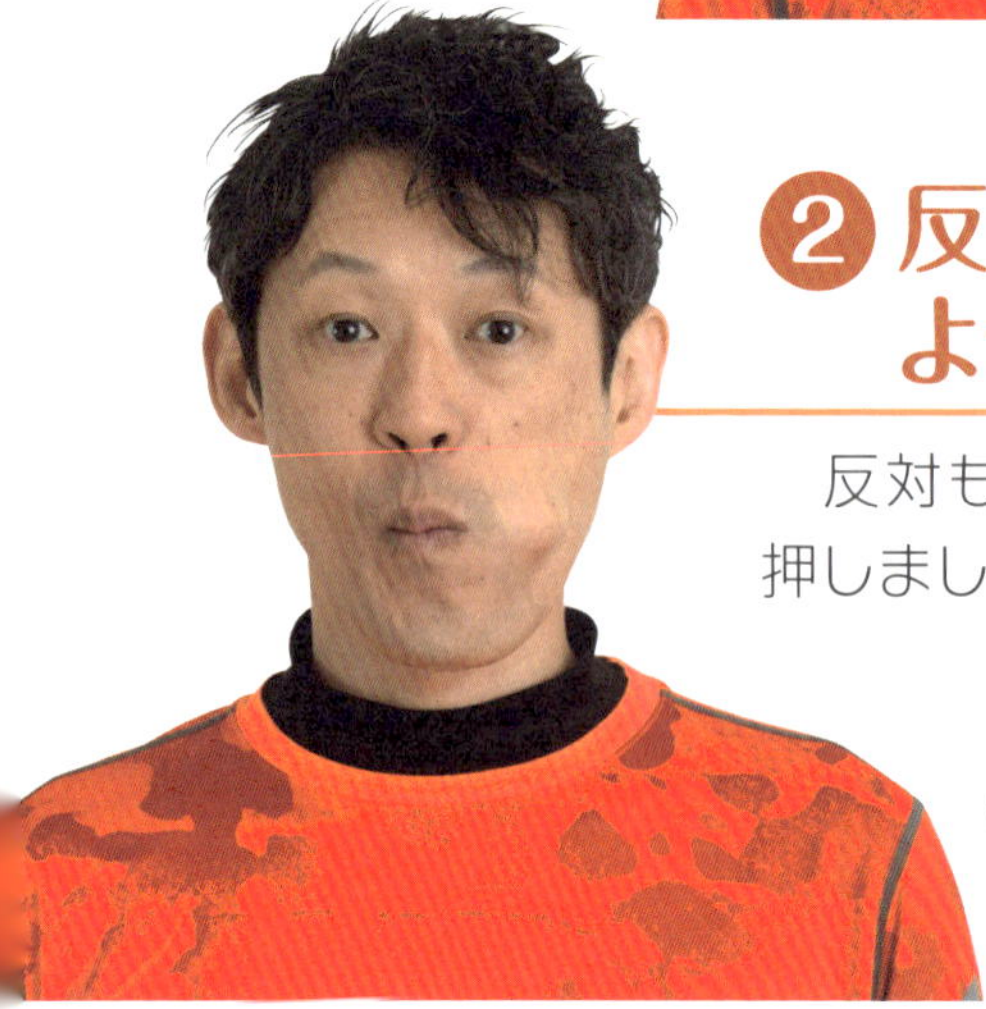

❸ 左右交互にくり返す

力強く舌でほおを押しましょう。

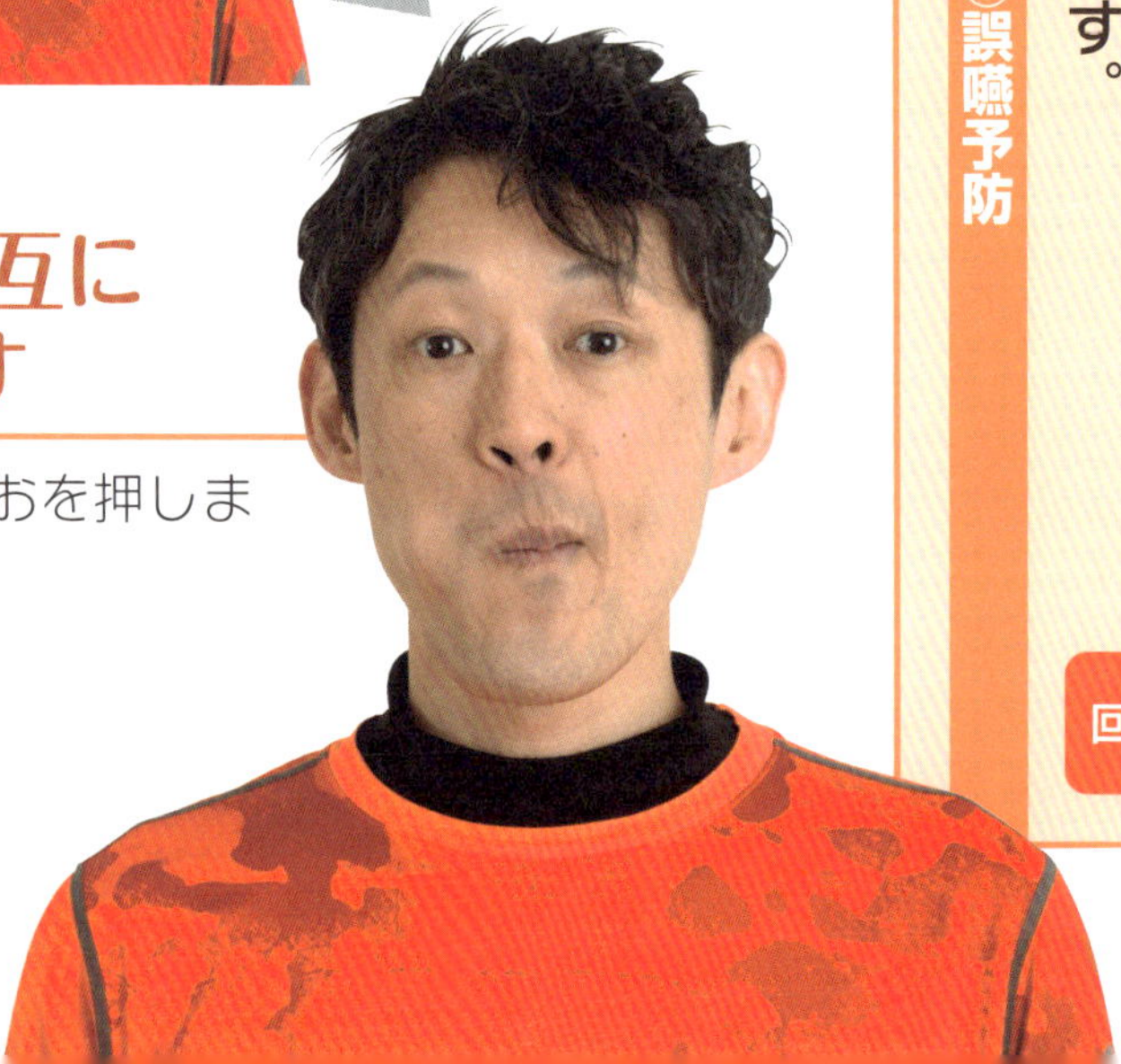

④ 舌で押す位置は変えながら

高い位置・低い位置と押す場所を変えながら舌を十分に動かします。

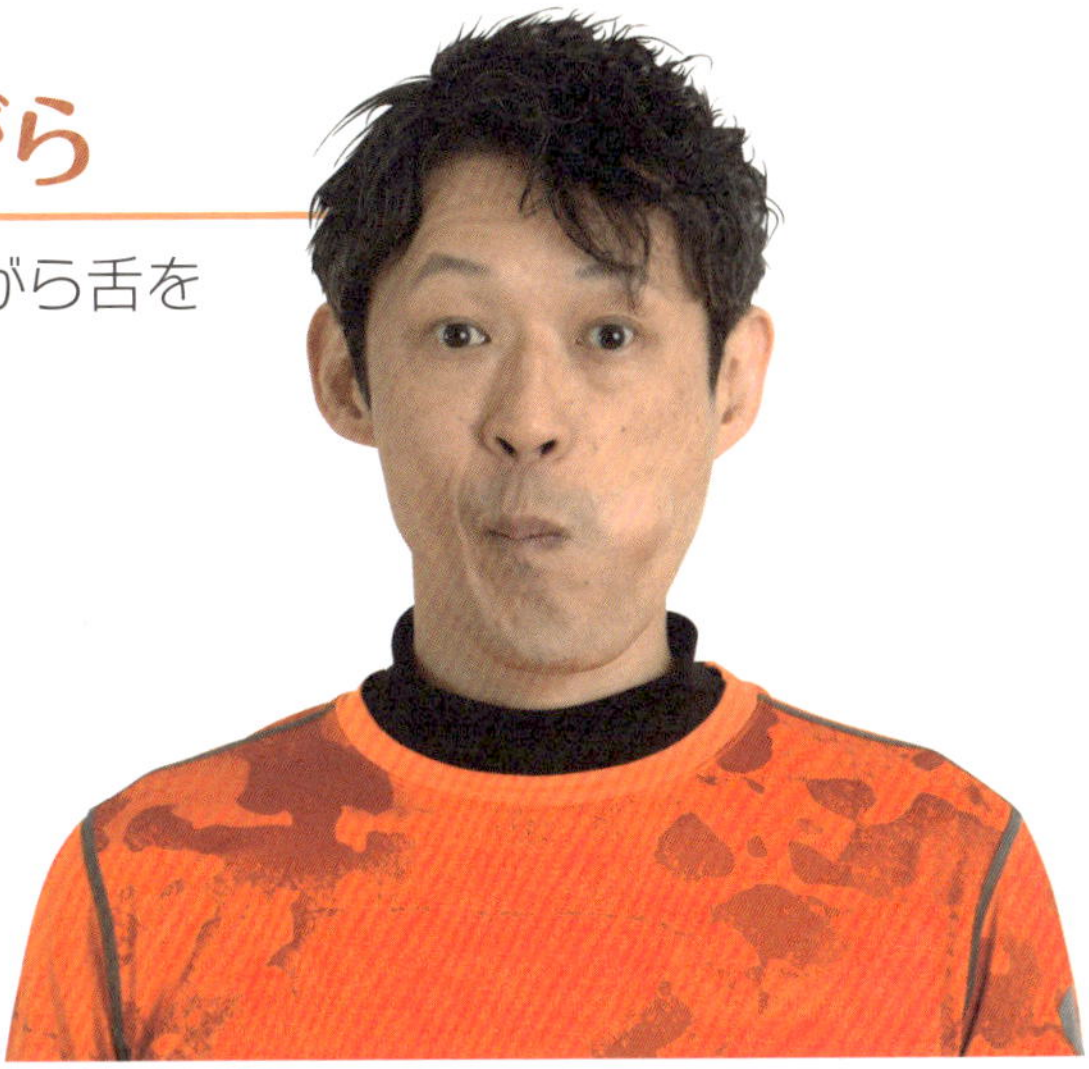

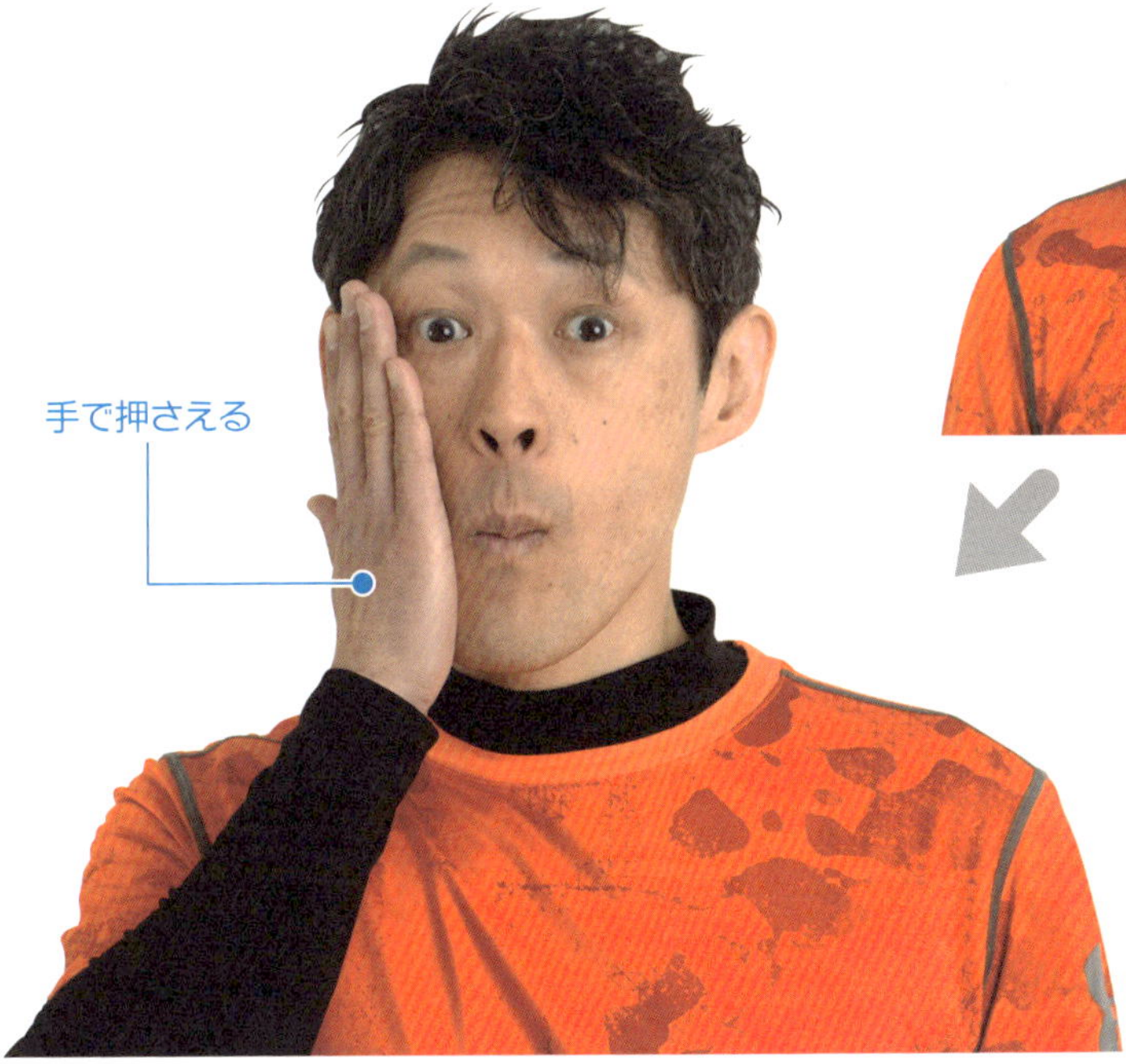

⑤ 今度は手で押さえながら

ある程度、舌が動いたら、今度はほおを手で押さえ、そこを内側から押すようにして、舌にかかる負荷を上げます。

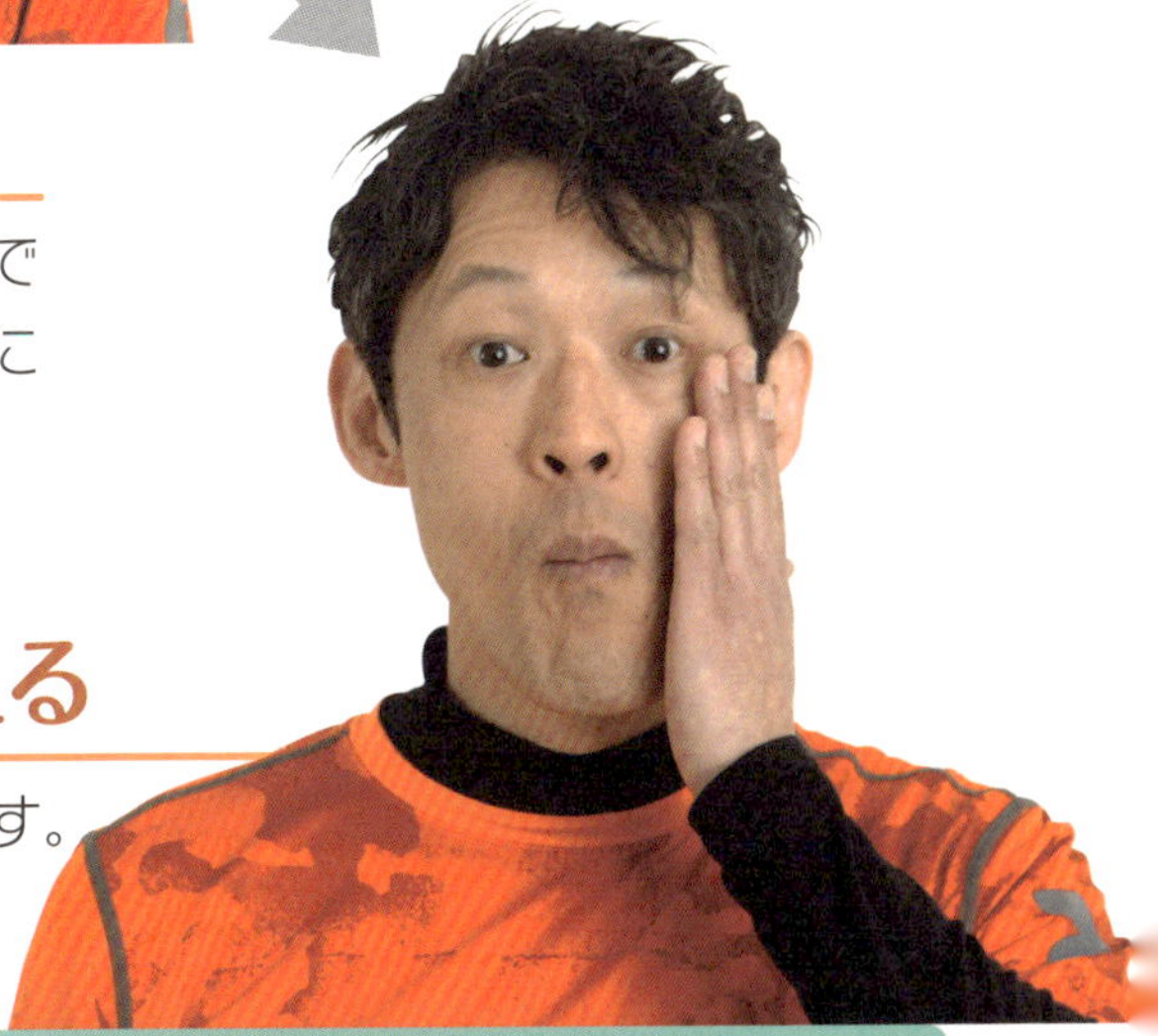

⑥ 反対側も手で押さえる

反対側のほおも同様におこないます。

ポイント 力強く舌と手のひらで押し合いましょう。

難易度 ★★★

8 ハッピーバースデー

口をすぼめて1メートル先のロウソクの火を消すようなイメージで、お腹から息を吐きます。口をすぼめることで口輪筋を鍛える効果もあります。

●効果●
①口輪（くちびるの周囲）筋の強化
②腹式呼吸の強化

回数 **8回**

❶ 手をお腹にあて息を吸い込みスタート

お腹を膨らませるようにたくさん息を吸い込みましょう。

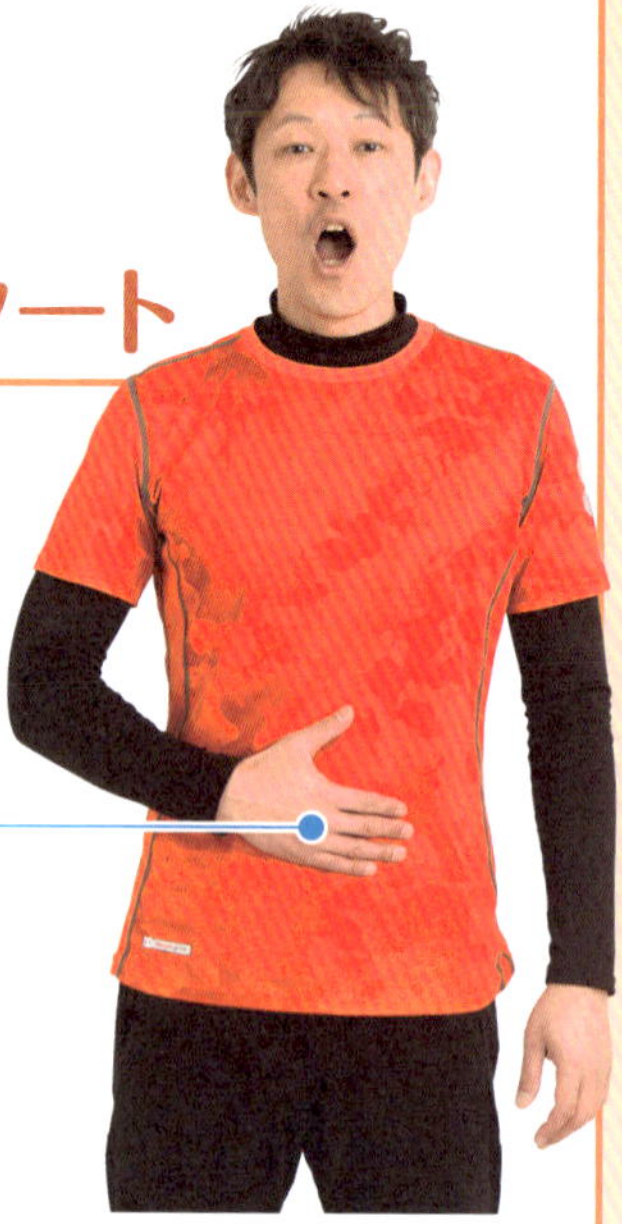

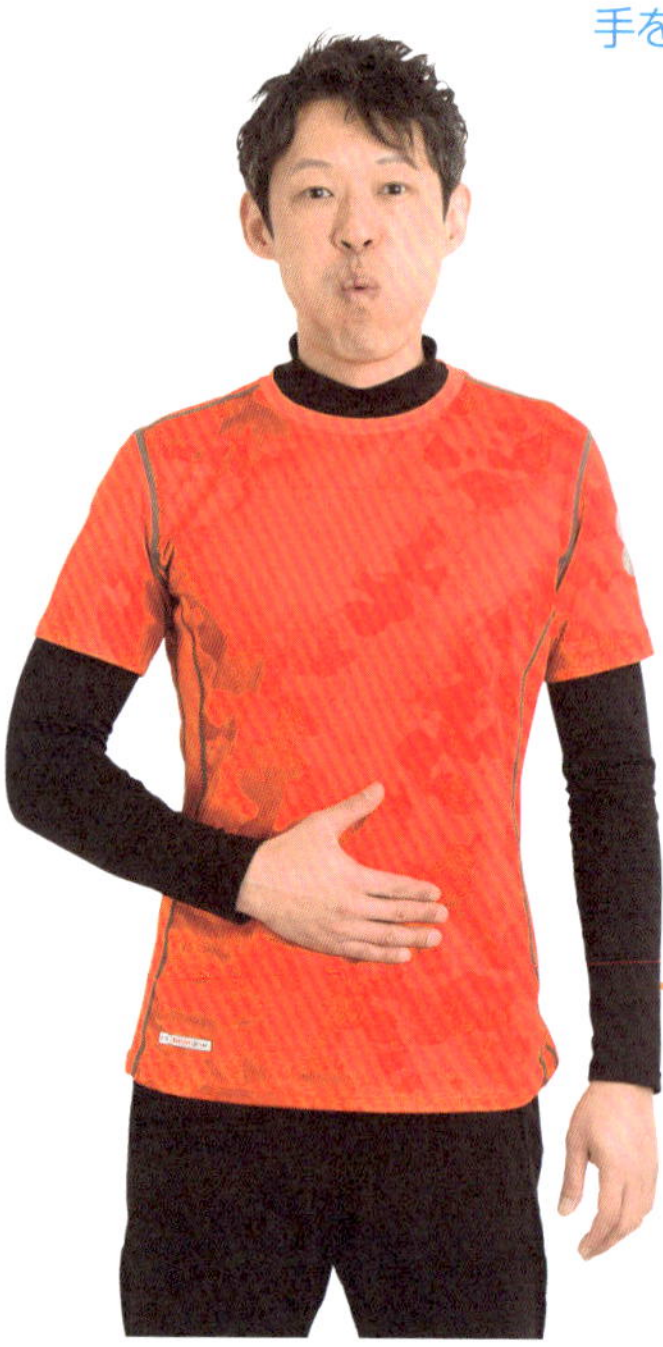

❷ 口をすぼめて1メートル先の火を消すイメージで

息が遠くまで届くようにしっかり口をすぼめましょう。

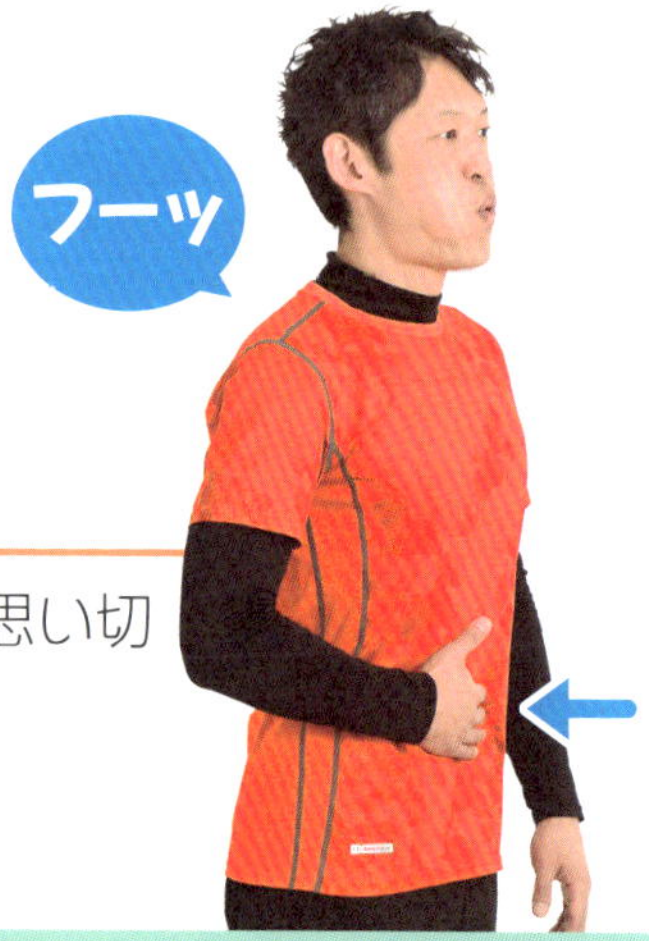

❸ 思い切り息を吹きかける

吸い込んだ息をお腹から思い切り強く吹き出します。

ポイント 1回ごと、しっかりとお腹の動きを意識しながらおこないましょう。

難易度★★

9 うめぼし酸っぱいな

顔全体を中心にギュッと寄せたあと、大きくパッと開きます。うめぼしの酸っぱさをイメージしてください。顔全体の運動になり、あまり使わない表情筋を鍛えます。

●効果●
①表情筋の強化による顔の若返り　②唾液分泌の促進

回数　8回

❶うめぼしを想像する

うめぼしの酸っぱさを想像して、目と口をギュッと閉じて顔全体を中心に寄せるようにします。

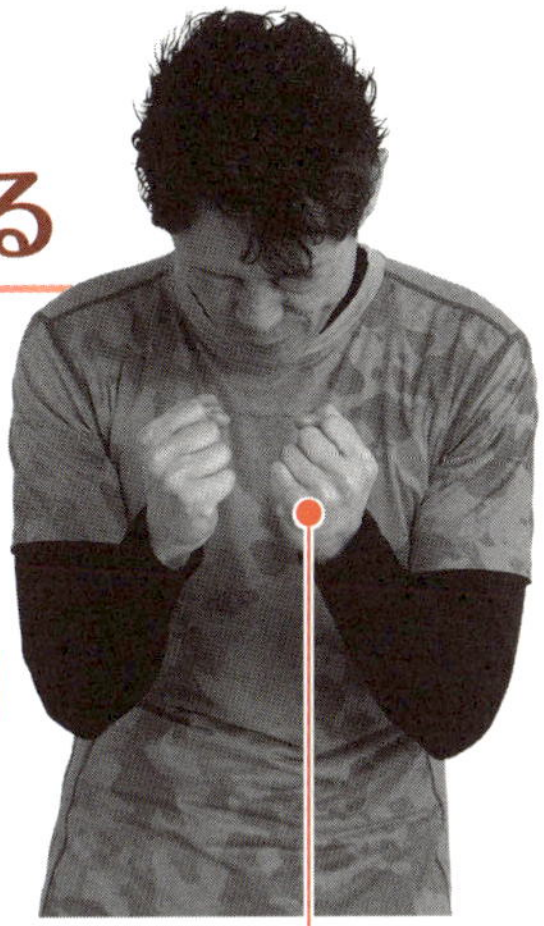
スッ
両手も顔に近づける

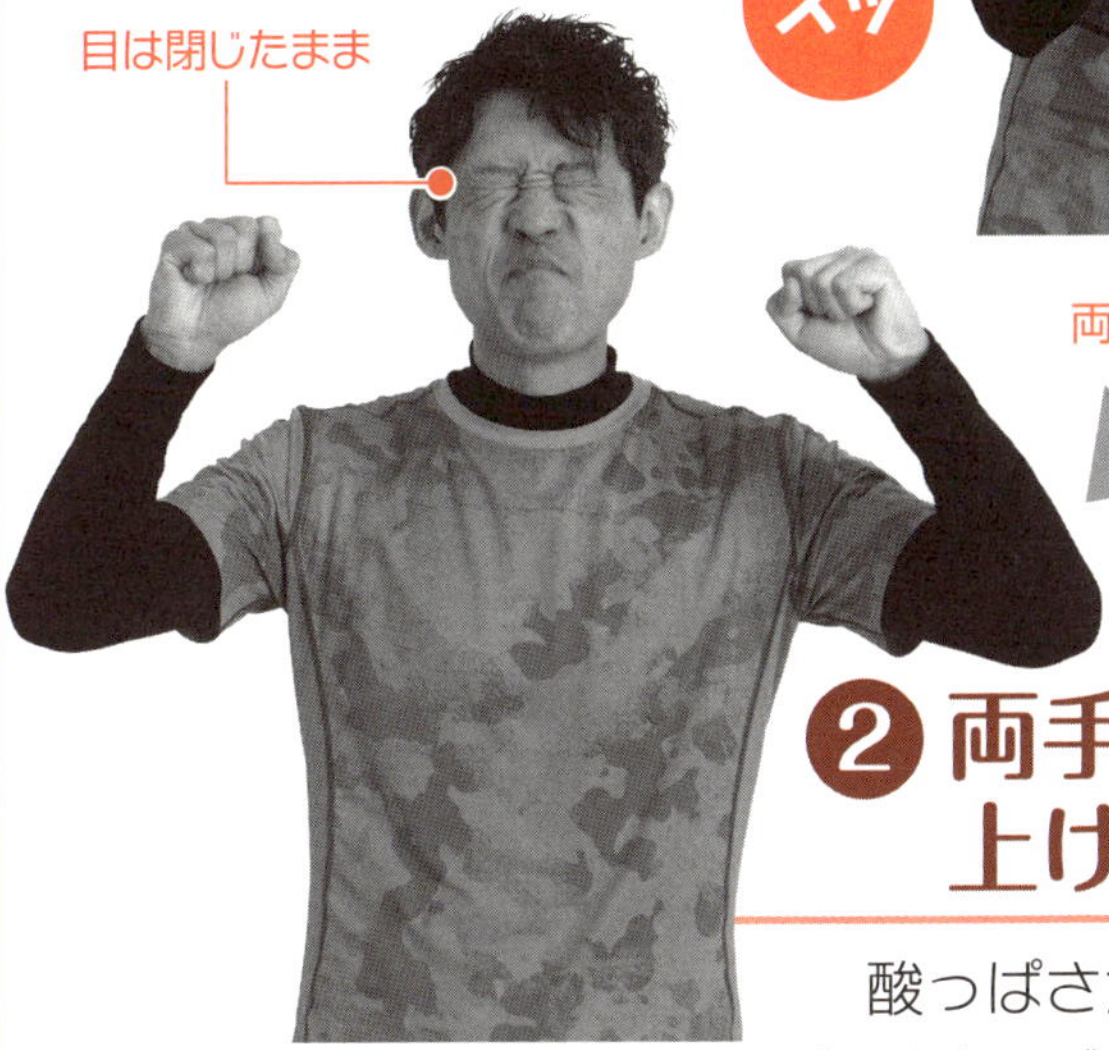
目は閉じたまま

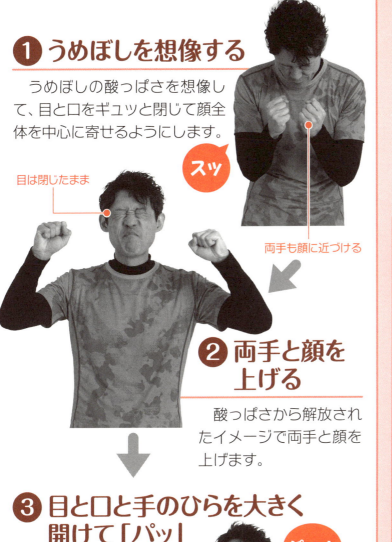

❷両手と顔を上げる

酸っぱさから解放されたイメージで両手と顔を上げます。

❸目と口と手のひらを大きく開けて「パッ」

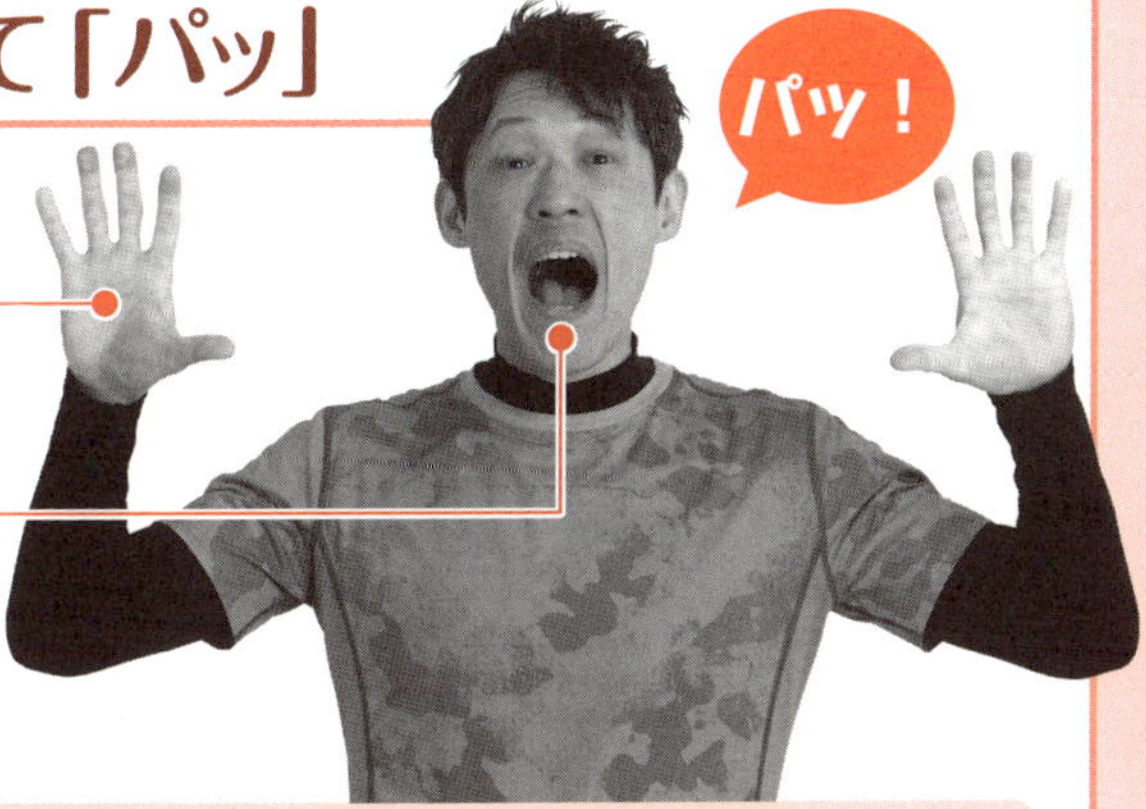
パッ！
手を開いて
口を開いて

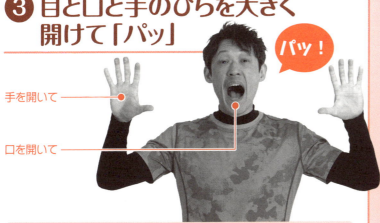

ポイント　目も口も思い切り大きく開きます。

難易度 ★★★

10 クルリンごっくん

舌先で歯茎をゆっくりなぞり一周したら、唾液を力強く飲み込みます。反対回りも行いましょう。唾液の分泌を促進し、口腔内の清潔保持に役立ちます。

●効果●
①唾液分泌の促進 ②そしゃく・嚥下（飲み込み）力の強化

回数	左回り・右回り 5回ずつ

① 舌先を上前歯と歯茎の間に差し入れる

まず舌先を上げて、上の歯茎をなぞります。

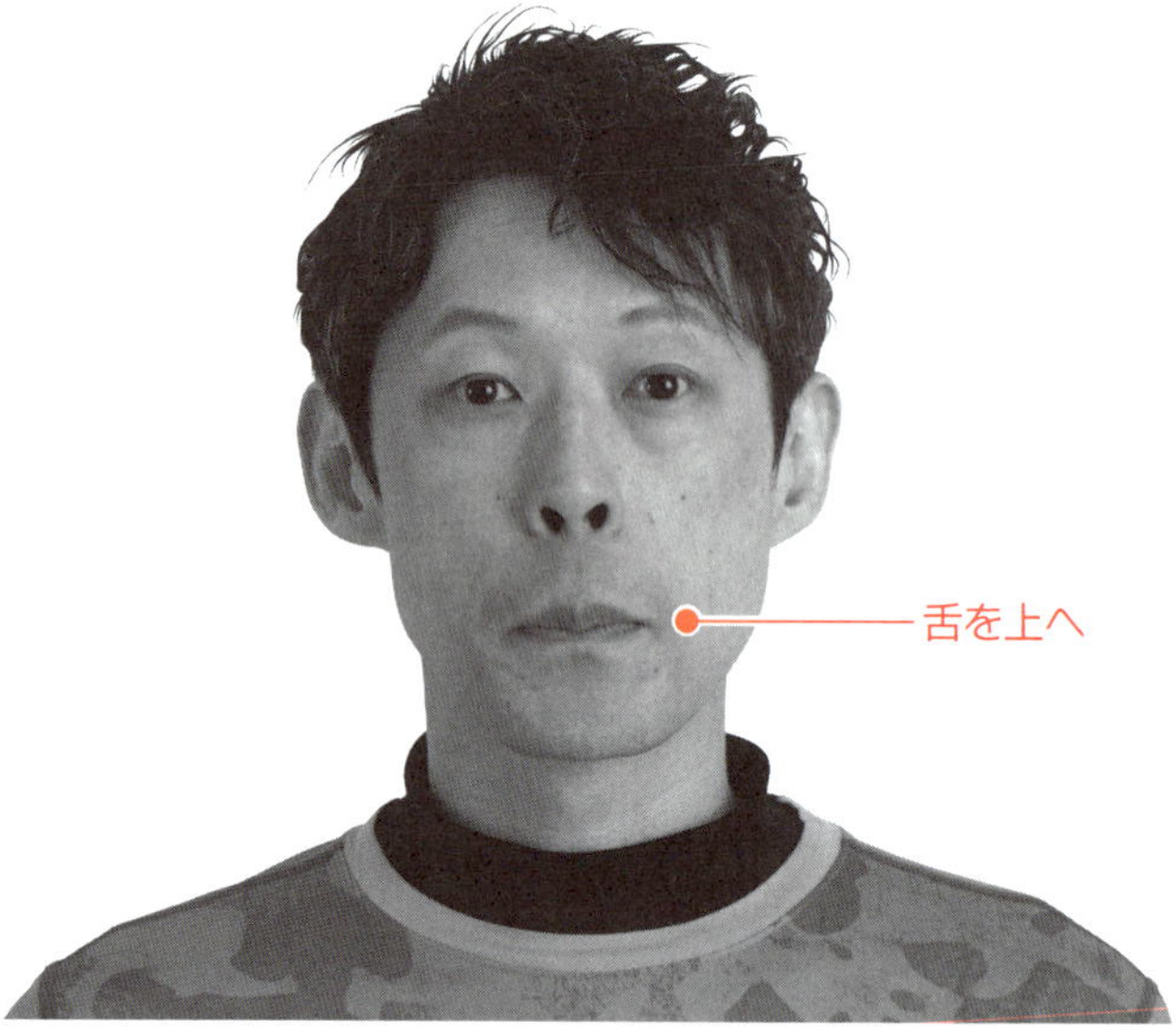

●歯茎のなぞり方

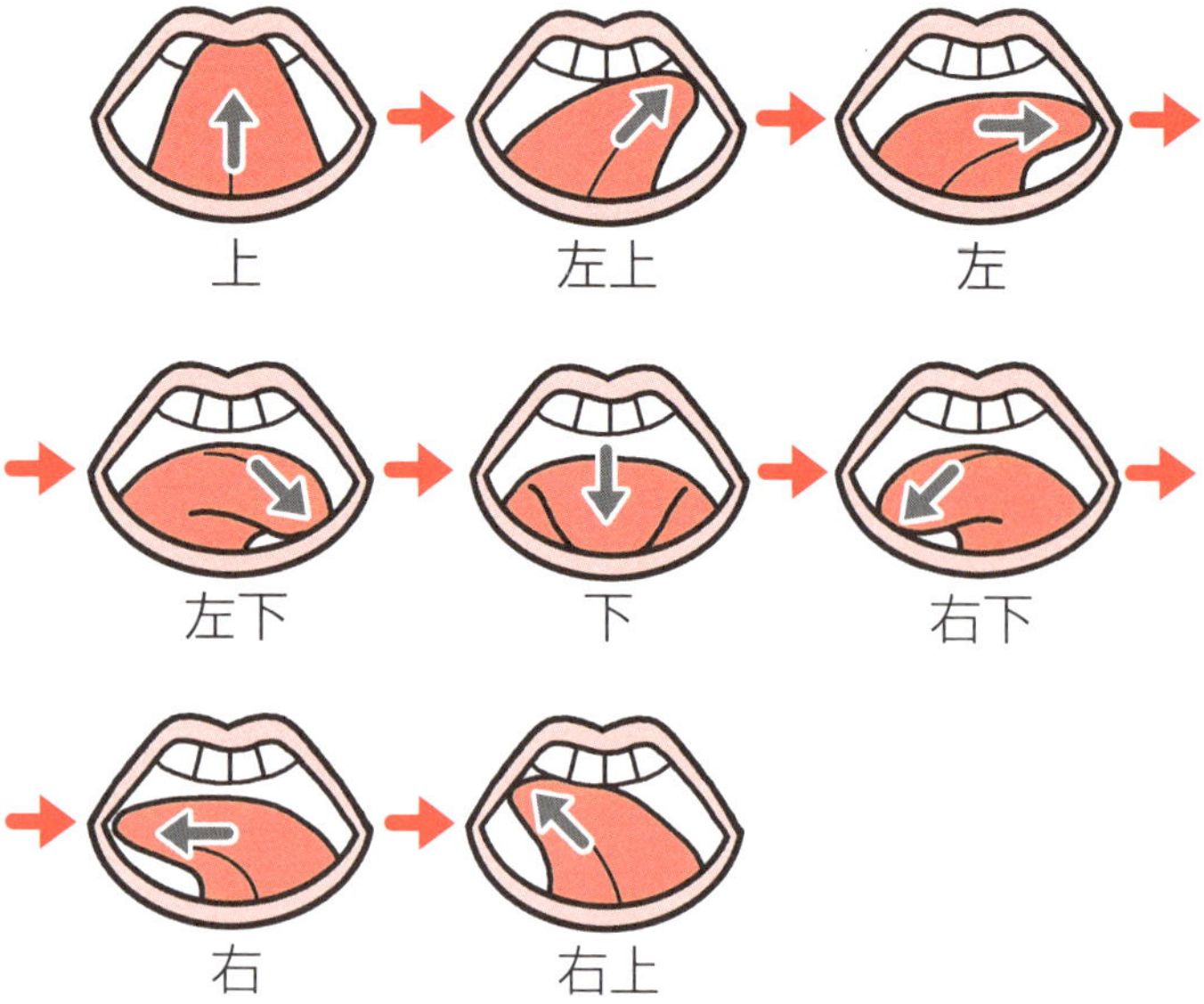

❷ 舌先を回す

「歯茎のなぞり方」の図の順に、舌先を歯茎に沿って回します。

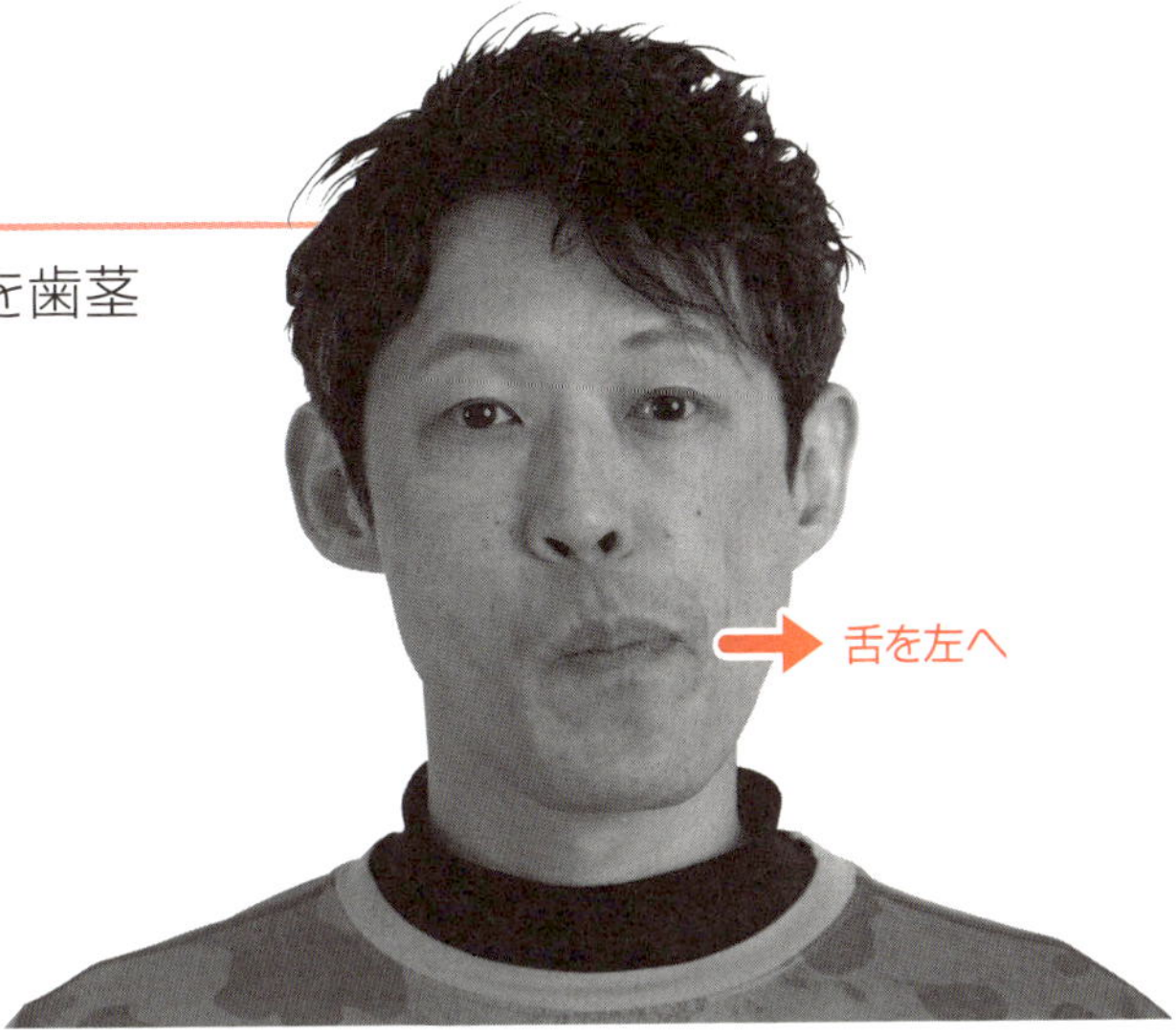

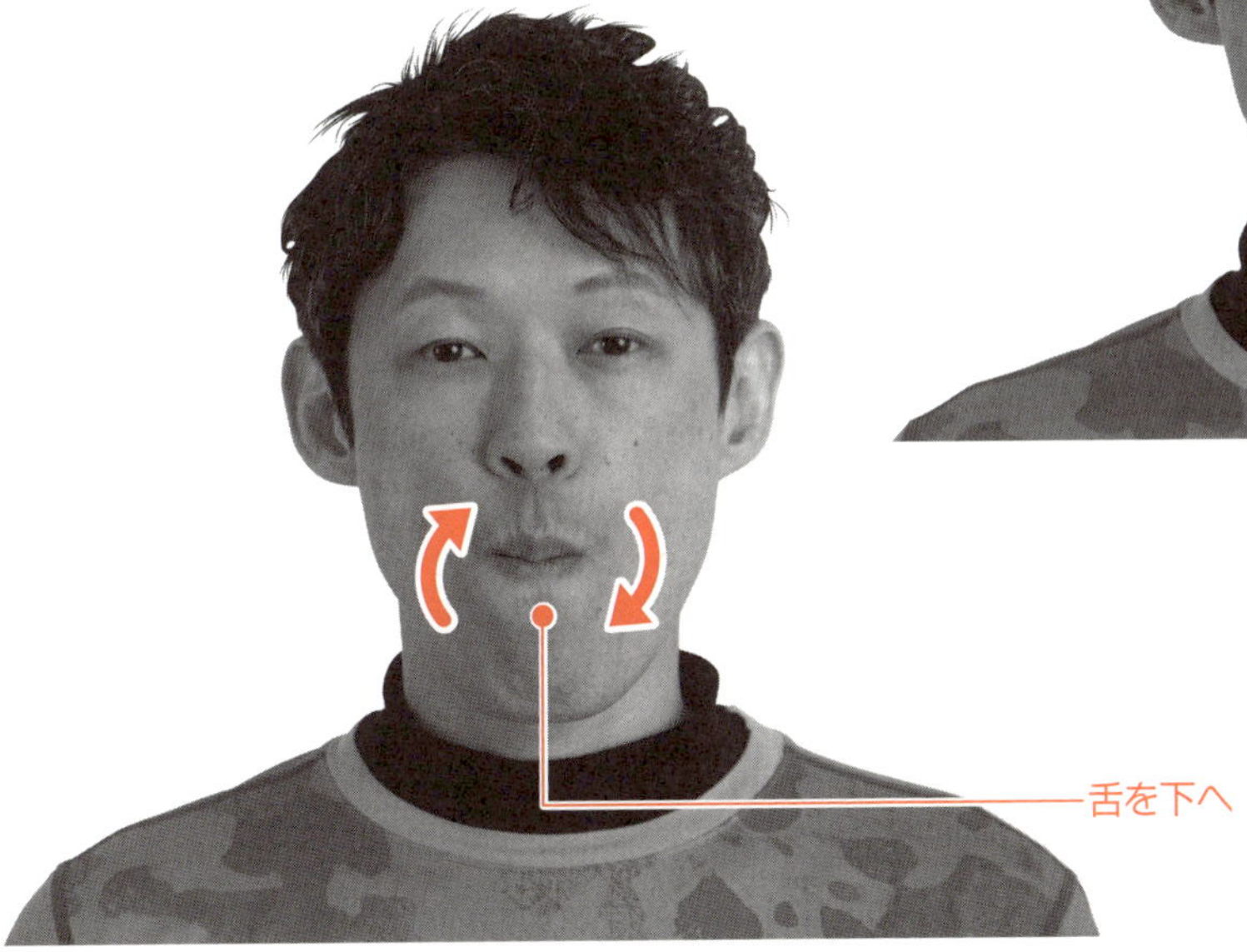

❸ 1周したら力強く「ごっくん」と飲み込む

力強く「ごっくん」と飲み込んでみましょう。

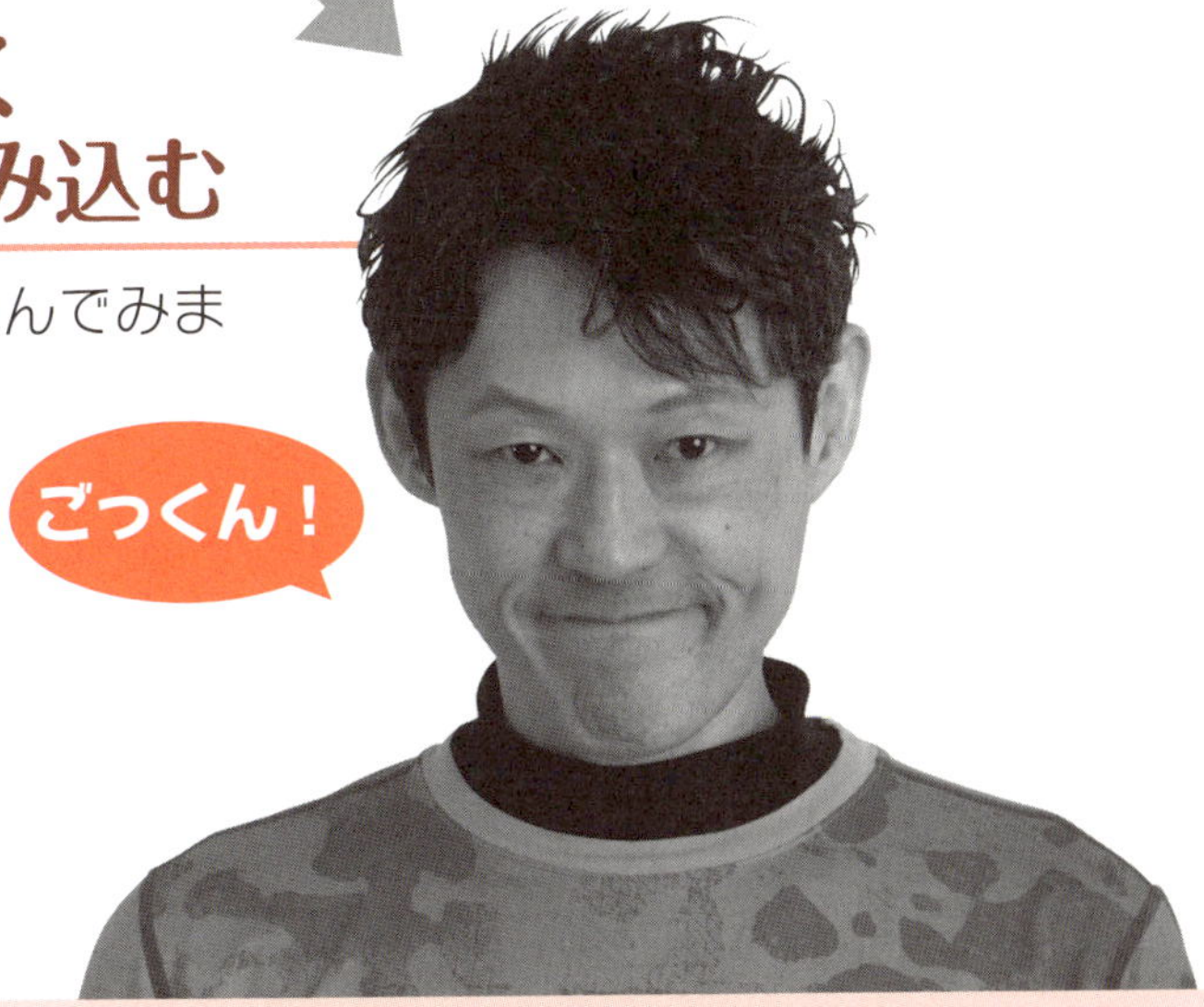

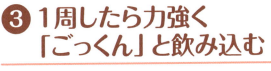

ポイント 舌が歯にあたって痛い場合は歯の内側をなぞりましょう。

難易度 ★★★★☆

11 カ舌ネット（カスタネット）

舌先を硬口蓋（口蓋＝口の中の天井部分）の前方に強くあててはじき、大きな音を立てます。手でカスタネットを叩く動作を同時に行います。

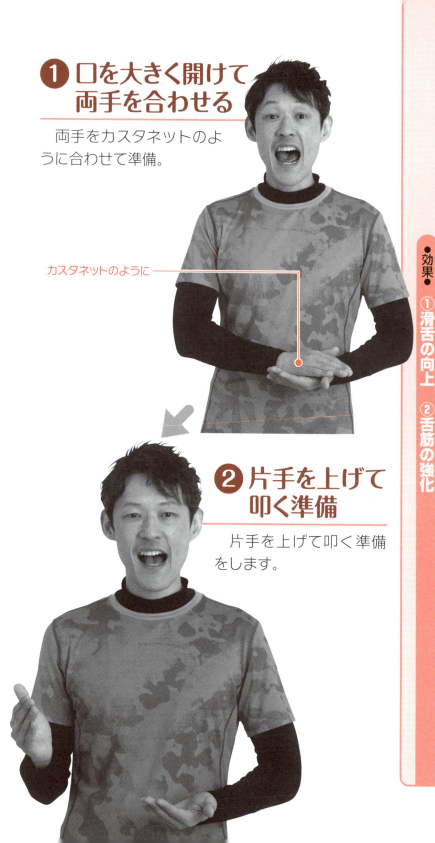

●効果● ①滑舌の向上 ②舌筋の強化

回数 **8回**

❶ 口を大きく開けて両手を合わせる

両手をカスタネットのように合わせて準備。

❷ 片手を上げて叩く準備

片手を上げて叩く準備をします。

③ 舌先をはじきながら、手を叩く

　舌先で硬口蓋をはじきながら、カスタネットのように手を叩く。

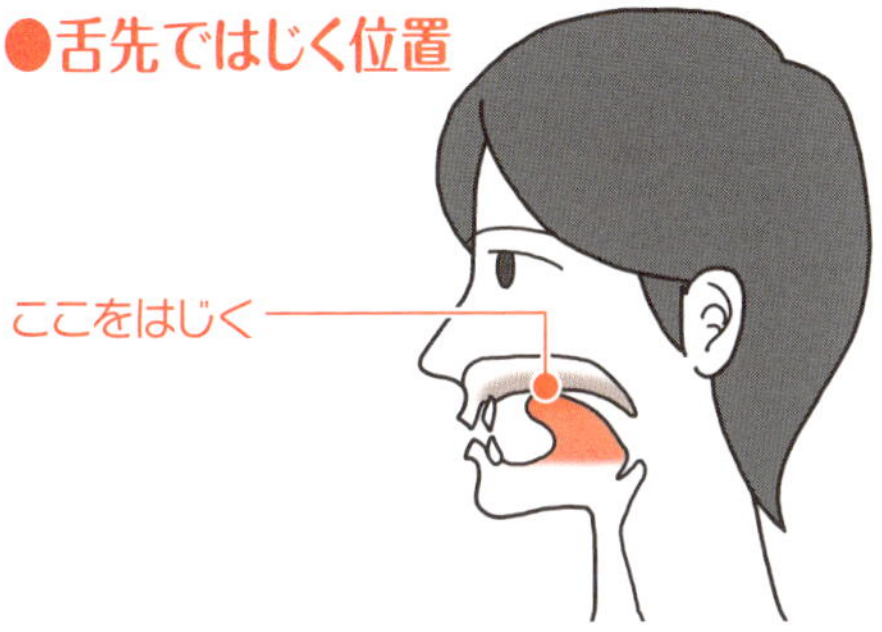

●舌先ではじく位置

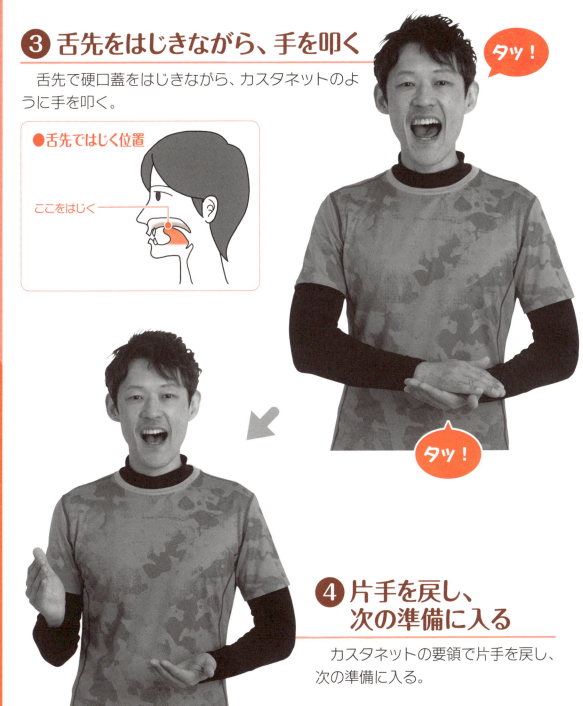

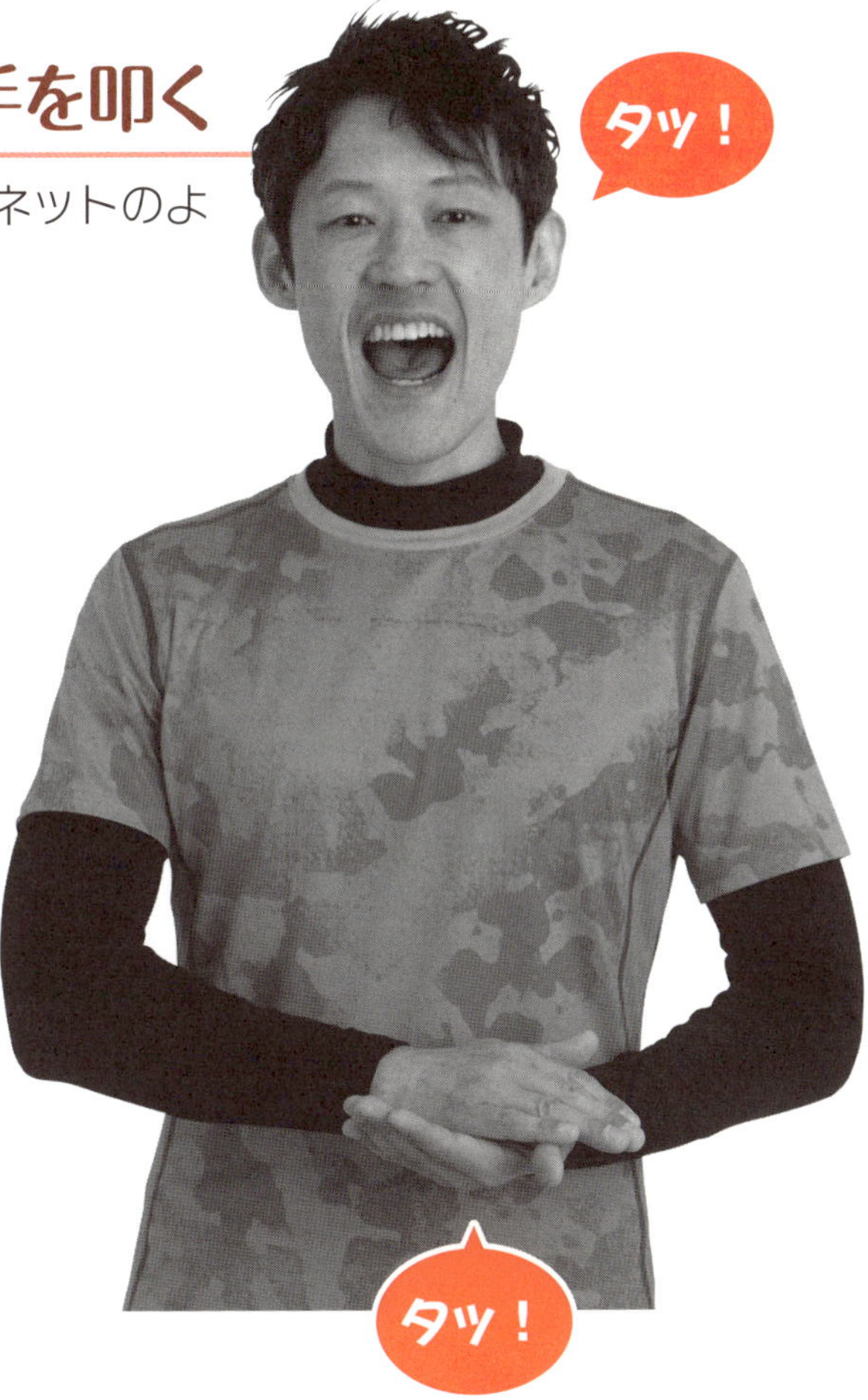

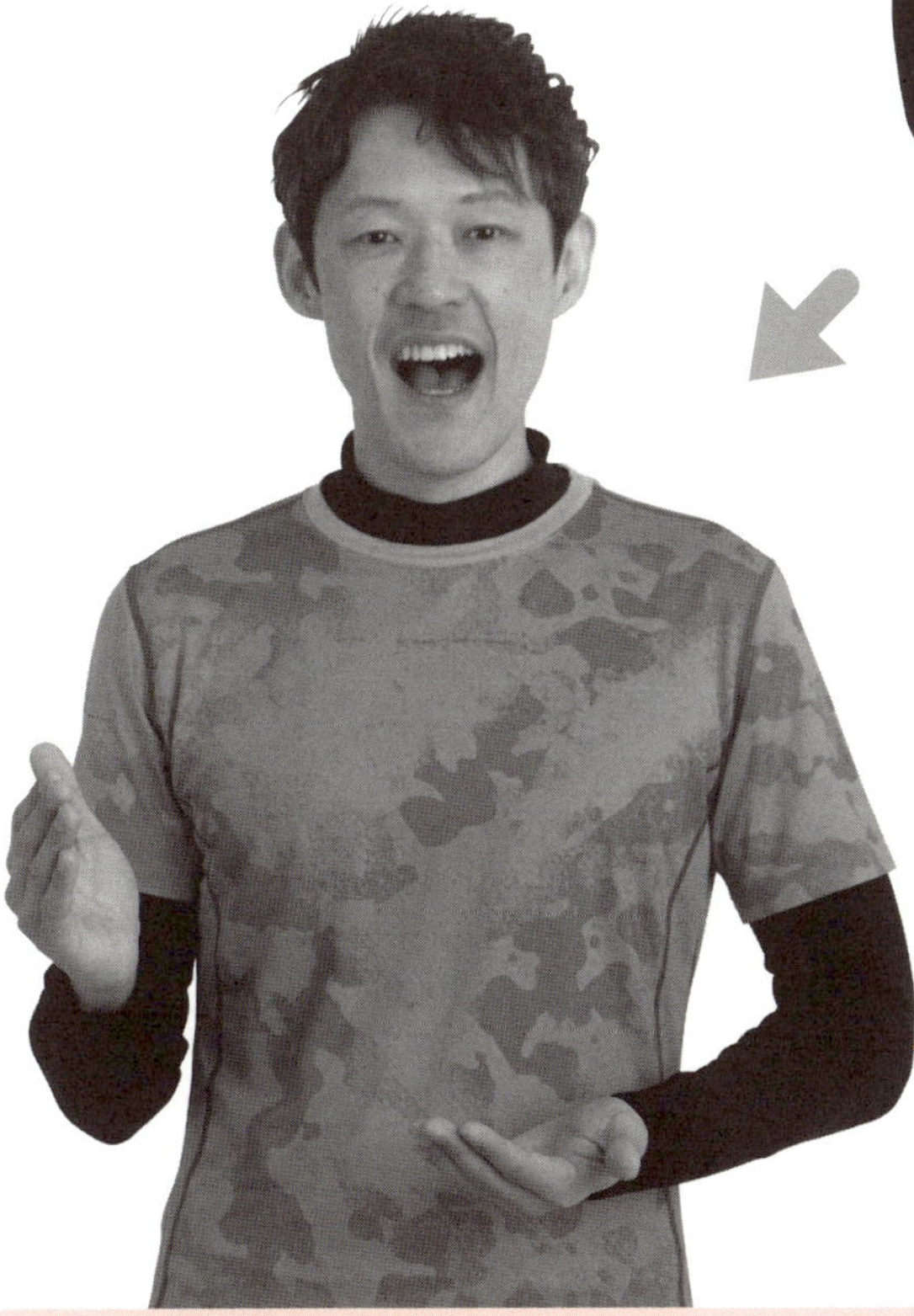

④ 片手を戻し、次の準備に入る

　カスタネットの要領で片手を戻し、次の準備に入る。

ポイント　「タッ」と勢いよく硬口蓋を叩くと、より効果的です。

難易度 ★★★★☆

12 らりるれローマはヨーロッパ！

「ら行」の発音を中心に舌筋を鍛える運動です。「ロ」の発音のときは巻き舌で行い「パ」のときは思い切りパッと大きく口を開きましょう。

●効果● ①舌筋の強化 ②唾液分泌の促進

回数 **4回**

❶「らりるれロ〜マはヨ〜ロッ」

「ロ」のときに巻き舌をしましょう。

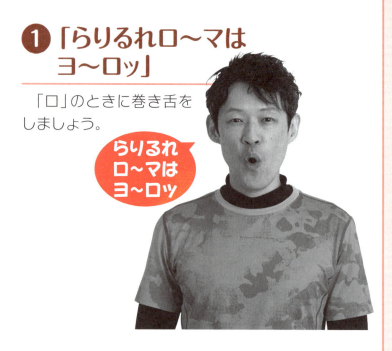

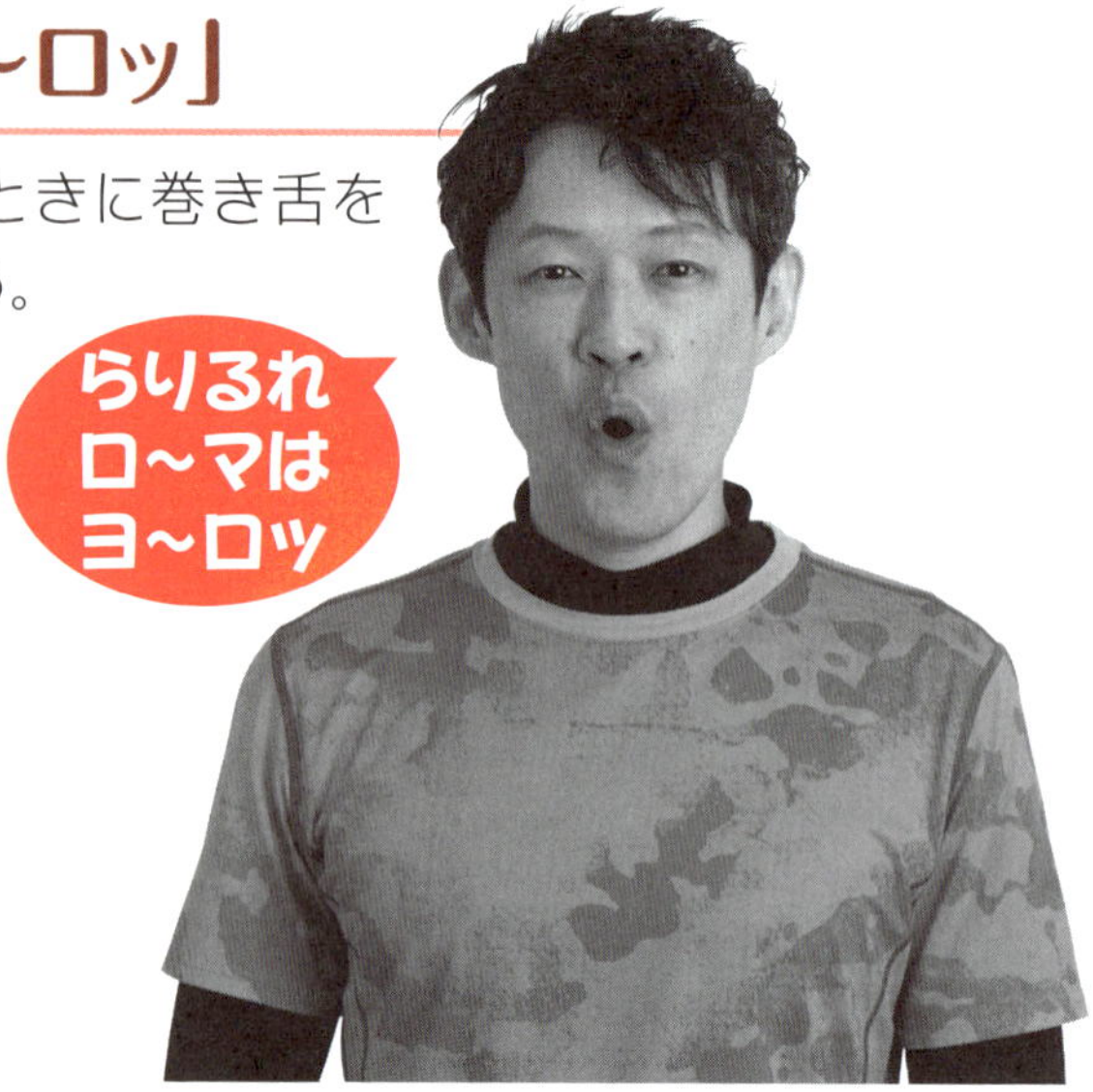

❷ 目と口を大きく開いて「パッ！」

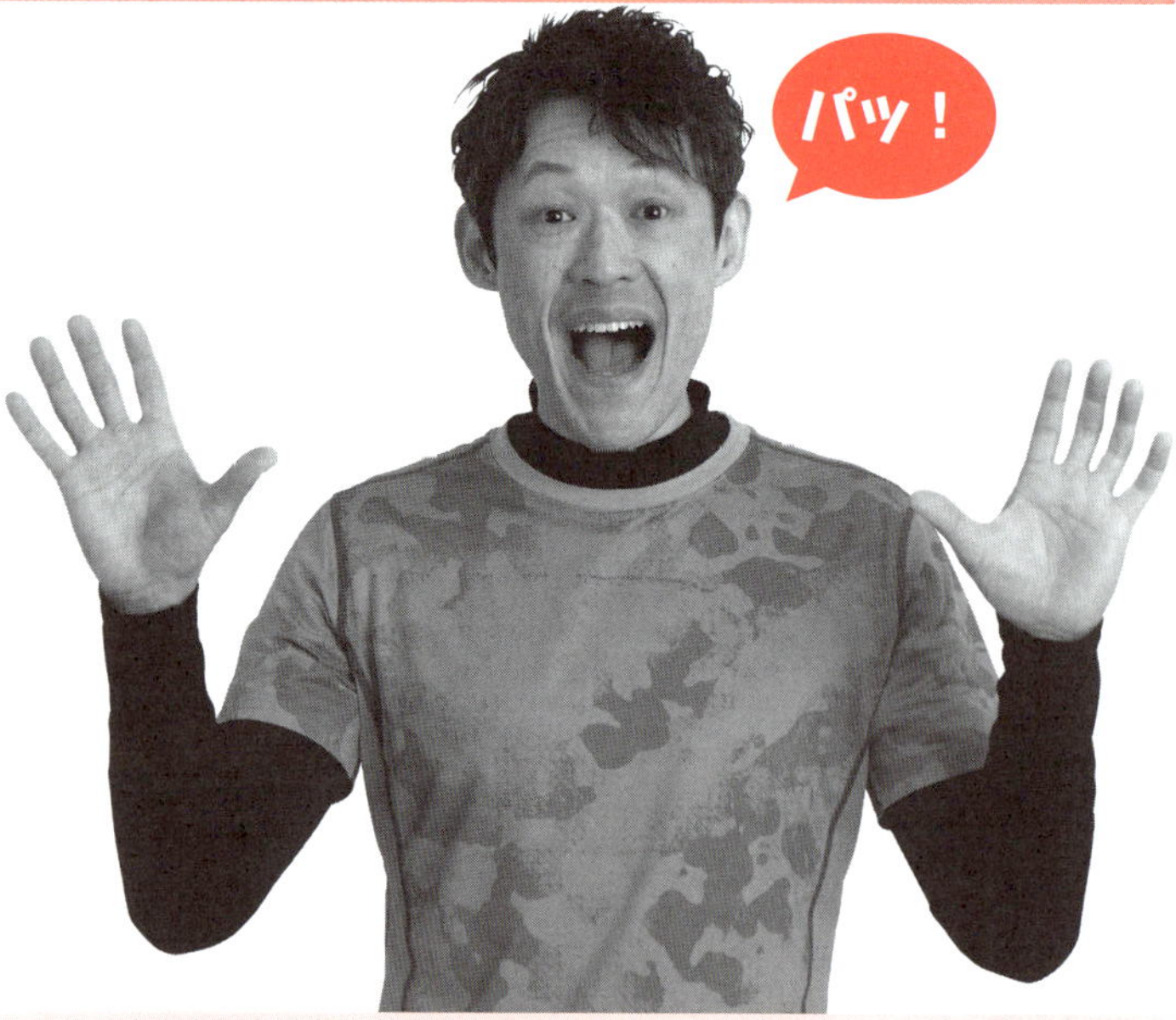

ポイント 腹式呼吸を意識して、ひとことずつていねいに大きく発音します。

目的別スペシャルメニュー⑥ **口腔編**

誤嚥を予防するスペシャルメニュー

最近、こんなこと感じませんか？

- 口が乾きやすい
- 風邪をひきやすい
- のどに違和感がある
- 食べ物が引っかかりやすい
- 食事中にムセやすい　など

なぜ、そんなことが起きるのですか？

加齢にともない唾液量が減るため

唾液が出にくくなると、食べ物を飲み込みにくくなります。あわせて、口の中の雑菌が増え、口臭や虫歯、そして誤嚥性肺炎のリスクも高まります。

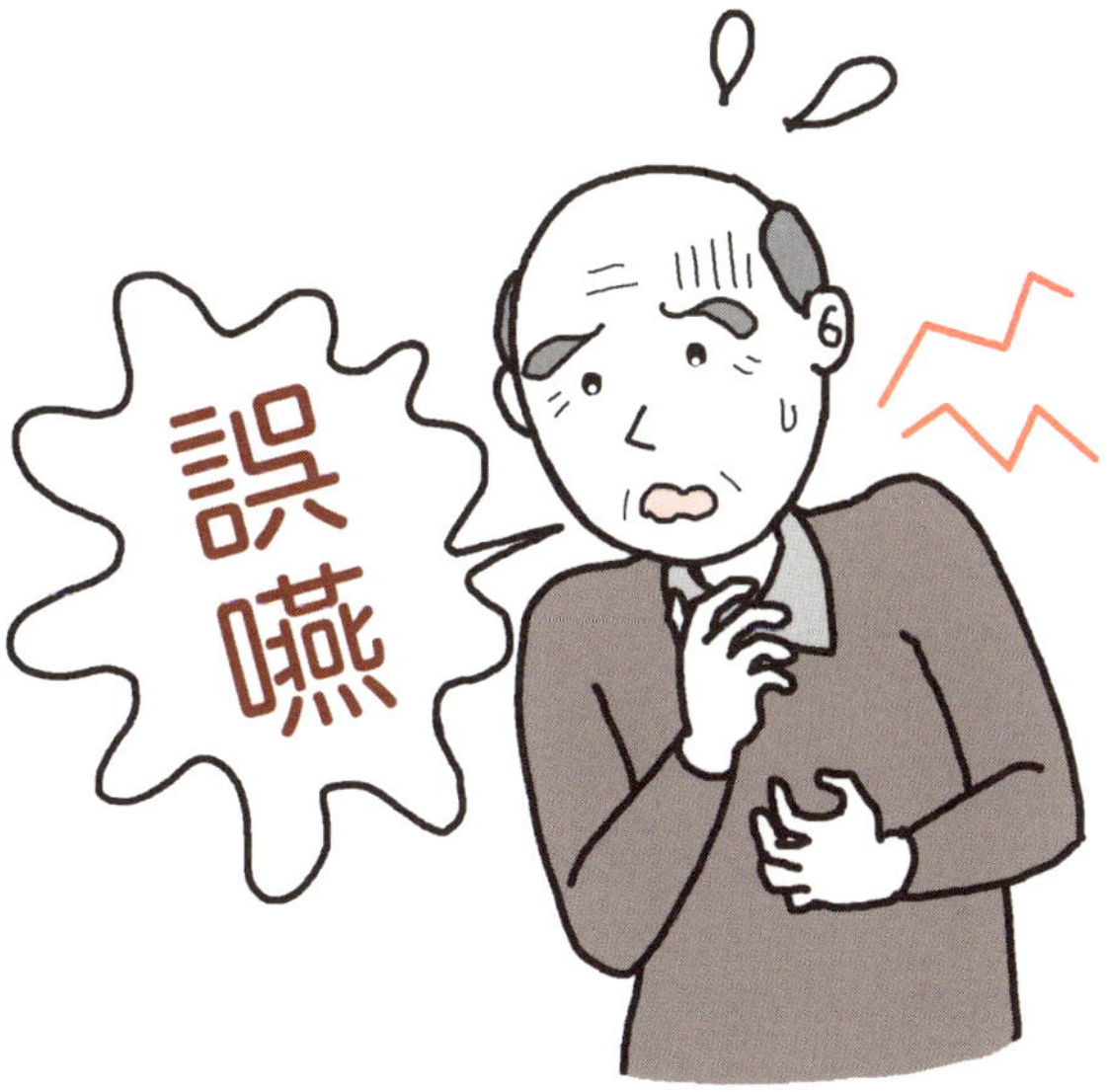

・年齢とともに唾液の分泌は減る

唾液は健常の人で1日1～1.5リットル分泌されます。しかし、年齢によって量は減り、70歳を超えると半分以下になるといわれています。

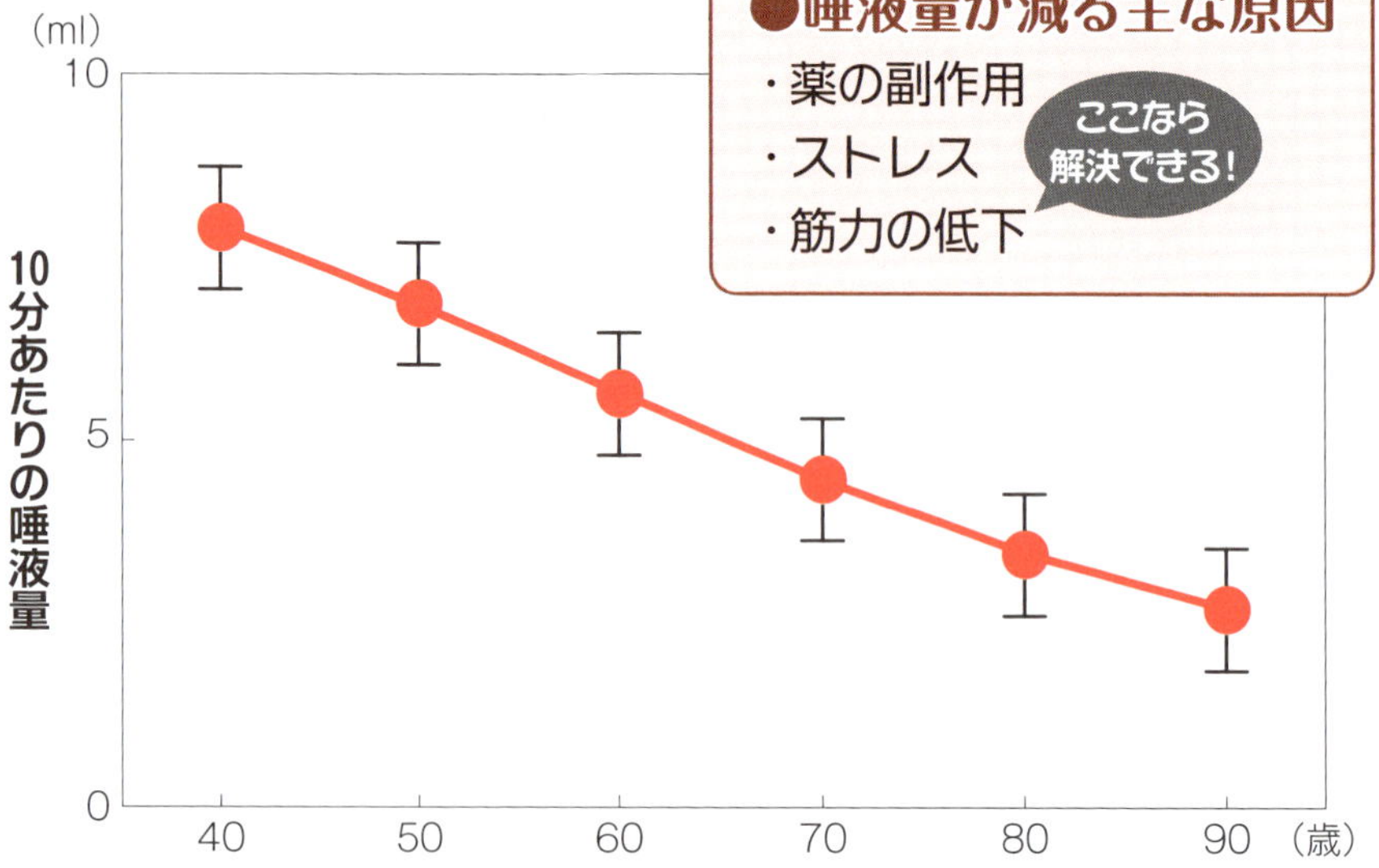

出典：J Oral Pathol med 30 328-35.2001　より改変

●唾液量が減る主な原因

・薬の副作用
・ストレス
・筋力の低下

ここなら解決できる!

・唾液線の位置

唾液線には3つの大唾液腺（耳下《じか》腺《せん》・顎下《がくか》腺《せん》・舌下《ぜっか》腺《せん》）と多数の小唾液腺があり、唾液を分泌するはたらきがあります。

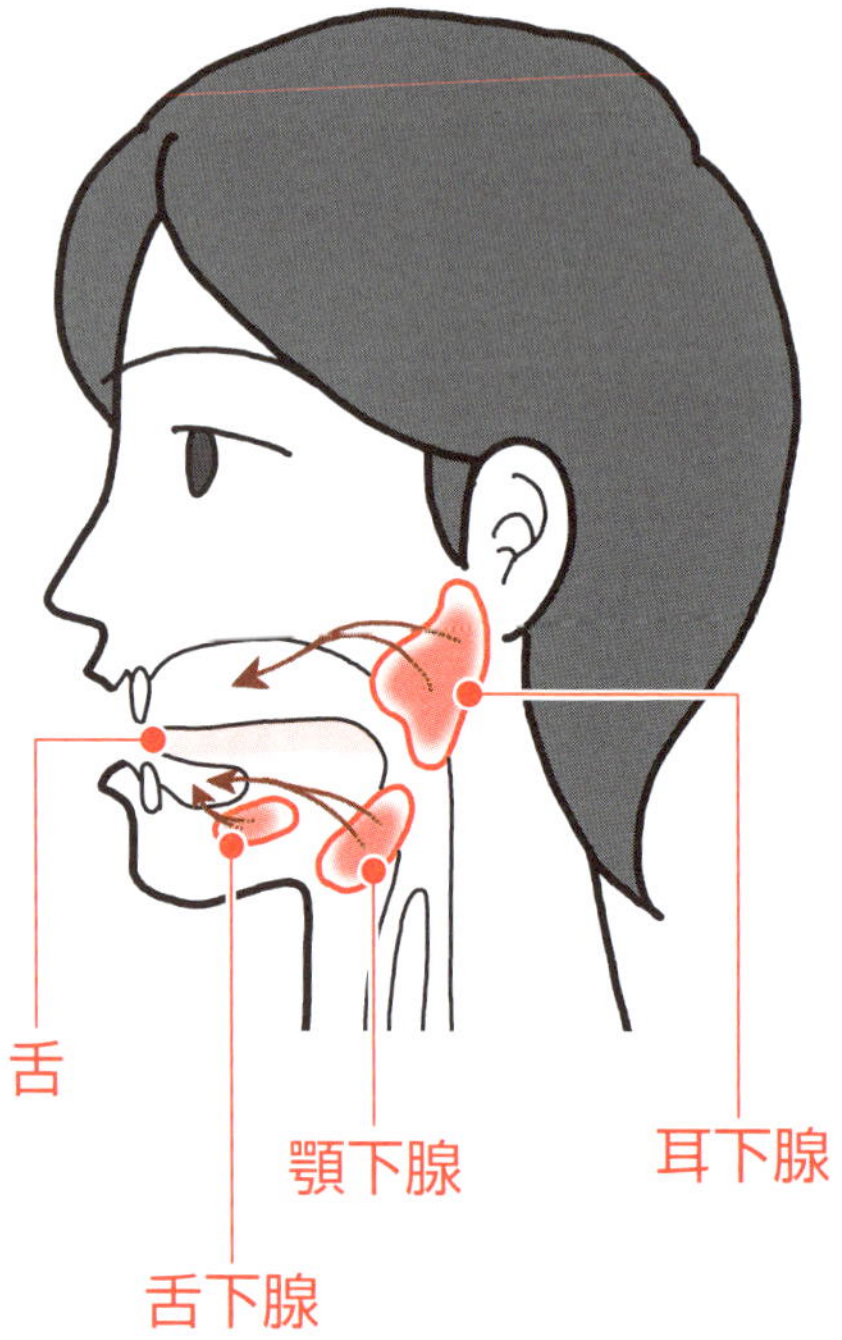

・唾液の主な役割

①ドライマウスの予防
②風邪やインフルエンザなど感染症の予防
③食べ物を飲み込みやすくする
④口腔内の粘膜の保護
⑤タンパク質を分解し疲労回復を図れる
⑥逆流性食道炎（胸やけ）の予防
⑦細菌の繁殖を抑え、口腔内をきれいにする（口内炎、歯周病、虫歯、口臭予防）

唾液腺のマッサージや舌の体操で改善！

唾液腺のマッサージや舌の体操をすることで唾液の分泌を促進させます。唾液が出やすいと飲み込みもよりスムーズになり、誤嚥のリスクを減らすことができます。

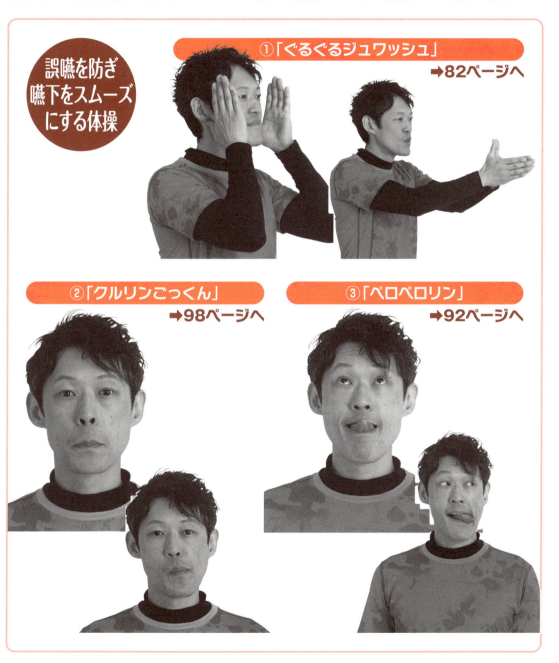

誤嚥を防ぎ嚥下をスムーズにする体操

①「ぐるぐるジュワッシュ」

➡82ページへ

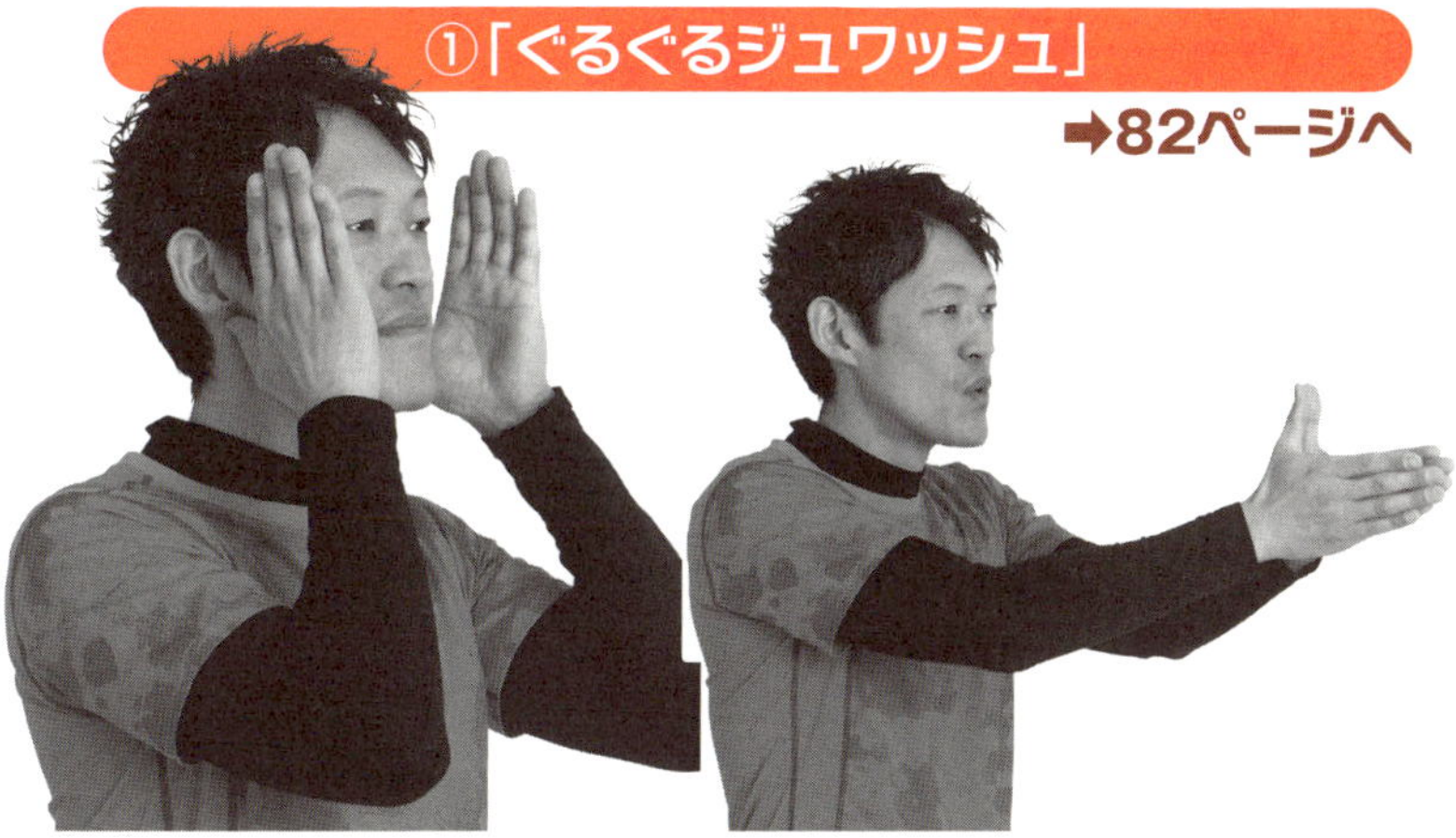

②「クルリンごっくん」

➡98ページへ

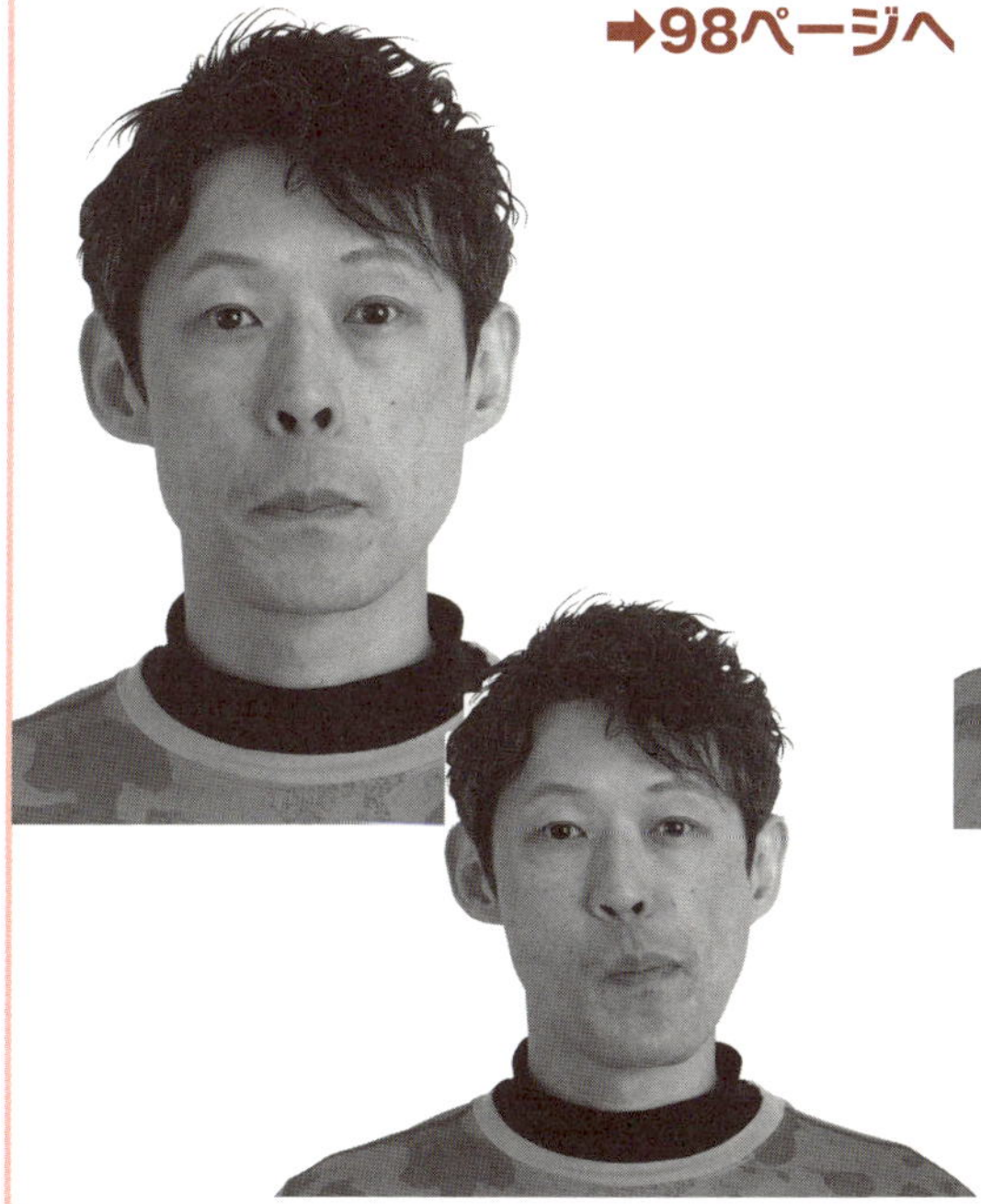

③「ペロペロリン」

➡92ページへ

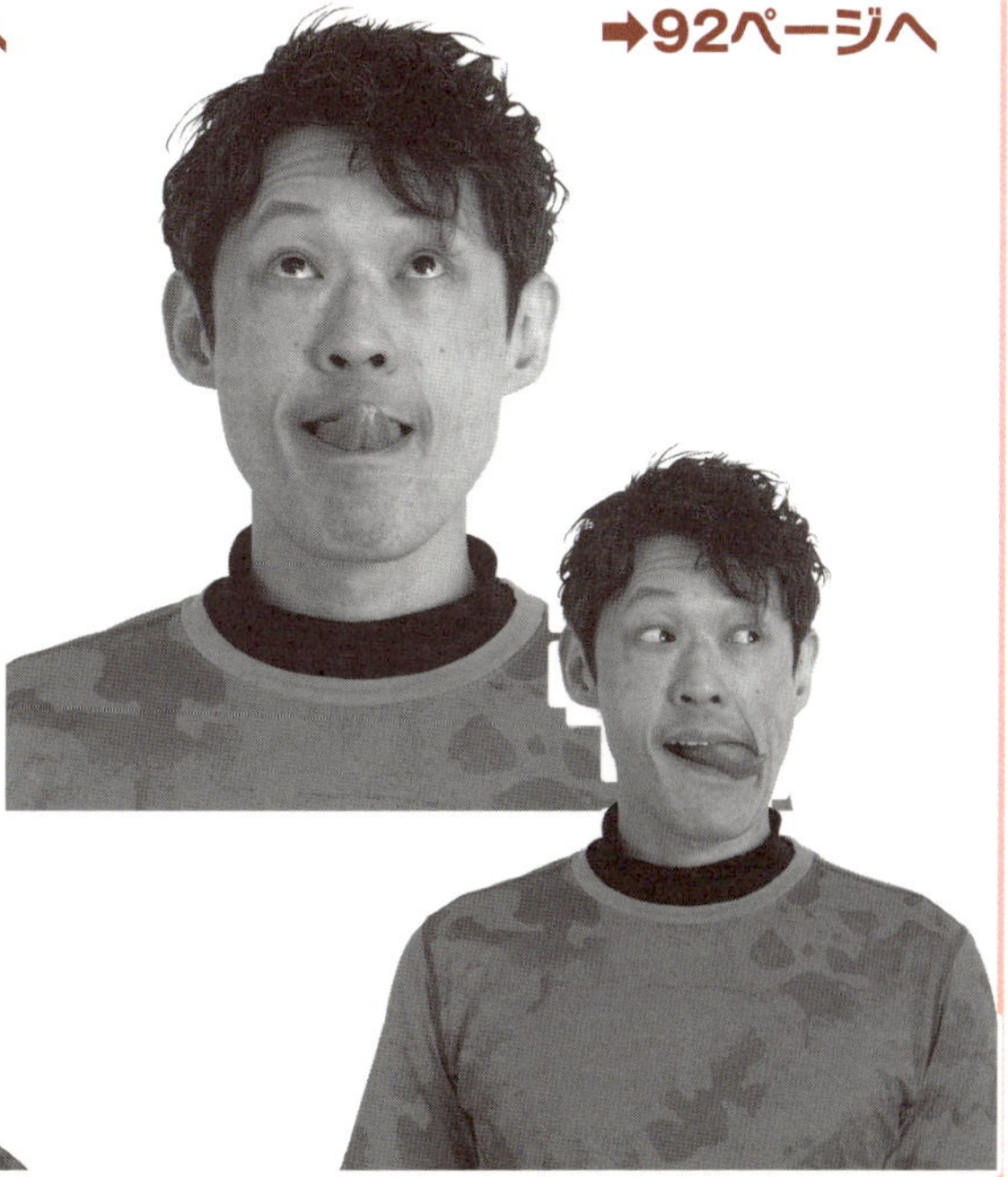

表情を豊かにして若々しくなるスペシャルメニュー

最近、こんなこと感じませんか？

- ほうれい線（※）が目立ち始めた
- 頬のたるみが気になる
- 機嫌が悪そうな顔に見られる　など

※鼻の両脇から唇の両端に伸びる2本の線で、目立つと老けて見える

なぜ、そんなことが起きるのですか？

くちびるの周囲の筋力が低下

　しゃべりすぎてくちびるが疲れたことはありますか？おそらくないはずです。くちびるは、使っているようで実はそれほど動かしていないのです。慣れた動作はとても負荷が軽く、毎日使っていても筋力は少しずつ低下しています。弱くなった筋肉は重力に引っ張られ下がっていき、暗い表情になりがちです。怒っていないのに機嫌が悪いと思われてしまうこともあります。

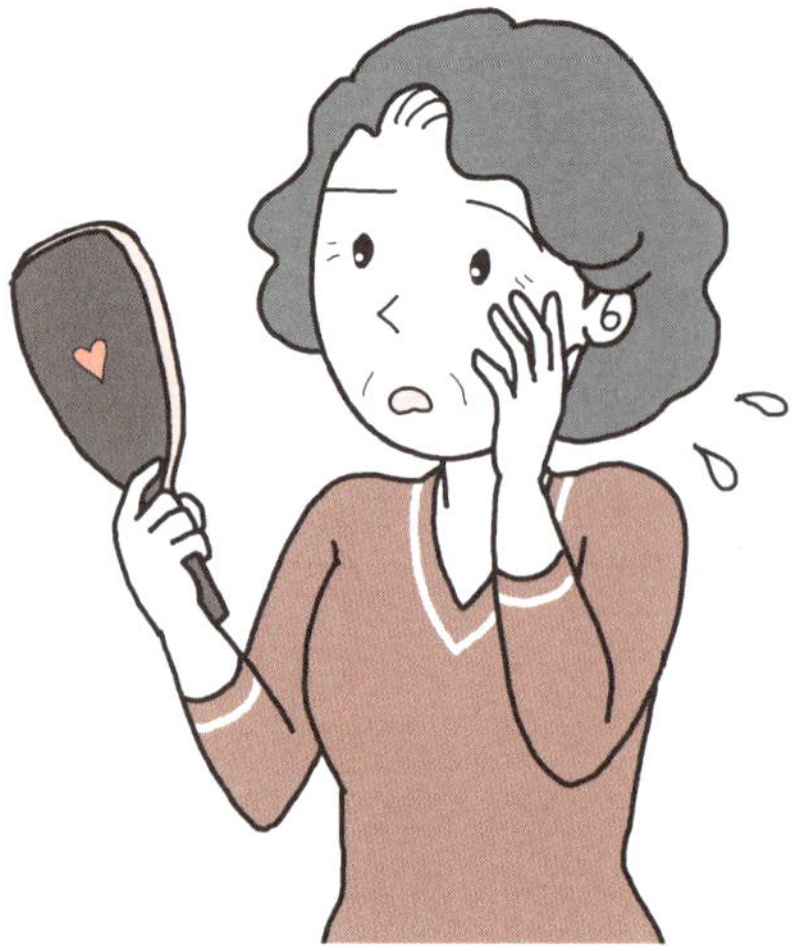

表情筋（口輪筋）

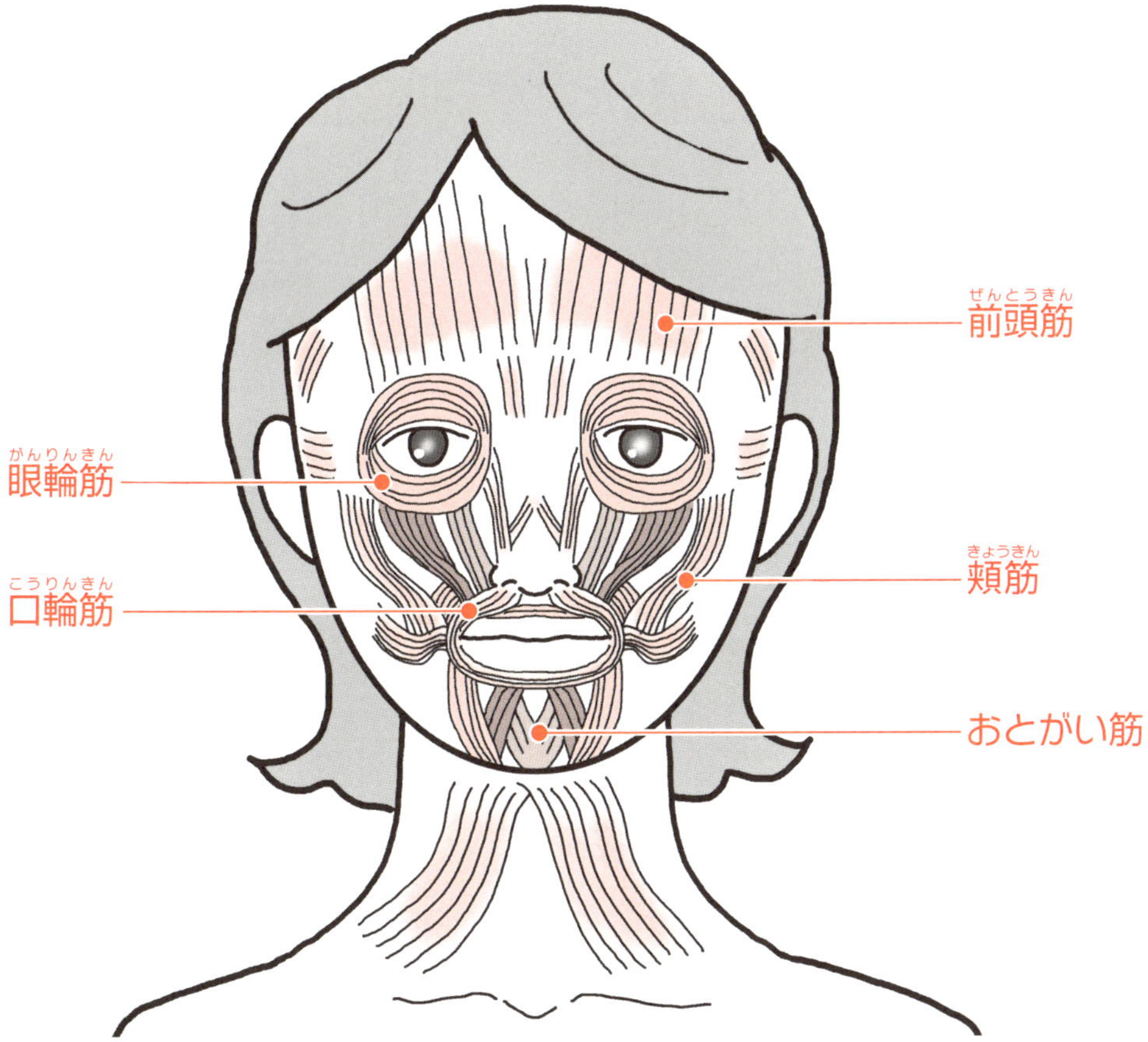

表情筋＝顔面などにある喜怒哀楽といった表情をつくる筋肉の総称で、眼輪筋・前頭筋・鼻筋・口輪筋など20種以上あります。
口輪筋《こうりんきん》＝くちびるの周囲の筋肉で、口元のさまざまな表情をつくります。この筋肉が衰えると口元のたるみ・シワにつながり、表情を暗くすることがあります。

表情筋を鍛えて解決！

表情筋の多くが口の周りの筋肉（口輪筋）につながっています。顔の筋肉は手や足と違って負荷をかけにくい場所なので、大きく動かし疲れるまでおこなってみましょう。表情が明るい人は健康な人が多いように、いつも笑顔で過ごしましょう。

表情を明るく豊かにする体操

①「ハッピーバースデー」

➡96ページへ

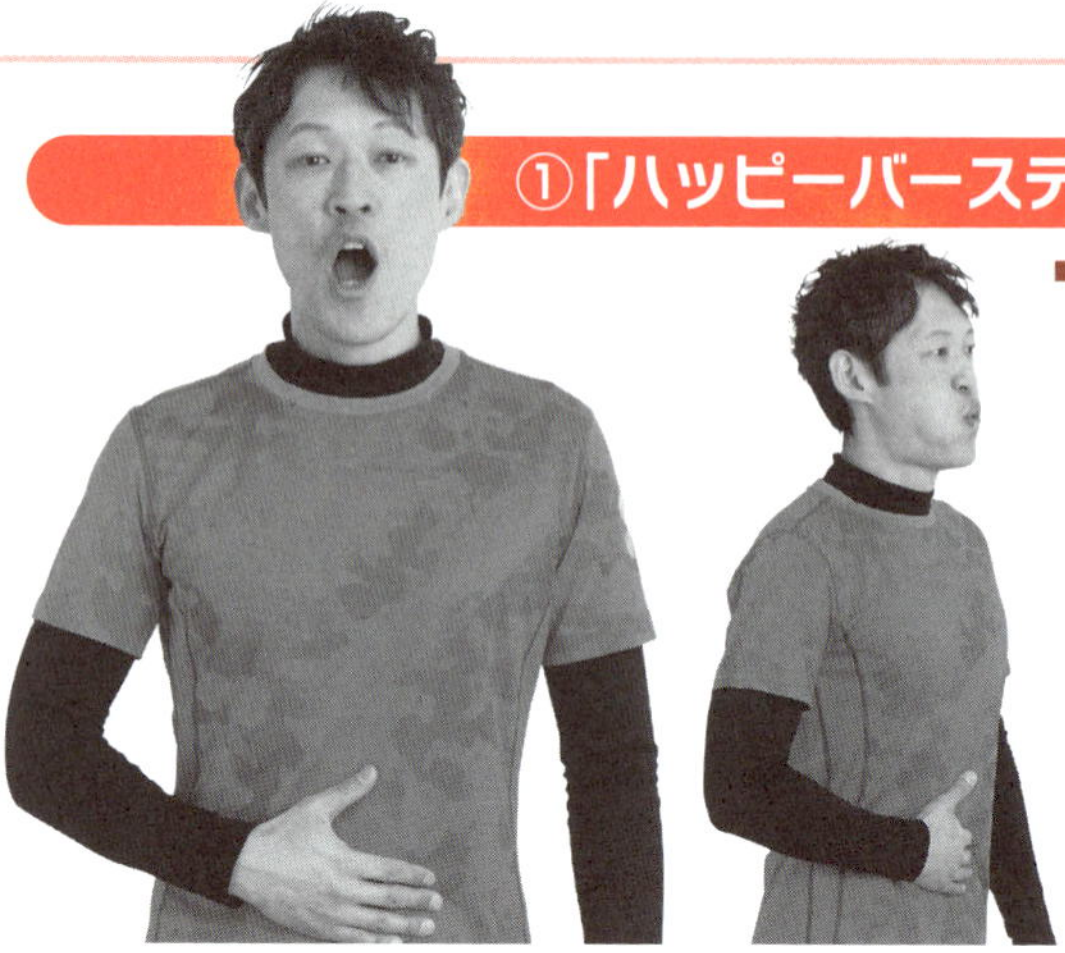

②「あめ玉コロコロ」

➡94ページへ

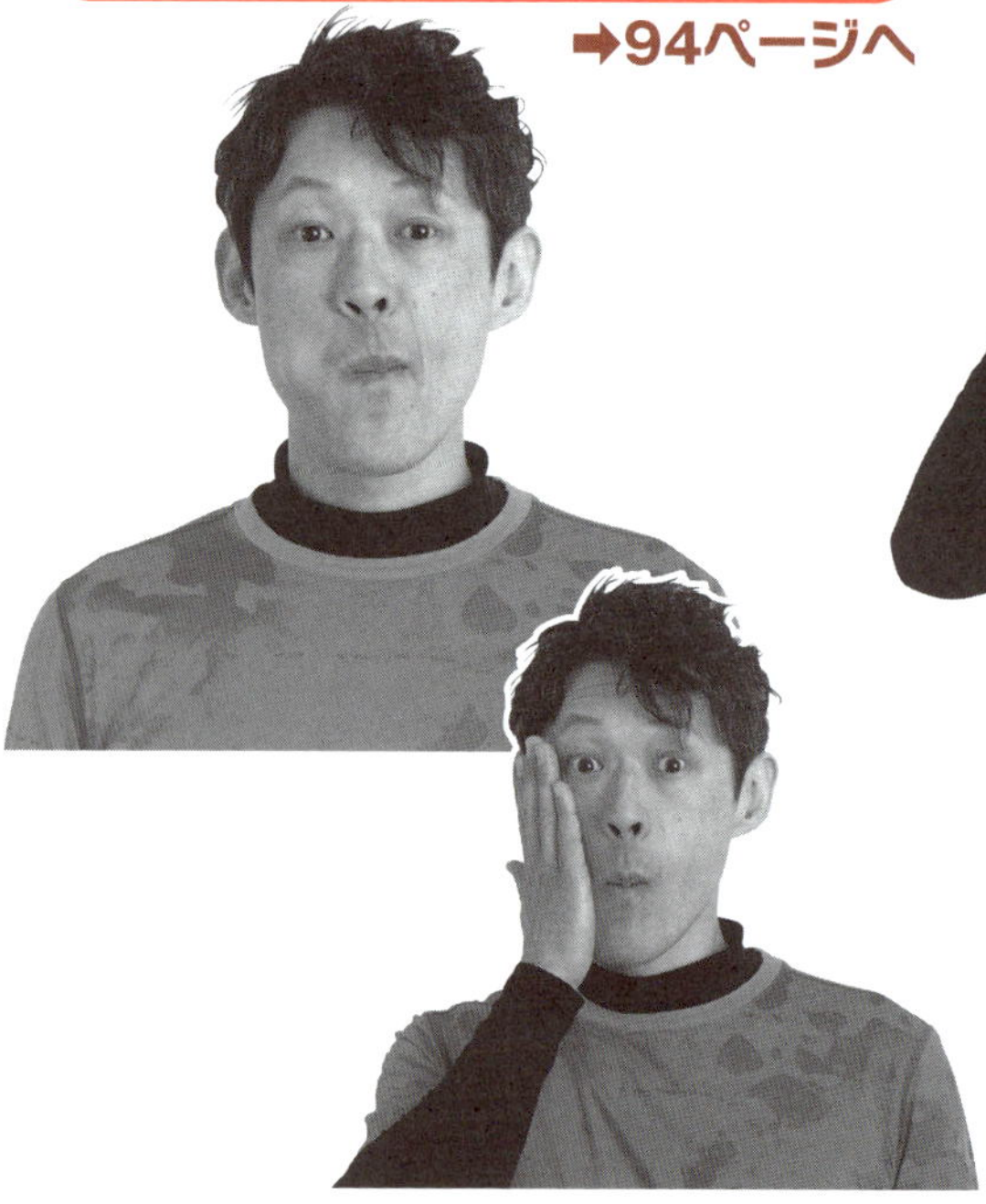

③「うめぼし酸っぱいな」

➡97ページへ

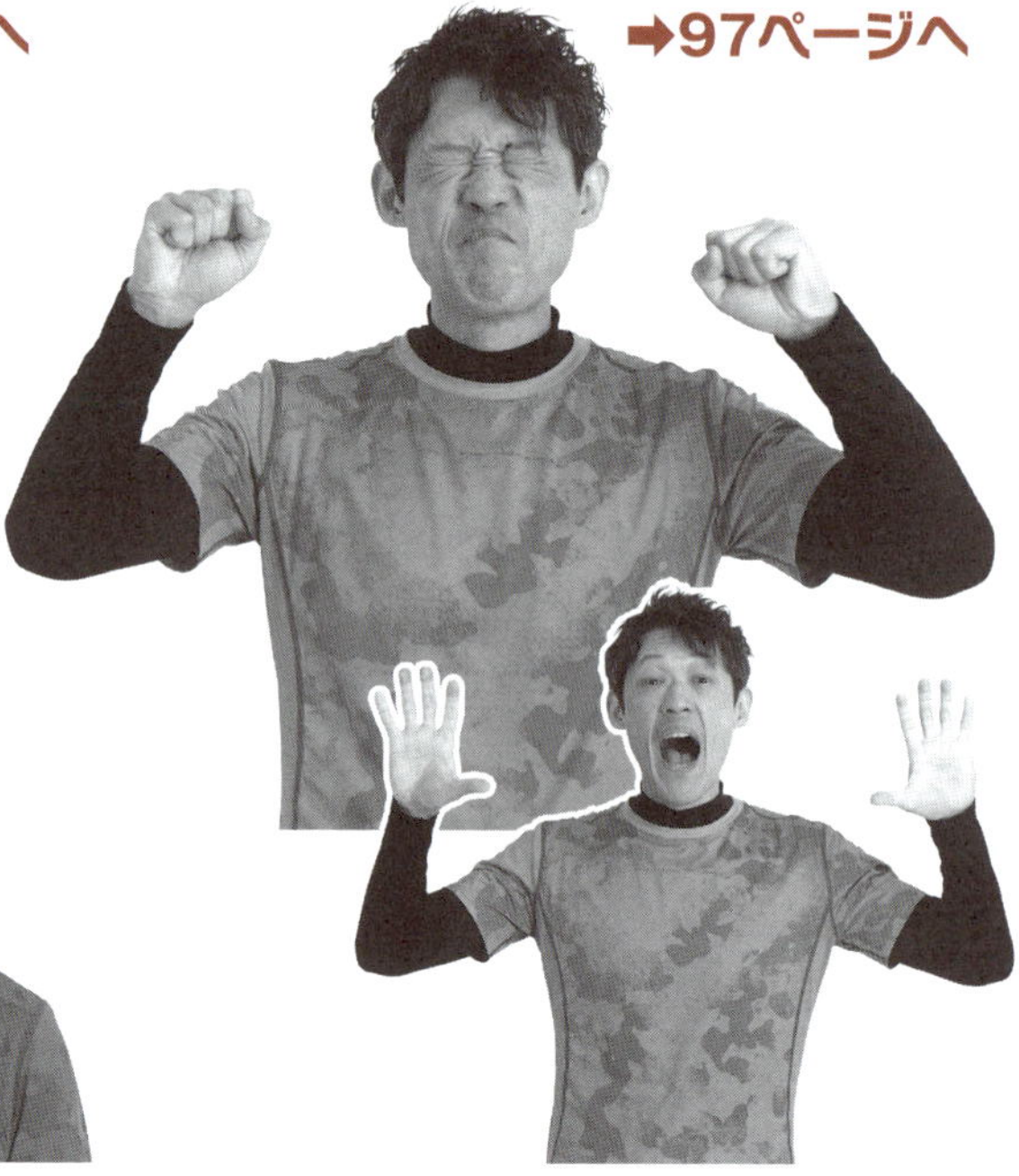

第4章

「あえいおう体操」で
歌の練習をしましょう

ステップ1

さまざまな歌い方をしてみよう

1-1 ブルブルリップ（くちびるのリラックス）

➡58ページ

くちびるを震わせながらメロディーを歌ってみましょう！

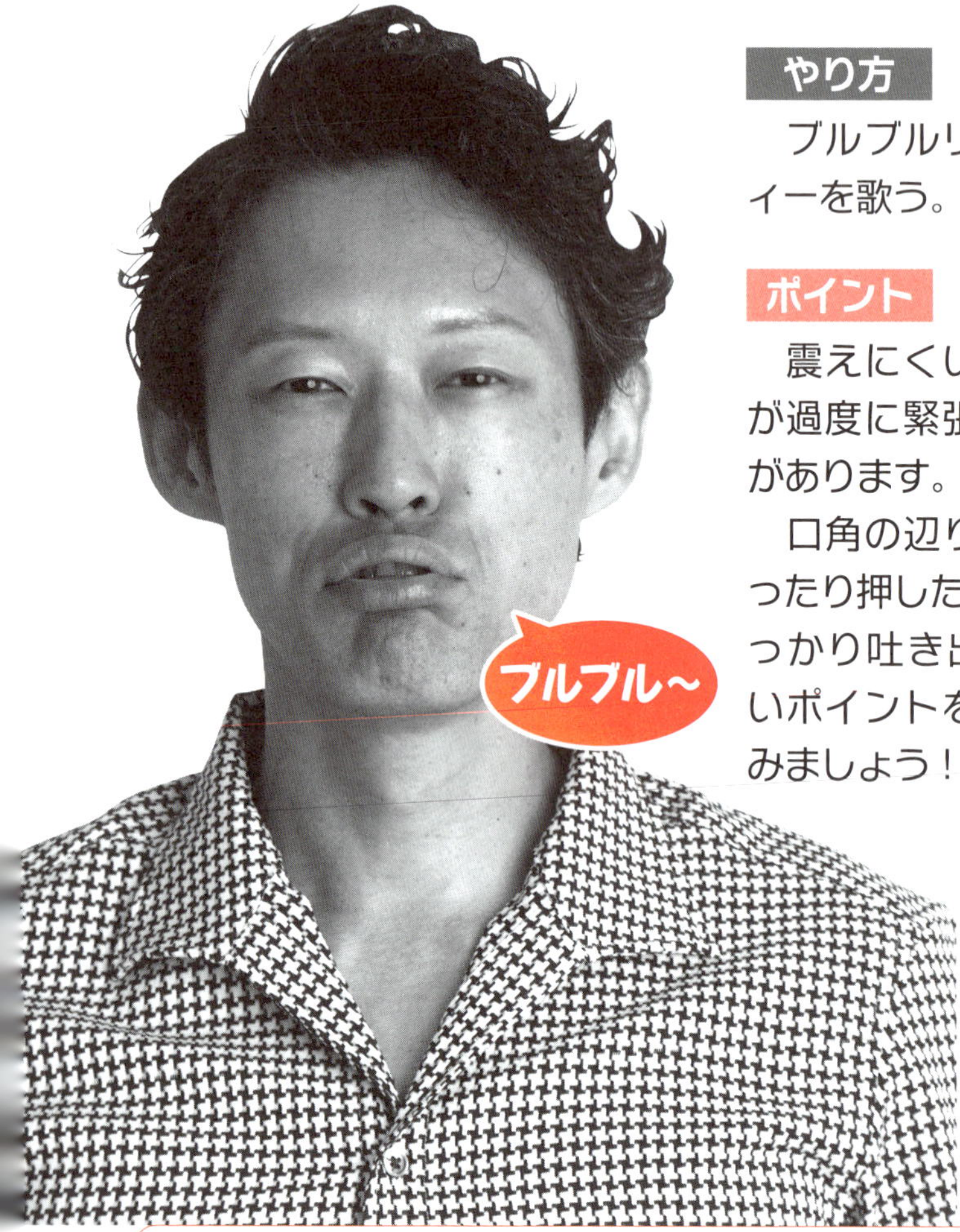
ブルブル～

やり方

ブルブルリップでメロディーを歌う。

ポイント

震えにくい方はくちびるが過度に緊張している場合があります。

口角の辺りを指で引っ張ったり押したりして、息をしっかり吐き出し、震えやすいポイントを探して歌ってみましょう！

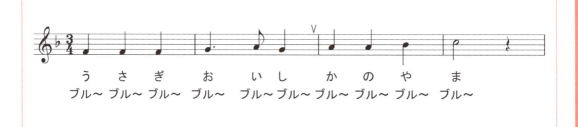

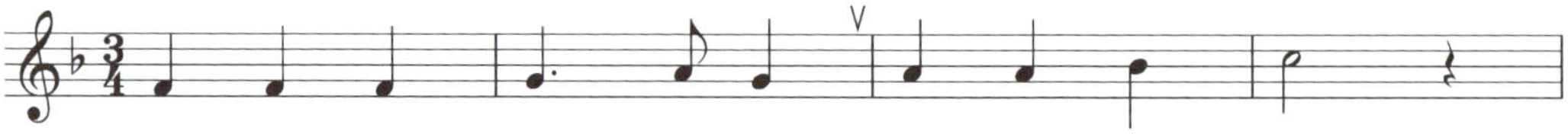
うさぎ　お　いし　かのや　ま
ブル～ ブル～ ブル～ ブル～ ブル～ ブル～ ブル～ ブル～ ブル～ ブル～

1-2 ラレリロール（舌のリラックス）

➡60ページ

舌を震わせながら（巻き舌で）メロディーを歌ってみましょう！

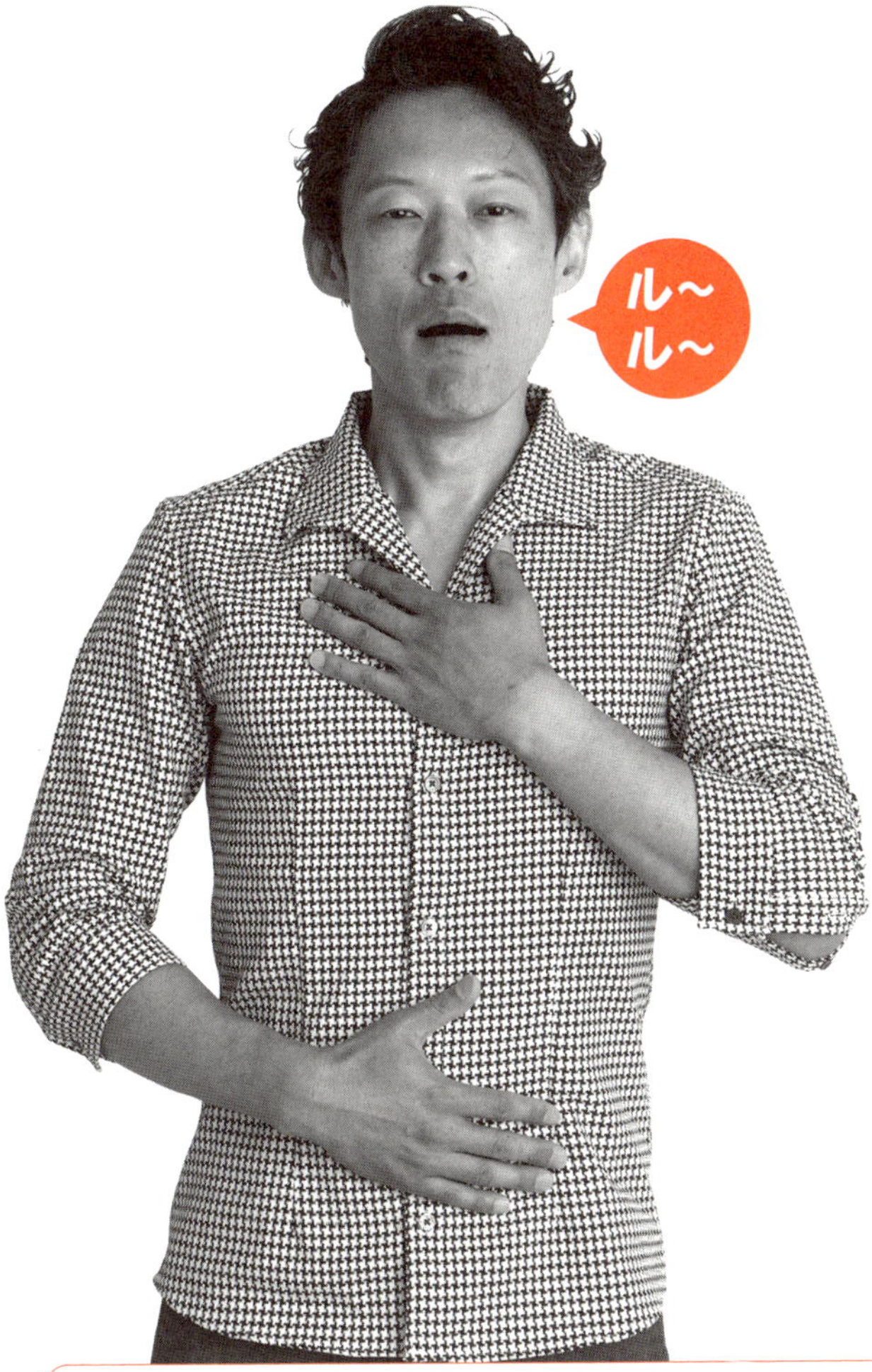

やり方

舌を震わせながら（巻き舌で）メロディーを歌う。

ポイント

うまく歌えない大きな原因の一つが舌の緊張です。舌をリラックスさせ力強く息を吐いて震わせましょう。ただ、日本語に舌を震わせる発音がないため、日本人は苦手な人が多いようです。とても難易度の高い練習なので、震えにくい方は「ら」でメロディーを歌ってみましょう！

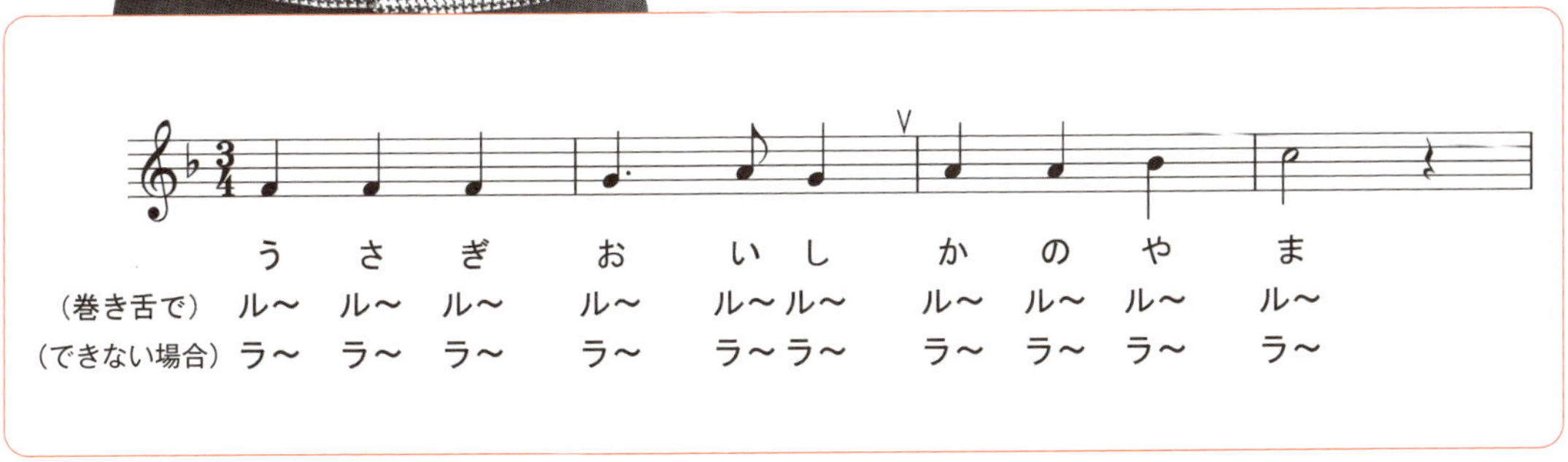

1-3 へそリズム（スタッカートの練習）

➡62ページ

声を短く切ってメロディーを歌ってみましょう！

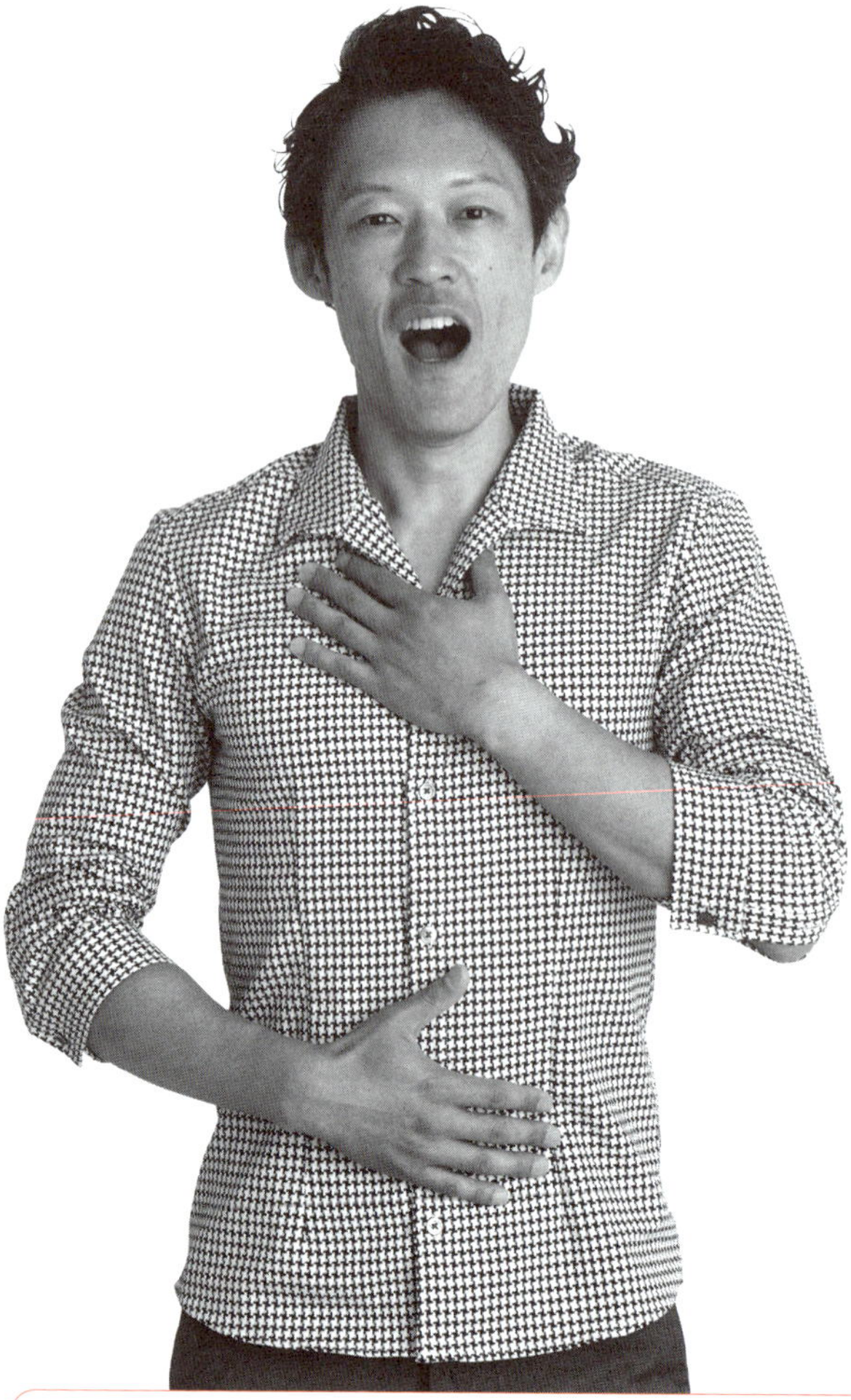

やり方

手をお腹にあて「あ」を短く切ってスタッカートで歌う。

ポイント

1回ごとにしっかりお腹の動きを感じながらおこないましょう。吸う意識（お腹が膨らむ）を持つことで、横隔膜を鍛える効果があります。

スタッカートは声の瞬発力や素早い息継ぎ、そして音程の正確性など、歌にとっての総合的な基礎練習になります！

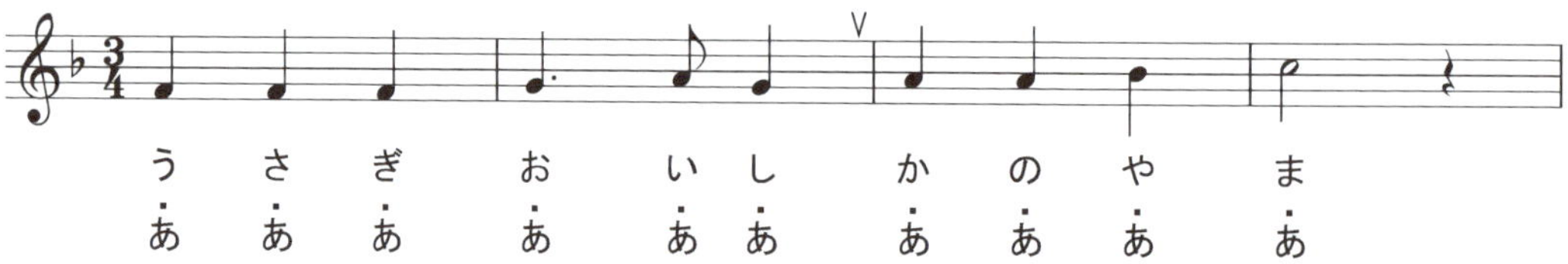
う さ ぎ お い し か の や ま
あ あ あ あ あ あ あ あ あ あ

1-4 ムーミング（響きの練習）

→49ページ

鼻の中の響きを感じながらメロディーをなぞってみましょう！

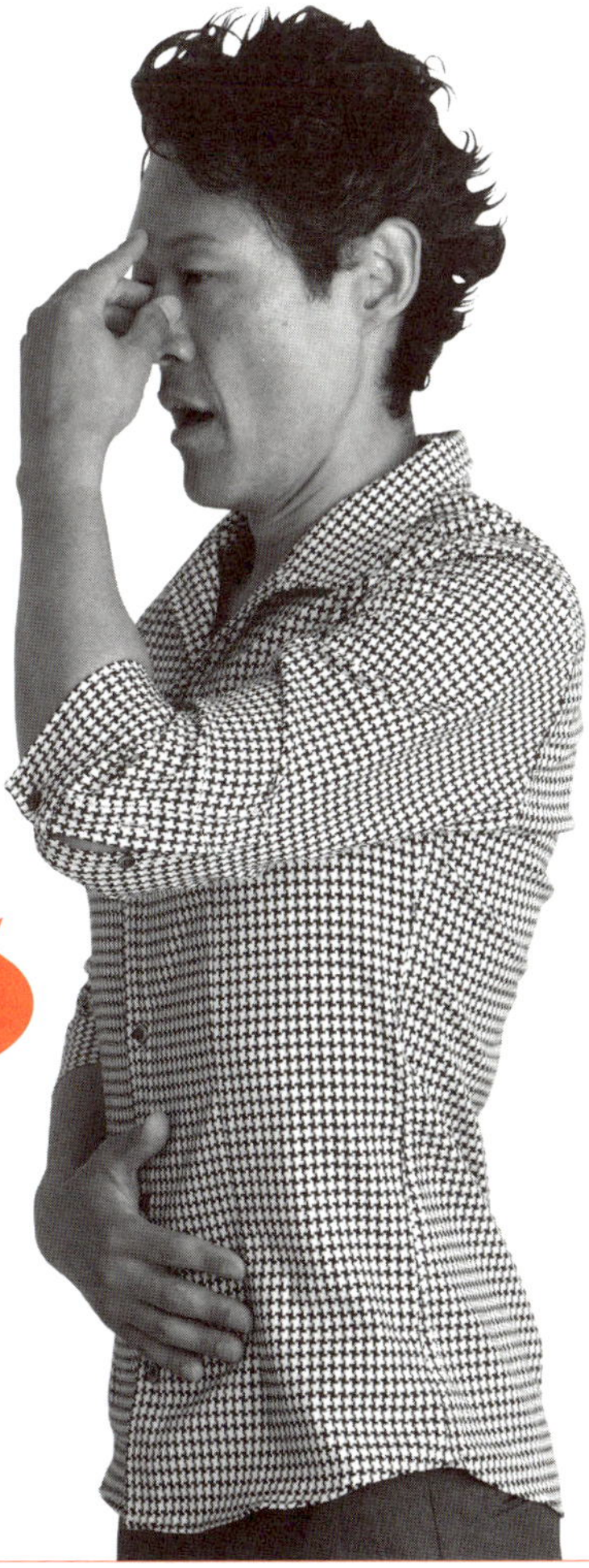
ま〜ま〜

やり方

手を鼻からおでこの間にあて、まずはハミングでメロディーを歌い、慣れてきたら「ま」で歌う。

ポイント

声の「明るさ」「つや」は鼻の奥の響き（鼻腔共鳴）がとても関係しています。鼻腔共鳴を練習し「響きの良い歌声」を手に入れましょう。

はじめはハミングで響きの感覚をつかんでみましょう！

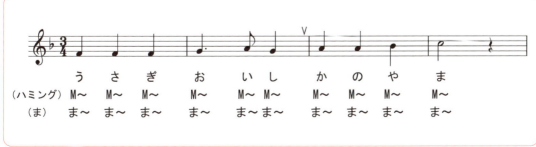

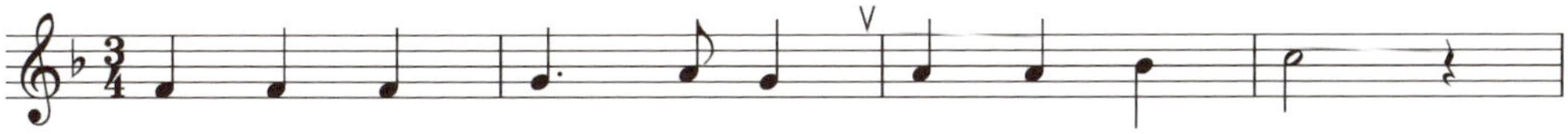
う さ ぎ お い し か の や ま
（ハミング） M〜 M〜 M〜 M〜 M〜 M〜 M〜 M〜 M〜 M〜
（ま） ま〜 ま〜 ま〜 ま〜 ま〜 ま〜 ま〜 ま〜 ま〜 ま〜

ステップ
2

母音で歌ってみよう

2-1 母音（あいうえお）

母音でメロディーをなぞってみましょう！

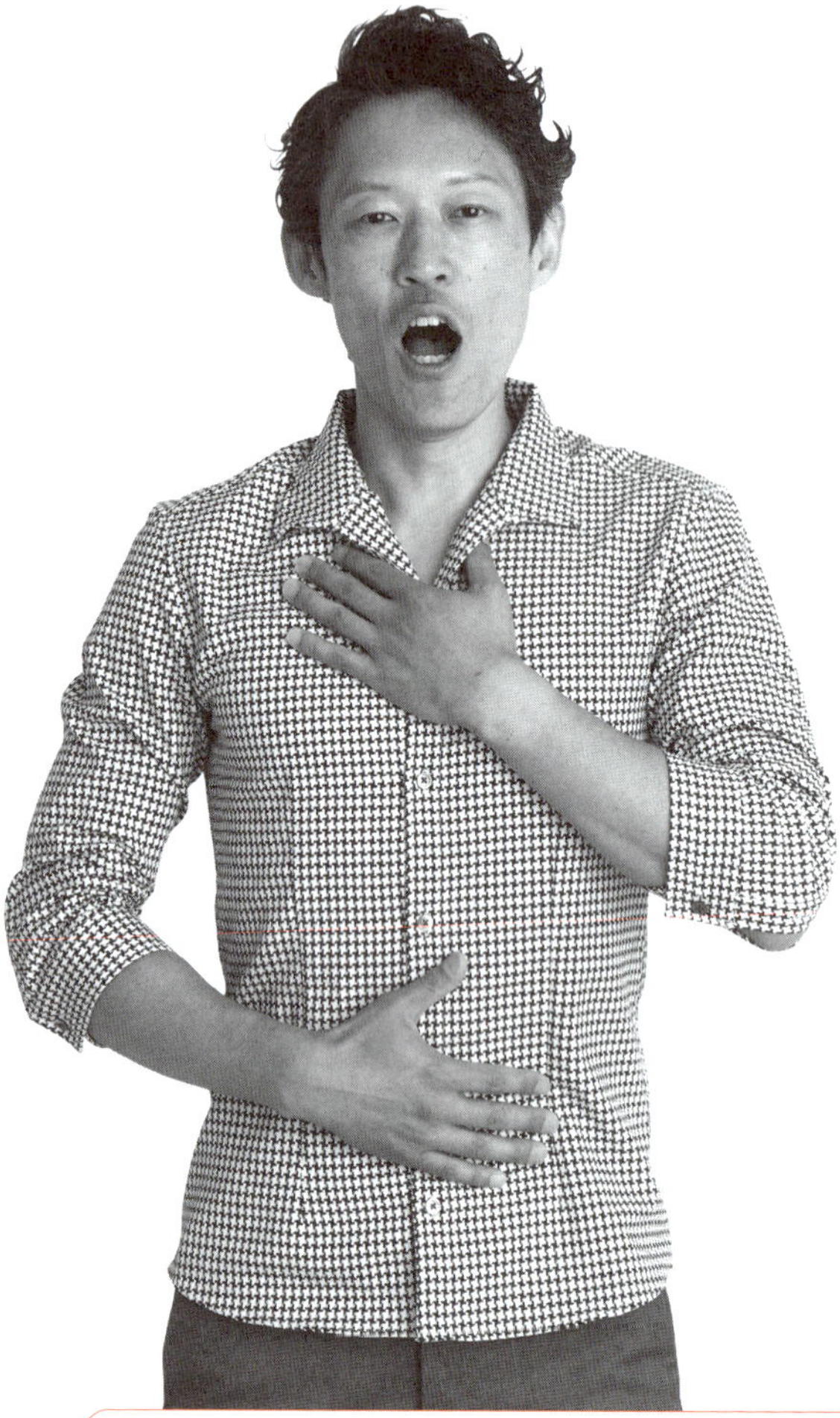

やり方

「あ、い、う、え、お」で順番に歌う。

ポイント

すべての母音がリラックスして歌えるように、肩や首、あごや舌などの力を抜いて歌ってみましょう。特に「い」や「え」は力みやすいので気をつけましょう。口の奥の形を縦に保つことが声の響きを深めます。

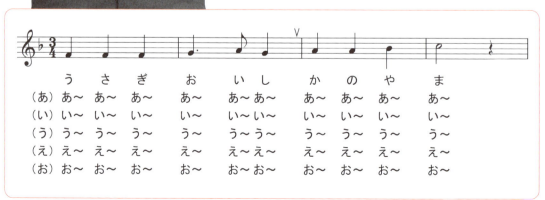

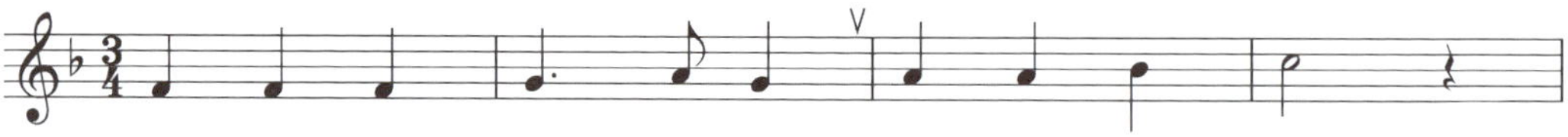

	う	さ	ぎ	お	い	し	か	の	や	ま
（あ）	あ～	あ～	あ～	あ～	あ～	あ～	あ～	あ～	あ～	あ～
（い）	い～	い～	い～	い～	い～	い～	い～	い～	い～	い～
（う）	う～	う～	う～	う～	う～	う～	う～	う～	う～	う～
（え）	え～	え～	え～	え～	え～	え～	え～	え～	え～	え～
（お）	お～	お～	お～	お～	お～	お～	お～	お～	お～	お～

ステップ 3

歌詞を母音化して歌ってみよう

3-1 歌詞を母音化（あいうえお）

歌詞を母音で歌ってみましょう！

やり方

歌詞を母音化して歌う。

ポイント

言葉は子音と母音で構成されます。子音（摩擦音、破裂音など）は舌や唇を使い複雑な動きをします。まずは母音を正しく声にできるようにしてみましょう。あごはできるだけ動かさずに、口の中の動きを意識し母音で歌ってみましょう。

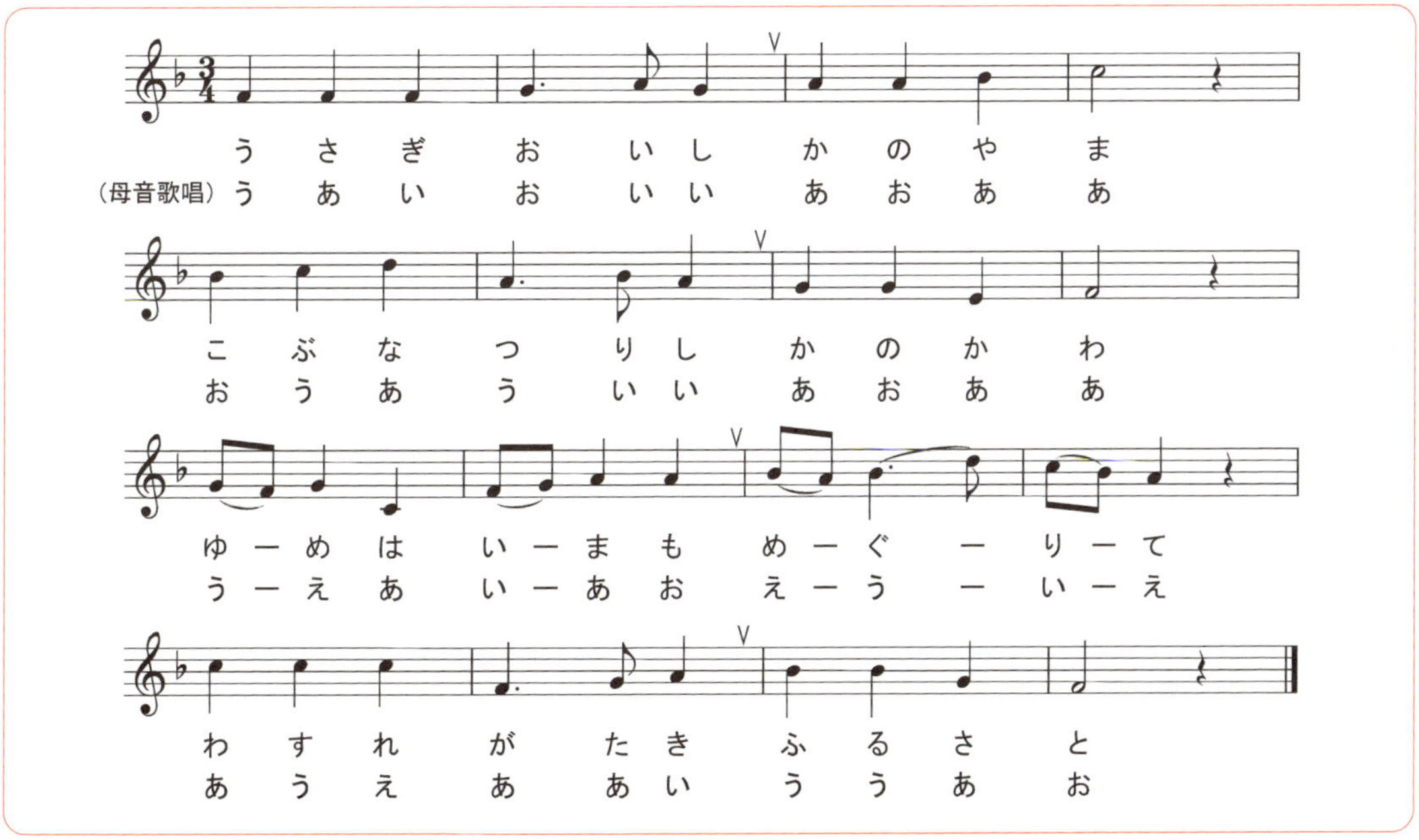
うさぎ　おいし　かのやま
（母音歌唱）うあい　おいい　あおあ　あ
こぶな　つりし　かのかわ
おうあ　ういい　あおあ　あ
ゆーめは　いーまも　めーぐーりーて
うーえあ　いーあお　えーうーいーえ
わすれ　がたき　ふるさと
あうえ　あいい　ううあ　お

3-2 母音の響きを整えて完成！

母音の響きを整える練習をしましょう。

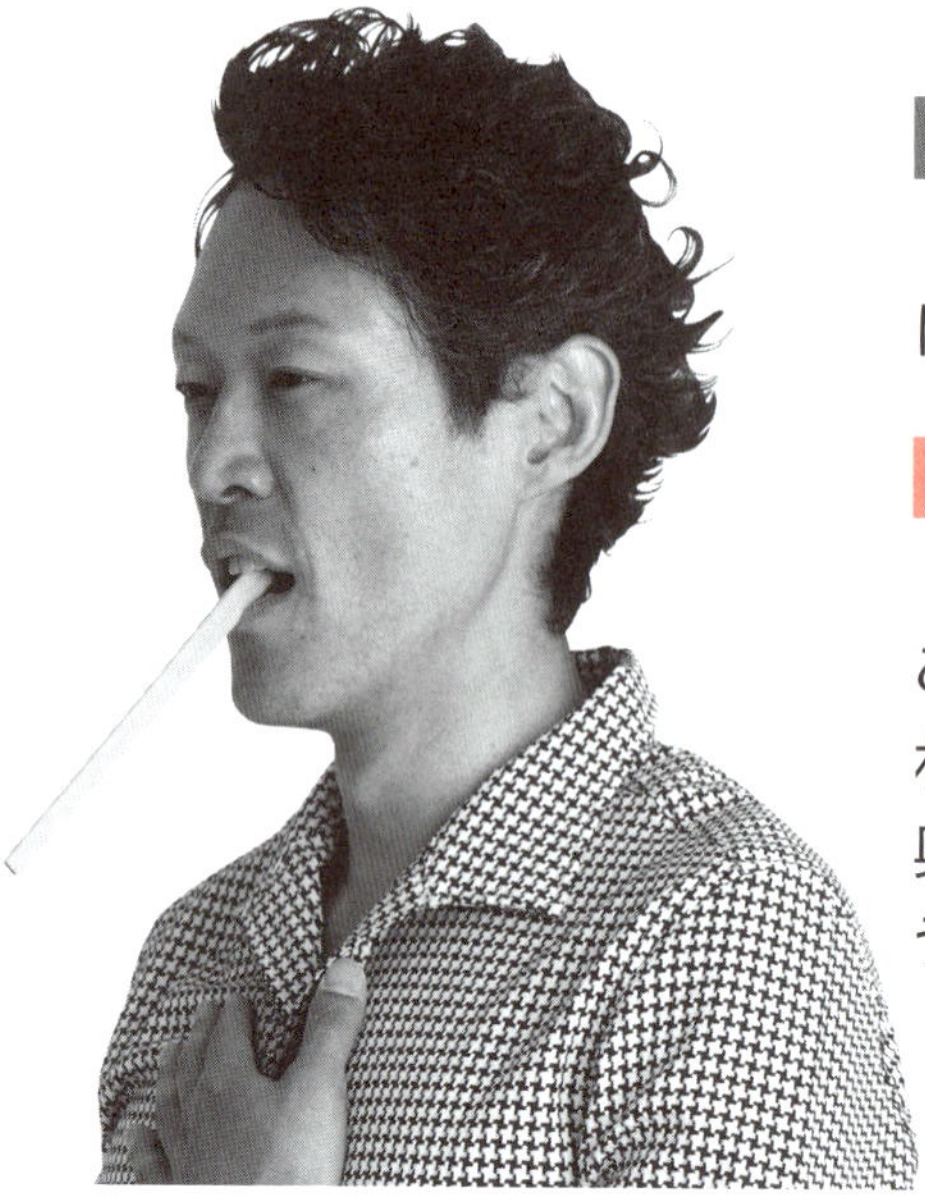

やり方①

割りばしを縦に噛み、顎を動かさないように歌う

ポイント

母音の響きを整える=楽器の響きを整えることです。顎が動きすぎると楽器の音色が変わってしまいます。割りばしを噛み、のどの奥の広さを保ちながら母音で歌ってみましょう！

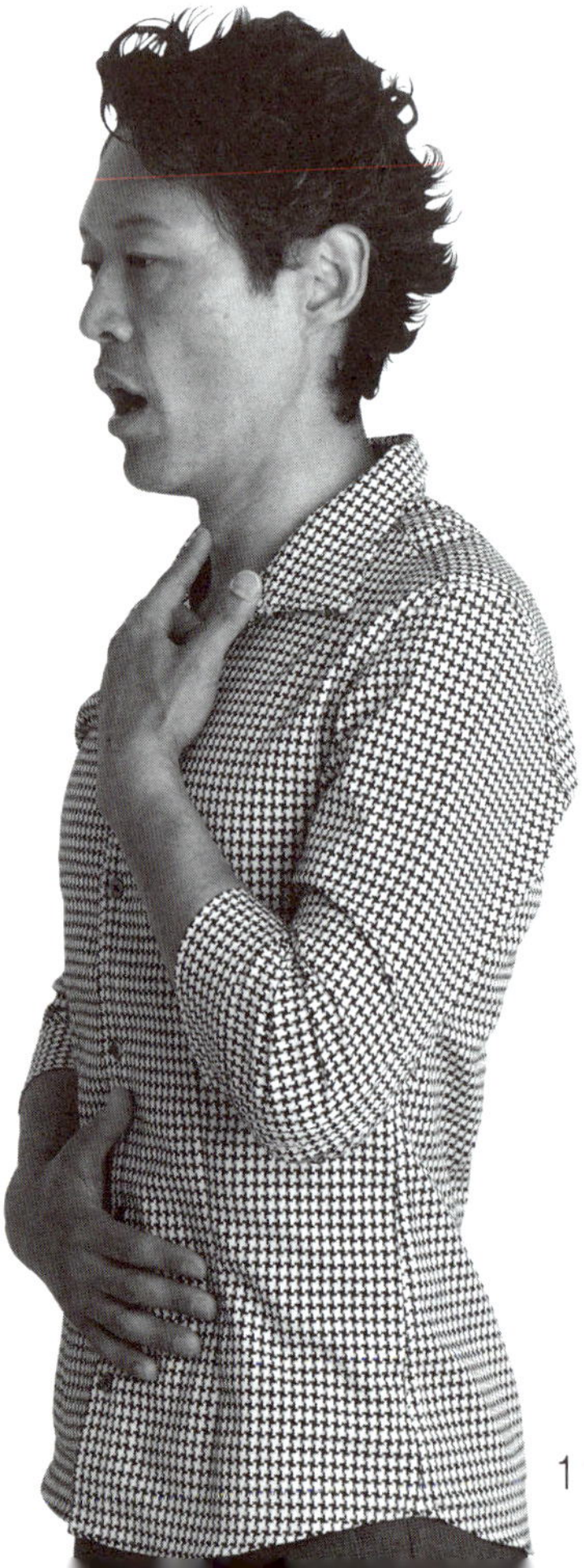

やり方②

あくびをしてのど仏を下げ、指で触りながら動かないように歌う

ポイント

高い声を出したり、のどに力を入れたりすると、のど仏が上がりやすくなります。あくびを大きくするイメージでのど仏が上がらないように気をつけましょう。

「ふるさと」で正しいフォーム作りや
基礎練習をおこなうことが大切です。
母音でしっかり声が出るようになってから
子音を加え歌詞で歌ってみましょう。
慣れてきたら他の曲でも同様に試してみましょう。

ふるさと

作詞：高野辰之、作曲：岡野貞一

1．うさぎ追いし　かの山　こぶな釣りし　かの川
うあいおいい　あおああ　おうあういい　あおああ

夢はいまも　めぐりて　忘れがたき　ふるさと
うえあいあお　えういえ　あうえああい　ううあお

2．いかにいます　父母　つつがなしや　友がき
いあいいあう　いいああ　ううああいあ　おおあい

雨に風に　つけても　思いいずる　ふるさと
あえいあえい　うええお　おおいいうう　ううあお

3．志を　果たして　いつの日にか　帰らん
おおおあいお　ああいえ　いうおいいあ　あえあん

山は青き　ふるさと　水は清き　ふるさと
ああああおい　ううあお　いうあいおい　ううあお

おわりに

高齢化社会が想像を超えたペースで進む中、「病気になってからの治療対策」に関する知見には目を見張るものがある一方で、「病気にならない身体を作る対策」は、いまだに進んでいないのが現状ではないでしょうか。嚥下障害ひとつとっても、まず嚥下をきちんと診察できる耳鼻咽喉科医師はとても少ないのが現状ですし、嚥下障害と診断が付いても、治療法となるとほとんどないのが現状です。患者さんは、診断が付いても対策を指導してもらえないなら、検査をしてもその検査結果を生かすことができないのです。私の一番得意な音声の分野でも同じです。声帯が痩せてきて声がかすれたり、声帯の隙間から気管に物が入って咳き込む方は日常的に診られますが、多くの医療機関では「年齢的なものなので様子を見てください」と、治療法や予防法に対してはほとんど対応されていません。

ただ長生きしても生活の質が保たれなければ、老後の生活は幸せなものにならないでしょう。最近は歯科領域や耳鼻咽喉科領域の衛生が保たれると身体全体が健康になっていくという知見が得られています。この本で紹介されている舌や口の運動をすることによって唾液が増えて、口内の病原菌が減ると感染症に対しての抵抗力が増したり、糖尿病になるリスクが減ったりします。私が所属する「病巣疾患研究会」は歯科医や内科医、耳鼻咽喉科医が所属していますが、口腔や鼻腔や上咽頭の環境を整えることによって腎疾患や糖尿病、皮膚疾患など全身疾患が改善する症例報告が次から次へ出てきています。

「長生きして健康を保つために、あなたはどの科の診察を受けますか?」と質問されて「歯科や耳鼻咽喉科に行ってチェックを受けてきます」と回答する人はほとんどいないですよね。みなさんは食事指導や運動療法の指導を受けに循環器内科や一般内科に行かれることでしょう。でも実は口腔や鼻腔や上咽頭の環境を整えるた

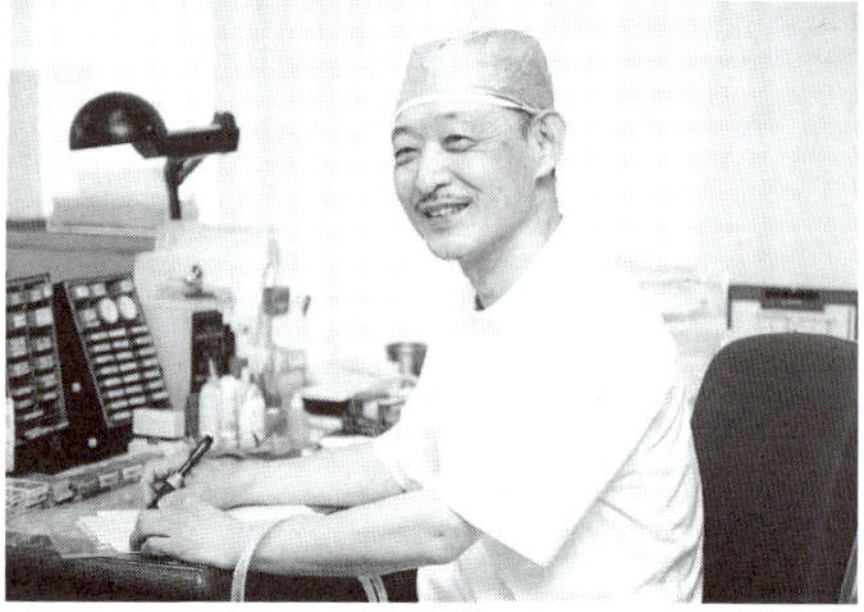

めに歯科や耳鼻咽喉科に行くことは「元気で長生きする」ためにはとても大事なことなのです。

さて、あなたが自分の健康を保つためになにをすべきか、医療機関に行ってすぐに適切な指導は受けられますか？　一部の医療機関では食事指導や運動療法など病気にならない身体を作る方法を指導してもらえますが、なかなかあなたの健康づくりを支援してくれるところは見つからないのではないでしょうか?

そんなあなたにとって著者の玉澤氏は、高齢化社会の問題点を解決するために高い志をもって「簡単に自分でできる健康法」を提供しようと、「あえいおう体操」と「スマイルごっくん体操」というメソッドを開発しました。

私が彼を積極的にサポートしている理由は、彼の健康法が「楽しい健康法」だからです。ひとつひとつのメソッドは直接的、間接的にみなさんの健康に役立つメソッドですが、とにかく楽しい。メソッドが正しくても「辛い修行」であっては長続きしません。この二つのメソッドは、みなさんが楽しみながら様々なメカニズムで健康を保つことができる珠玉のメソッドです。この文章をお読みになっているあなたはひと通りメソッドを実践されていることと思いますが、どんなに良い方法でも続けなければ意味がありません。たくさんありますから、全部を一度にやる必要もないと思います。

大事なことは、ひとつでもよいから毎日必ず継続して行うこと。週に1回思い出したように長時間やるより、毎日10分でもよいから継続して行うことが大事だと思います。

ここまで到達するのに玉澤氏は膨大な試行錯誤をくり返してきたと思いますが、彼の努力が、一人でも多くの読者の健康に役立つことを願って止みません。

最後になりましたが、私が微力ながらこうしてみなさんの健康の助けになる場を与えていただいた版元の法研へ感謝の意を表します。

監修者　萩野仁志（はぎの耳鼻咽喉科院長）

●著者　玉澤 明人（たまざわ・あきひと）
NPO法人 日本フィジカルボイス協会　理事長／株式会社そらうみ　代表取締役
一般社団法人 嚥下トレーニング協会　理事
1975年生まれ。2004年ボイストレーナーになる。2006年東哲一郎氏に師事しスポーツボイス初代インストラクターを務める。2011年NPO法人日本フィジカルボイス協会を設立。武蔵野市や三鷹市などで、発声や嚥下訓練を目的に考案した「あえいおう体操」「スマイルごっくん体操」を指導。「主治医が見つかる診療所」（テレビ東京）で取り上げられる。2017年、神鋼記念病院の浦長瀬昌宏医師と一般社団法人嚥下トレーニング協会設立、理事に就任。プライベートなレッスンからスポーツクラブまで教室は多岐にわたる。
NPO法人 日本フィジカルボイス協会　http://www.jpva.info
株式会社そらうみ　http://www.solaumi.jp/
一般社団法人 嚥下トレーニング協会　http://www.enge.or.jp

●監修　萩野 仁志（はぎの・ひとし）
はぎの耳鼻咽喉科院長
1958年生まれ。東海大学医学部卒。東京都町田市に「はぎの耳鼻咽喉科」を開業。川崎市にて「ヴォイスメンテナンススタジオJ&J」を開設。クラシック＆ジャズ・ピアニストとしても活動。東海大学医学部専門診療学系漢方医学教室非常勤講師、愛知県立芸術大学非常勤講師（音声学担当）。共著書に『医師と声楽家が解き明かす発声のメカニズム』（音楽之友社）、『医師と声楽家が導く人生最高の声を手に入れる6つのステップ』（音楽之友社）がある。

協力／株式会社耕事務所　装丁／クリエイティブ・コンセプト　カメラ／細谷忠彦
本文デザイン／石川妙子　本文イラスト／山下幸子

10歳若くなる 声トレ・のどトレ・歌トレ

令和元年10月21日　第1刷発行

著　　者　玉澤明人
発 行 者　東島俊一
発 行 所　株式会社 法研
東京都中央区銀座1-10-1（〒104-8104）
電話03（3562）3611（代表）
http://www.sociohealth.co.jp
印刷・製本　研友社印刷株式会社
0123

ISBN 978-4-86513-664-7　定価はカバーに表示してあります。